TSURU-KAME STYLE FOR SENIORS

# つるかめ食堂

## 60歳からの健康維持レシピ

「いつまでも健康でいたい」と願うあなたを、
この本では〝つるかめさん〟と呼びます。
中高年すべてのつるかめさんとご一緒に、
健康に暮らす毎日の食事を考えます。

つるかめ食堂の
# 朝ごはん

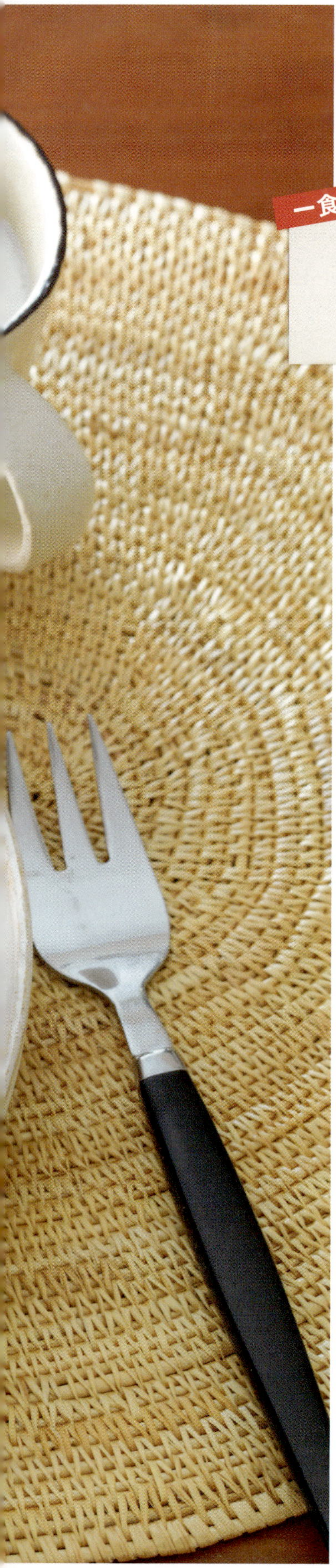

一食
599kcal
た 28.5g
塩分 2.2g

一、朝食抜きは老化の元。朝食をきちんと食べて、今日を元気にスタート！

一、朝の「たんぱく質」で体づくり。卵、肉・ハム類、魚、とうふ、納豆…今朝はどれにする？

一、「牛乳や乳製品」を毎朝の習慣にして、骨を丈夫に。

**メニュー**

「ささみとアボカドのサンド」(p.109)
「キャベツの蒸し煮」(p.75)
「トマト」
「ゴールデンキウイフルーツ」
「ホットミルク」

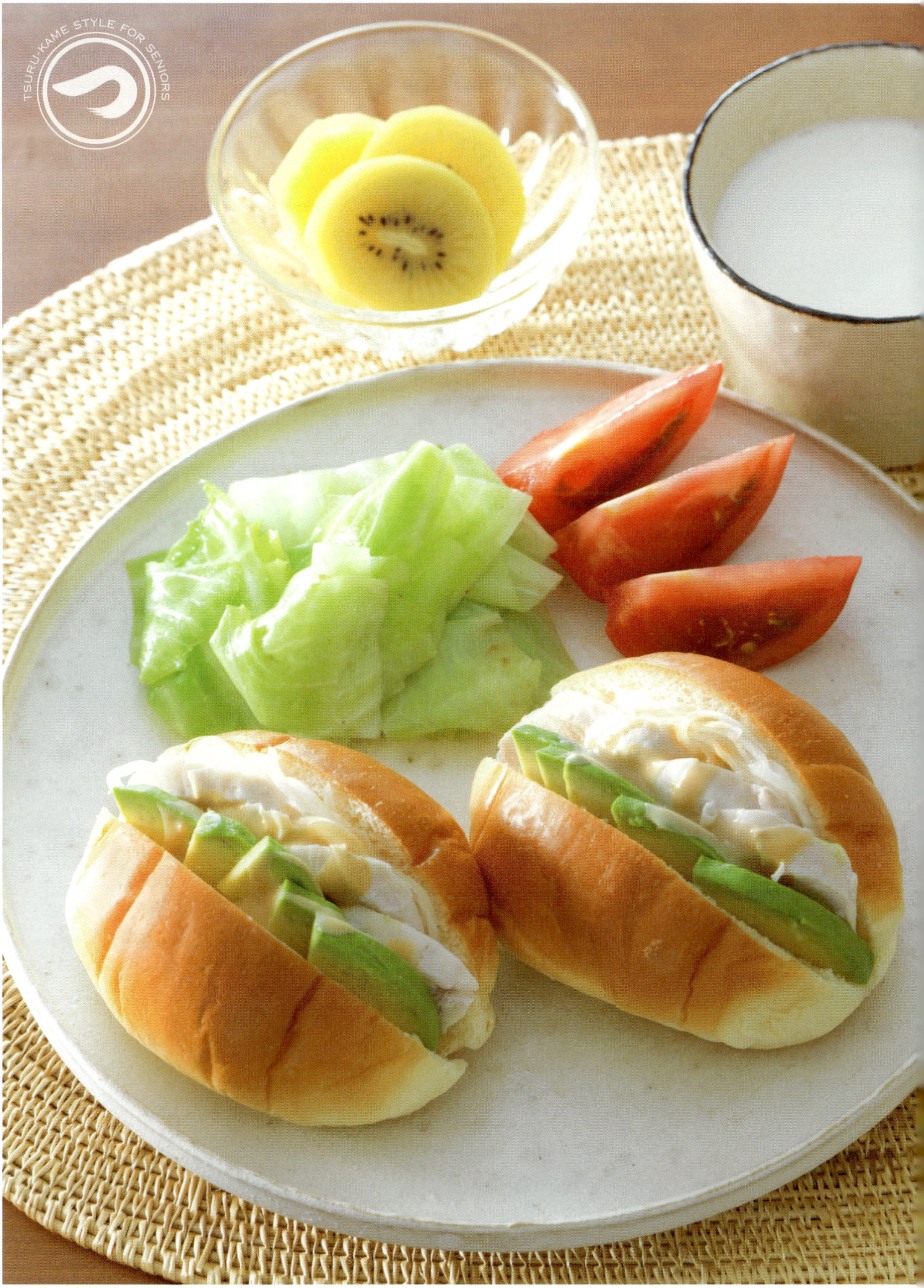
TSURU-KAME STYLE FOR SENIORS

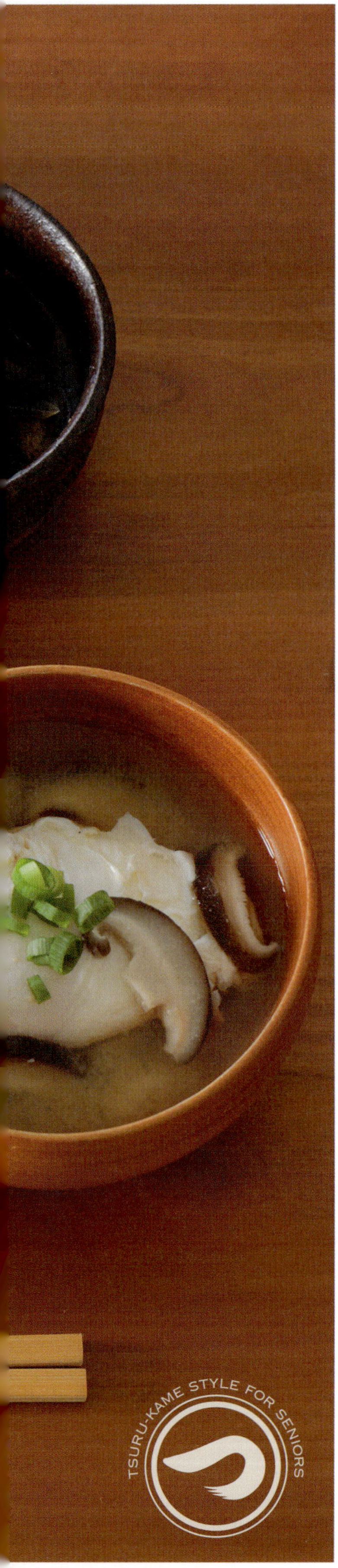


# つるかめ食堂の 昼ごはん

一、毎日時間を決めて食べましょう。規則正しい生活は食事から。

一、うどんやパンだけですませていませんか？「肉や魚のたんぱく質」「野菜」も食べて、午後も元気ハツラツと。

一、ありあわせの材料と残りおかずをくふうしたら、こんな昼食になりました。ささっと手軽に、たっぷり栄養！

**メニュー**

「干もの寿司」(p.92)
「なすの田舎煮」(p.83)
「豆の甘煮（市販）」
「落とし卵のみそ汁（きのこ・万能ねぎ）」

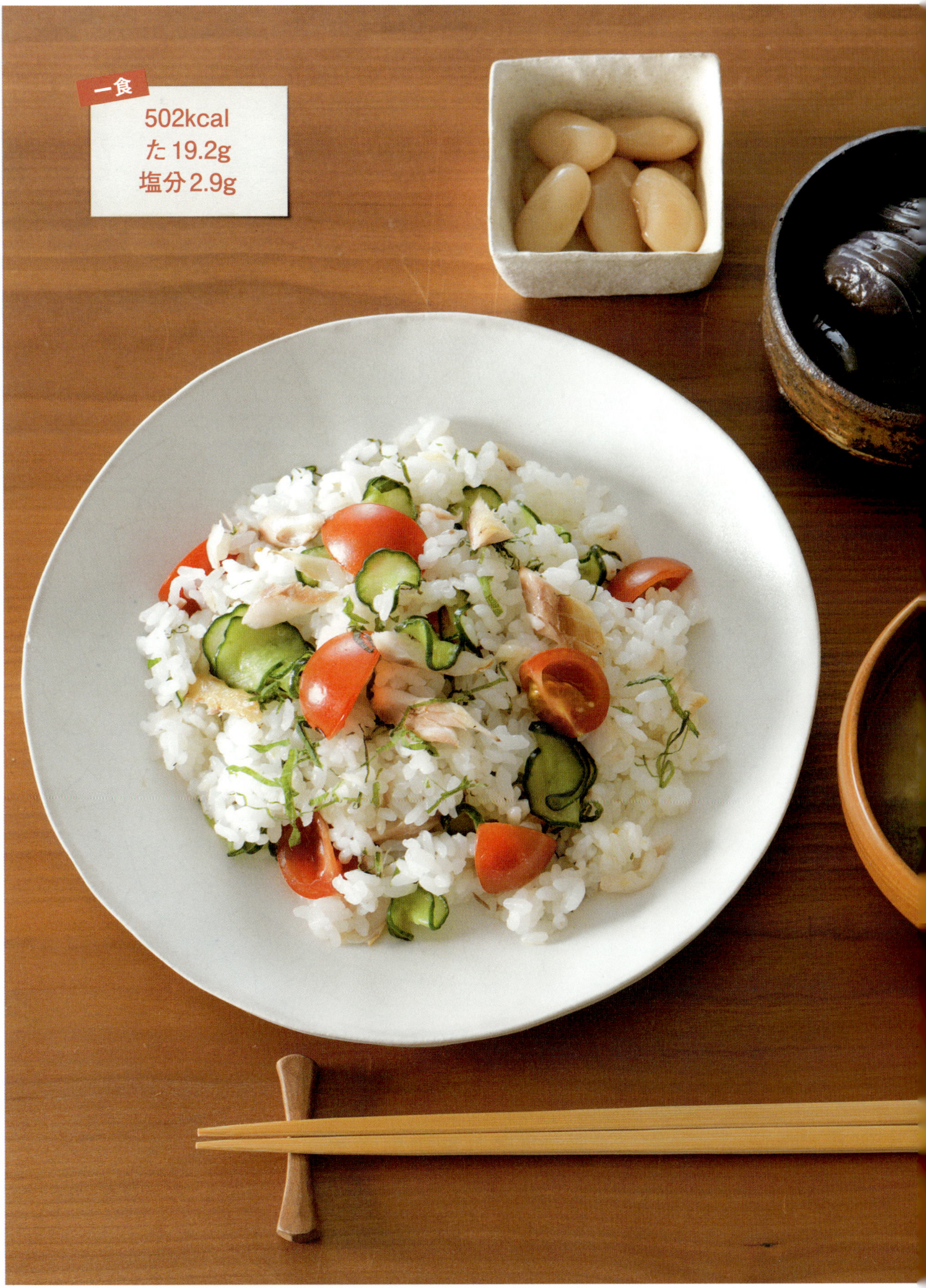

一食
502kcal
た19.2g
塩分2.9g

# つるかめ食堂の
# 夕ごはん

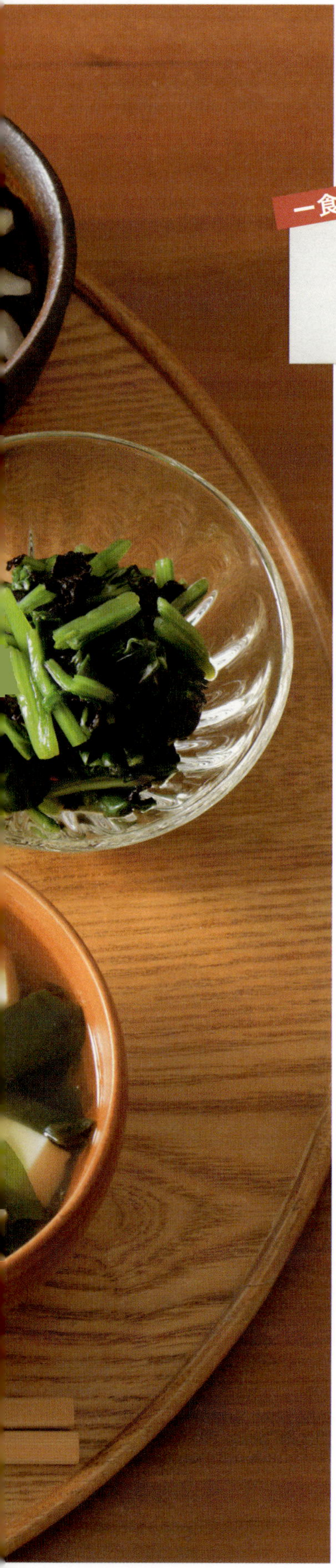

一食
681kcal
た24.8g
塩分2.8g

一、今日１日がんばったごほうびに、ゆったりのんびり味わって。

一、食事は食べ薬。３食きちんと食べた力が、寝ている間に体をリセット。明日の元気チャージもこれで完了！

**メニュー**

「やわらか肉の黒酢酢豚」(p.32)
「ほうれんそうの海苔《のり》あえ」(p.72)
「だいこんのゆず茶あえ」(p.77)
「わかめととうふのスープ」
「ごはん」

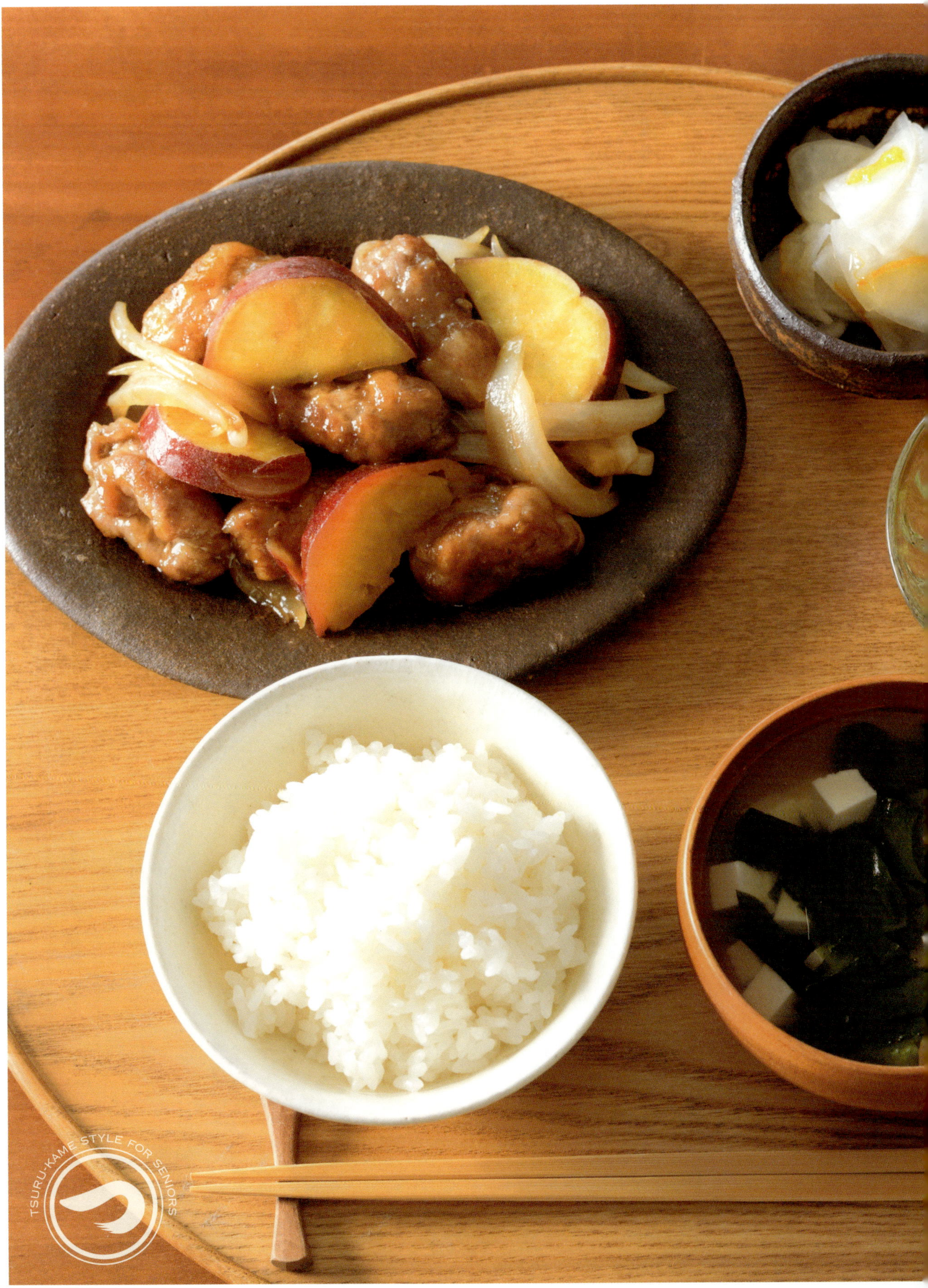
TSURU-KAME STYLE FOR SENIORS

# つるかめ食堂

目次



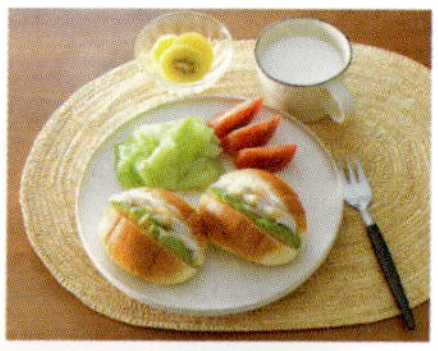

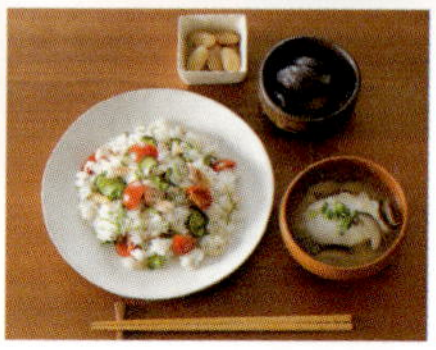

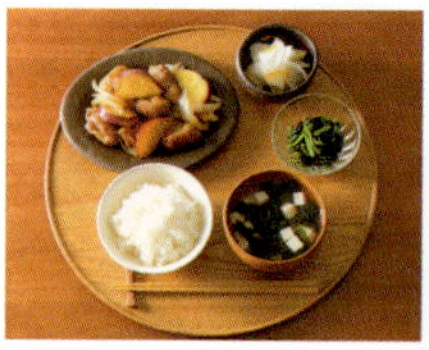





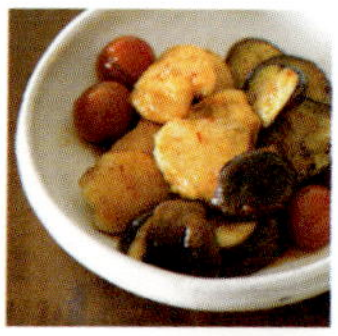

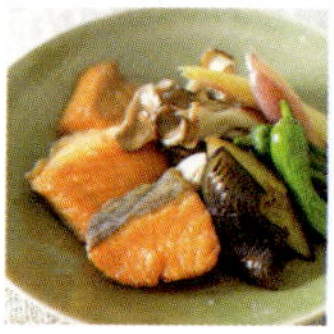

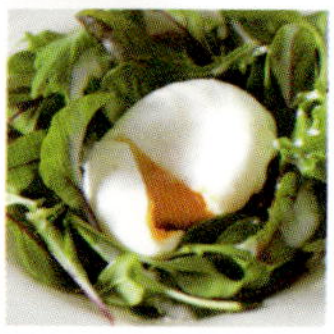



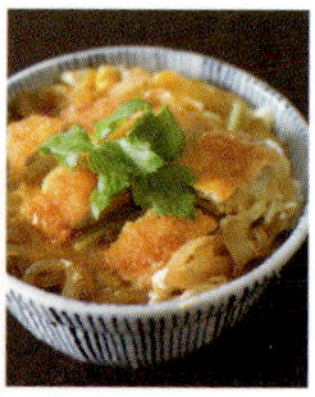

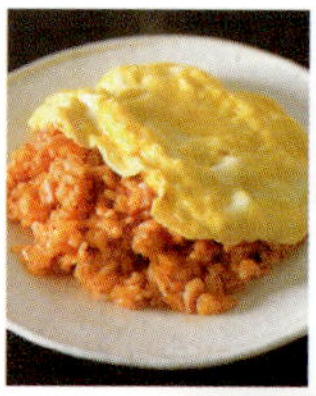

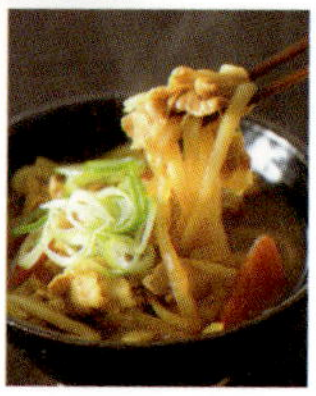

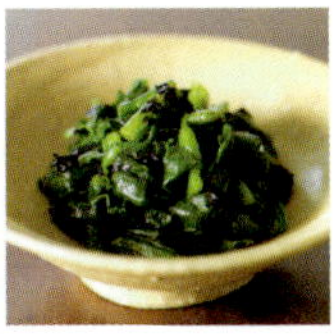
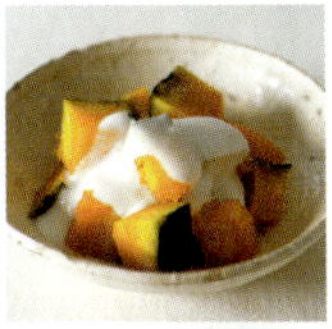
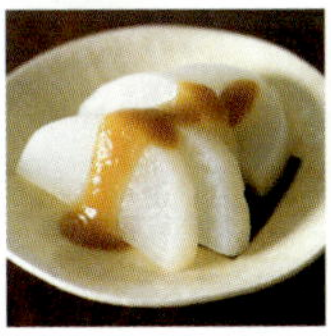
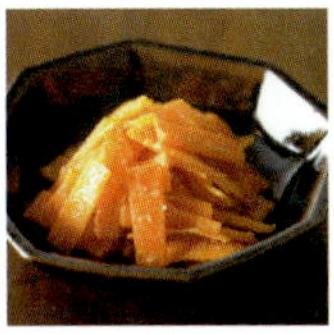



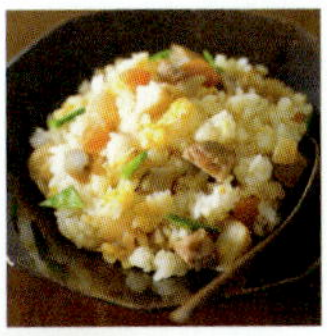
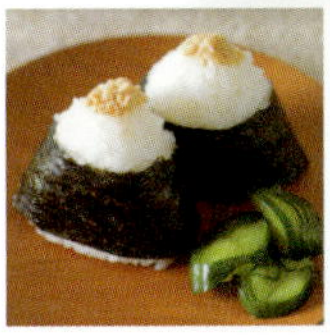
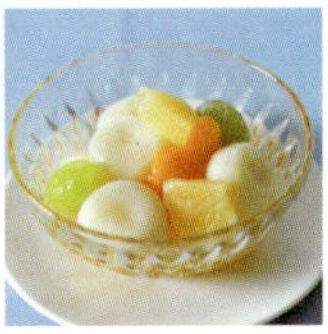

# この本のレシピ表記の説明

**【レシピの表記】**

○計量の単位

大さじ１＝15mℓ　小さじ１＝５mℓ　カップ１＝200mℓ

○電子レンジ

加熱時間は500Wのめやす時間です。600Wなら、加熱時間は0.8倍にしてください。

○レシピの材料の分量

基本的には調理前の分量です（皮や種などを除いていない）。

○だし

かつおだしです。市販のだしの素を使う場合は、商品の表示に従って水などでうすめて使ってください。市販品は塩分を含むので、味をみて、ほかの調味料は控えめに。

○スープの素

コンソメやブイヨンなどとして市販されているものを使っています。おもに顆粒スープを使っていますが、固形をけずっても使えます。

○フライパン

フッ素樹脂加工を使用。鉄製なら、油の量を少し多めにしてください。

**【レシピの栄養表記】**

［000kcal た00.0ｇ　塩分0.0ｇ］

レシピに記載の栄養表記は、すべて１人当たりの数値です。

○kcal＝エネルギー

○た＝たんぱく質量

○塩分＝食塩相当量（ナトリウムの量を食塩に換算した量）

# 60歳からの食の基本

# 肥満より低栄養が問題です

この本は、中年期以降の方々に向けたお料理の本です。中年期以降というと、気になるのは健康のこと。生活パターンも変化し始め、いったい何を食べたらいいの？と日々迷っている方も多いのではないでしょうか。これから10年先も健康で暮らすために、まず、高齢期の健康常識を確認しておきましょう。そこから〝60歳からの食の基本〟を考えてみましょう。

## 健康長寿の三大条件

日本は世界一の長寿国。とはいっても、実際に日常生活を支障なく暮らせる年齢＝〝健康寿命〟は、平均寿命よりも、10年ほど手前だという統計がでています（平成22年厚生労働省資料）。この先、病気を抱えながら長生きするよりも健康で暮らしたい。そのためには何に気をつけていったらよいのでしょうか。

東京都健康長寿医療センター研究所では、長年にわたって高齢者の実態を調査研究し、データをもとに、健康長寿のためのさまざまな対策を提言しています（詳しくはp.116）。それによると、健康長寿に必要な三大条件は次のとおりです。

①栄養状態がよいこと
②体力があること
③社会活動を続けること

この中でもっとも基本となるのが「栄養状態」です。たとえば、やせている人よりもやや太めの人のほうが長生きだ、という統計結果がでています。

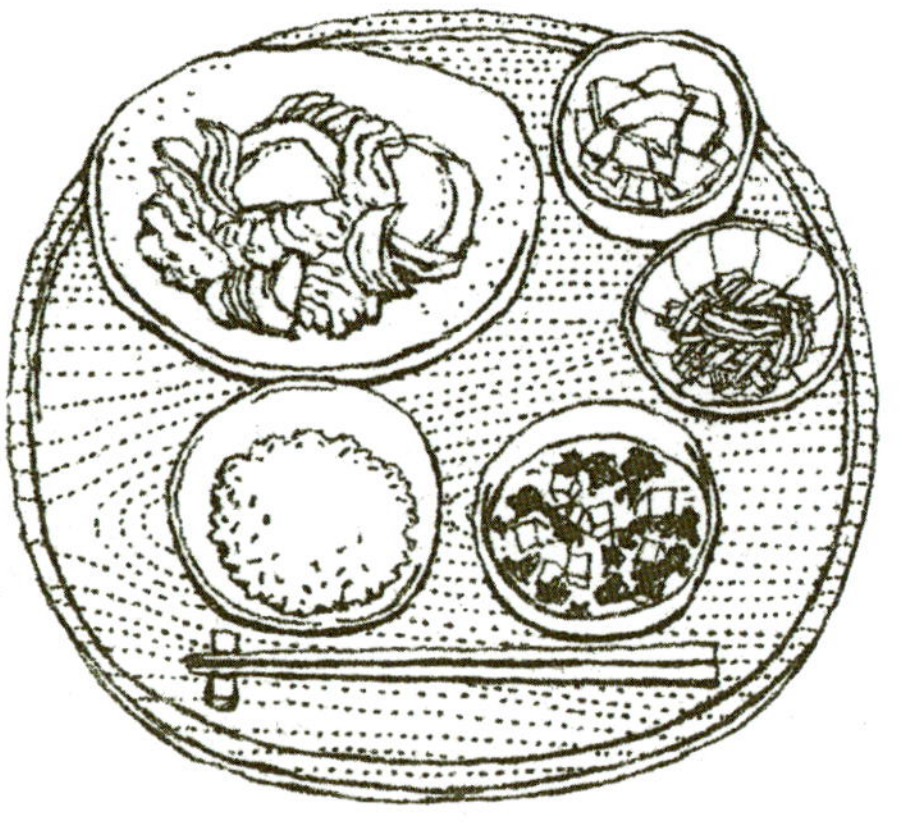

## 低栄養が老化を早める

年齢とともに、歯やかむ力が弱くなったり、味覚や嗅覚の力が弱くなったりしてきます。すると、食べづらいとか、食欲が出なくてと、食事を充分にとらなくなりがちに。また高齢期になると、とった栄養から体を作る力よりも、体の組織を分解してエネルギーにしようとする体の働きがやや優勢になってきます。このようなことから、高齢者は一般に、栄養が不足する状態＝低栄養になる傾向があります。

それなのに、「年をとったら脂肪はとらないほうがいい」「野菜中心のあっさりした食事がいい」という誤った情報から粗食にする人もいます。また、中年期にさんざんメタボ予防（メタボリックシンドローム＝内臓脂肪症候群）を言われたために、メタボではない高齢者までが食事をセーブすることも。病気ではない一般の人が、中年期以降に粗食にしていると、老化をどんどん早めることになるのです＊。〝現代日本の一般の高齢者は、肥満よりも低栄養のほうが問題〟と研究所では警鐘を鳴らしています。

## 健康常識は、メタボ予防から老化予防へ

中年期までの健康常識と、それ以降の健康常識は異なります。60歳からの食の基本は、しっかり食べること。老化予防を意識して生活を見直し、60歳ころから少しずつ食習慣をチェンジしていくとよいでしょう。また現在高齢の方は、今日から食事をしっかり食べて、老化を遅らせましょう。

＊糖尿病や腎臓病など、食事制限が必要な持病がある方は、かかりつけの医師の指示に従ってください。

つるかめさんの

# 健康長寿の食事6か条

## 第一条
## 1日3食きちんと食べる

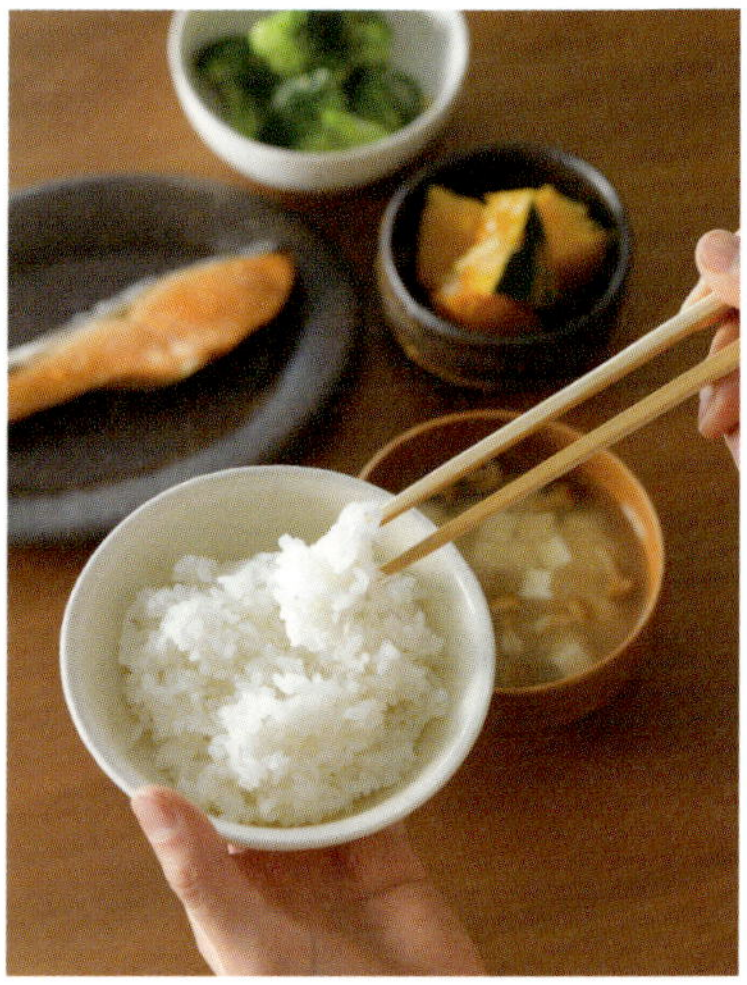

食事は抜かずに**3食きちんと**食べましょう。食事をおろそかにすると、栄養不足で老化が早まります。食事はおいしい食べ薬。

## 第二条
## 肉や魚を毎日食べる

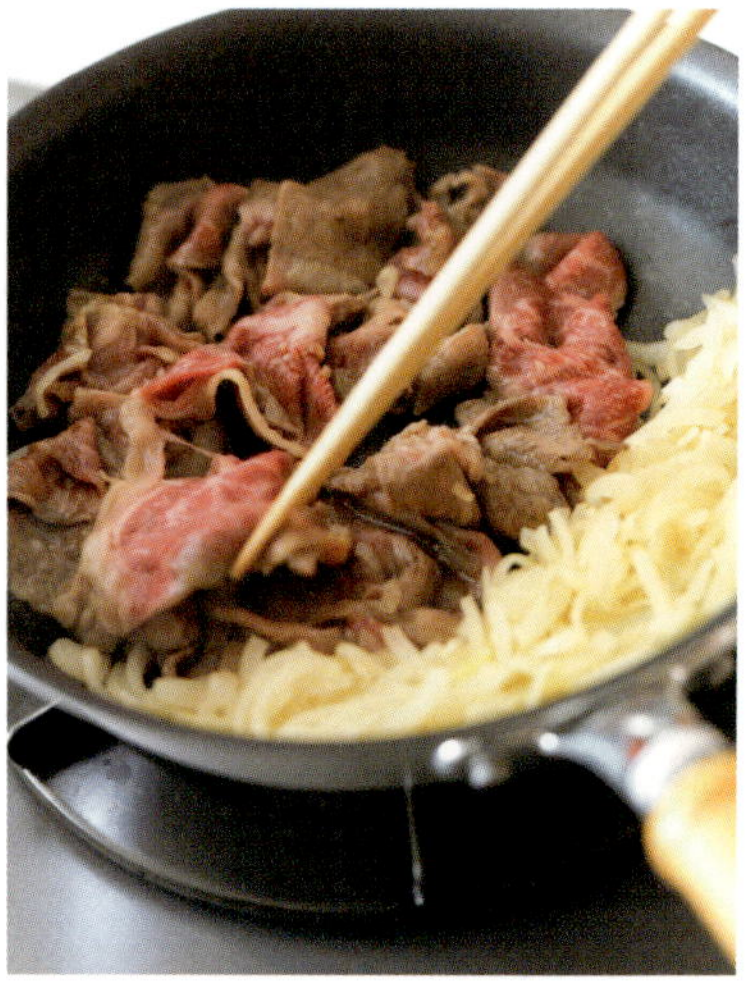

たんぱく質は体の素。栄養状態が良好なのは、**肉と魚をほぼ1：1のバランスで食べている人**です。中年期以降は、魚に偏らないで、肉も食べましょう。肉には鉄分も多く、貧血を防ぎ、筋力の維持も助けます。

## 第三条
## エネルギーをしっかりとる

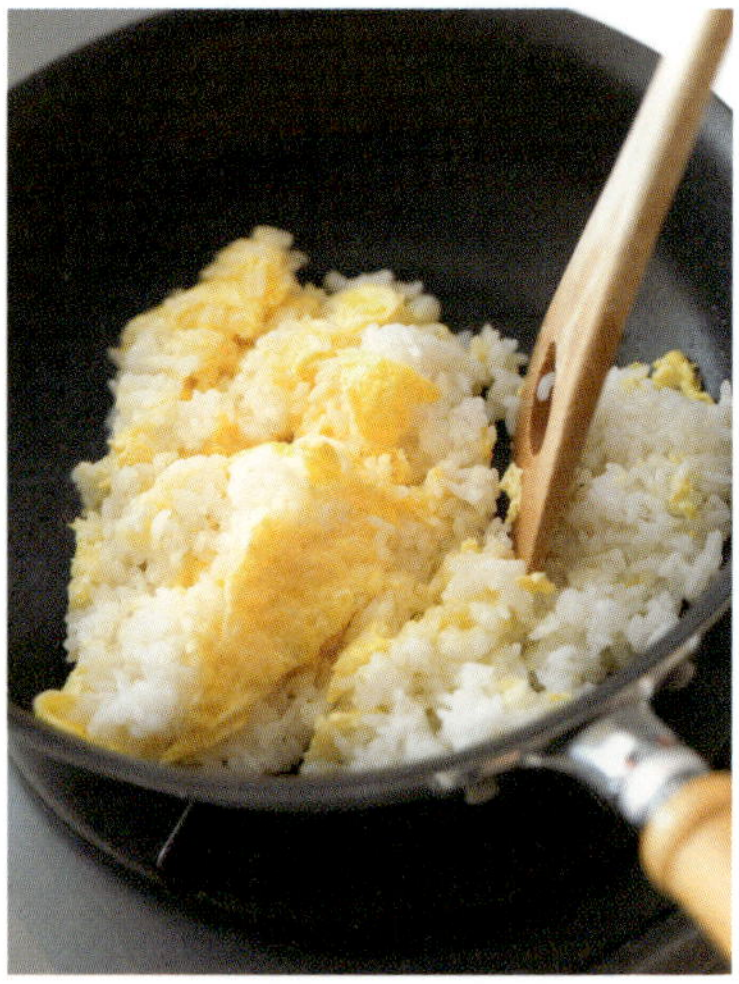

体のエネルギー源となる**炭水化物・脂質・たんぱく質**を、しっかりとりましょう。食事からとるエネルギー（カロリー）が少ないと、体は自分の筋肉や骨の成分を分解してエネルギーに変えようとします。

第四条

## 野菜をたっぷり食べる

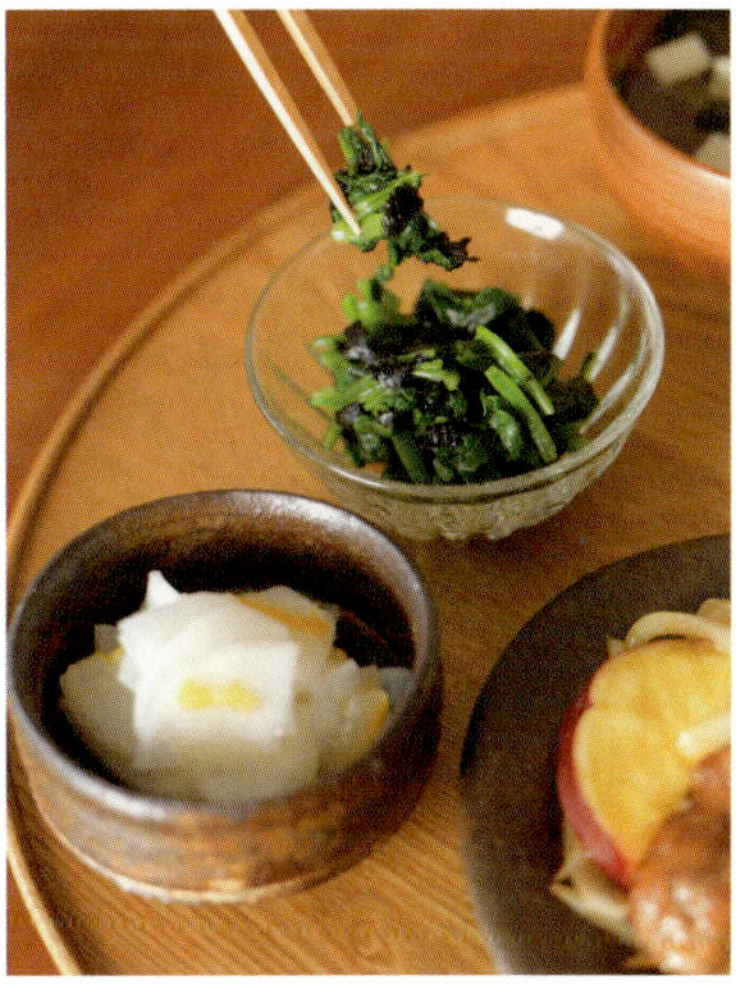

野菜やくだものに含まれる各種のビタミンやミネラルは、**体の機能を調節したり維持したり**するのに欠かせません。食物繊維には快腸効果があります。また、色や香りの成分には、体のサビを防ぐ抗酸化作用があります。

第五条

## 牛乳を毎日のむ

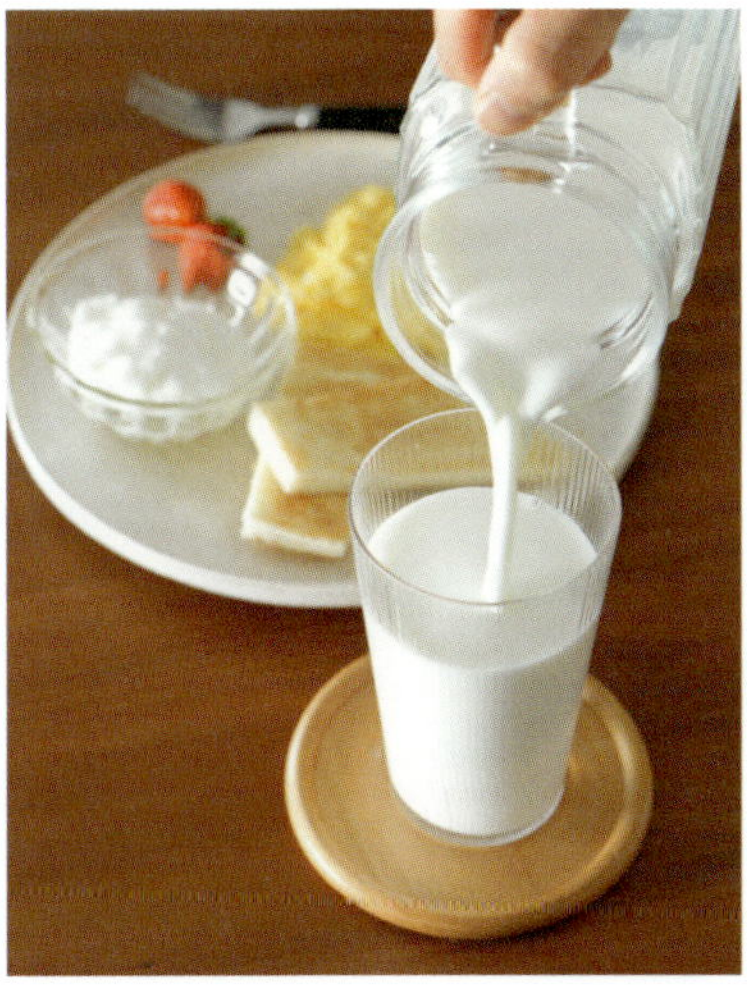

骨が強い人はやっぱり長寿だという調査結果が出ています。牛乳や乳製品はやはり体によいもの。体に欠けがちな**カルシウムなどのミネラル**が確実にとれます。牛乳は毎日200mℓ程度のみましょう。

第六条

## 食べたら、動く

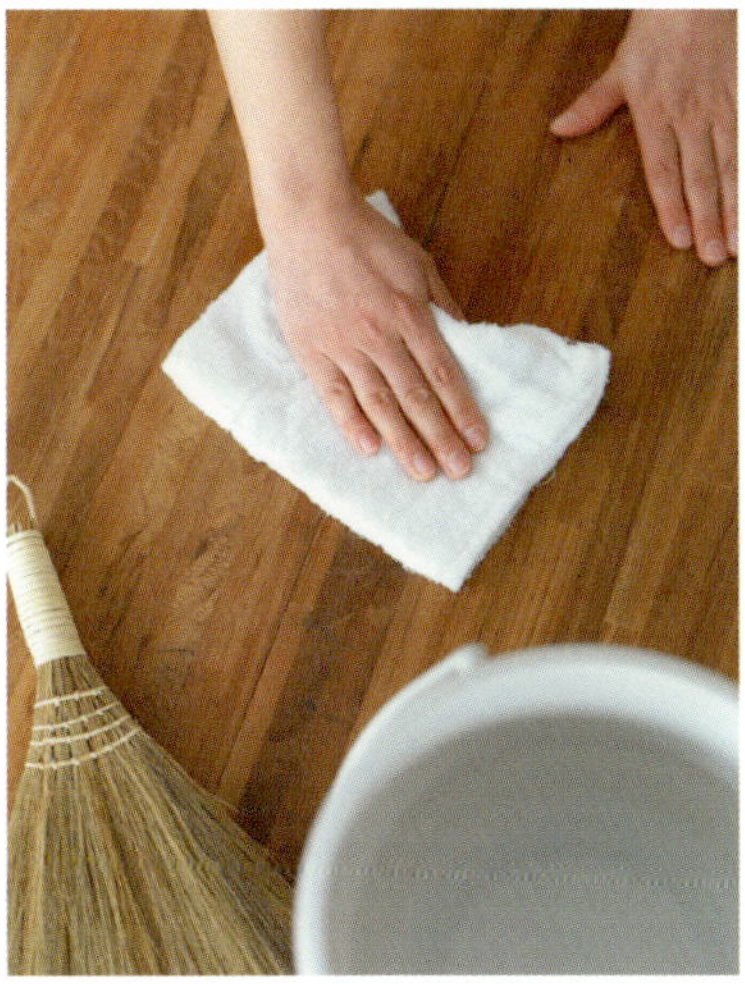

老いない体には**筋肉と丈夫な骨**が欠かせません。筋肉は使わないと、機能はがくんと落ちます。頻繁に動かして鍛えれば必ず、体力がつきます。栄養と体力がそろってはじめて〝健康〟が得られます。

# つるかめさんの　毎日食べたい食品

## 1日に食べたい10種の食品

| | | | |
|---|---|---|---|
| **肉類**<br>生鮮・加工品・<br>すべての肉類 | **魚介類**<br>生鮮・加工品・<br>すべての魚や貝類 | **卵**<br>鶏卵・うずらなどの卵<br>※魚卵は除く | **牛乳**<br>※コーヒー牛乳や<br>フルーツ牛乳は除く |
| **大豆製品**<br>とうふ・納豆など、<br>大豆を使った製品 | **緑黄色野菜**<br>にんじん・ほうれんそう・<br>トマトなど色の濃い野菜 | **いも類** | **くだもの**<br>生鮮・缶詰<br>※トマトは含まない |
| | | **海藻**<br>生・乾物 | **油脂類**<br>バター・マーガリン・<br>油を使う料理 |

＊東京都健康長寿医療センター研究所 「食品摂取の多様性スコア」より

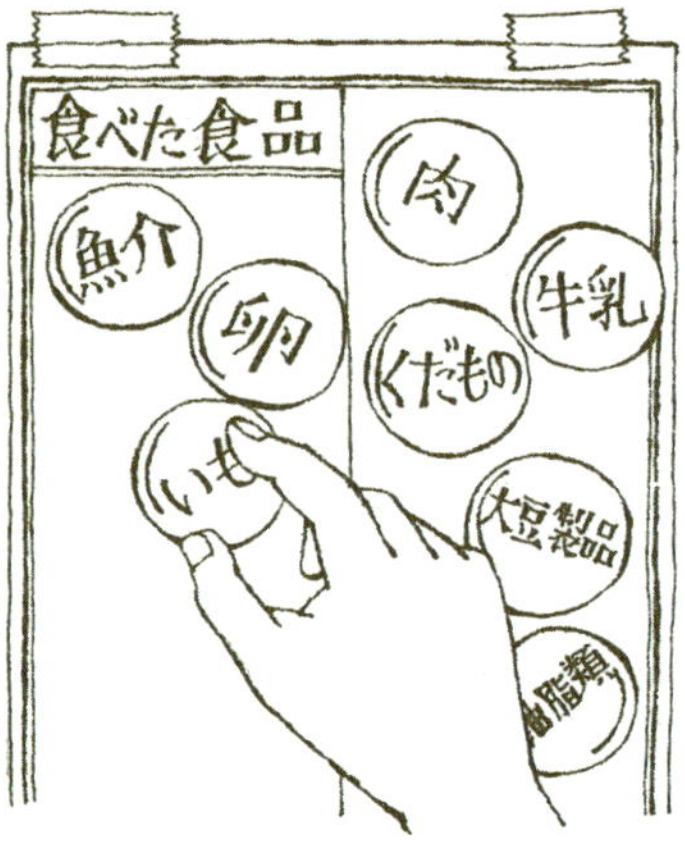


冷蔵庫に、1品ずつのマグネットを貼っておくのもよいかも。食べた食品は移動させます。

健康長寿のためには、食事をしっかり、そしてバランスよくとる必要があります。「1日30品目の食品を食べるとバランスがよい」といいますが、毎日となると難しいですね。そこで、つるかめさん（健康長寿をめざす人）には、もっとかんたんな目標をご紹介しましょう。

上の10種の食品です（主食は毎食とることが前提）。これらの食品を、量は問わずに、とにかく1回食べれば1点として、1日10点満点の食事を目指してみてください。理想は9点以上といわれますが、さきの研究所（p.12）の高齢者調査では、約8割の人は4〜8点だったそう。そこで、なるべく多くの種類を食べるようにと指導したところ、4年後には、血液中の栄養成分であるアルブミンやヘモグロビンの値が高まってきて、そのさらに6年後には生存率が高まったことが確認されています。

## 日本人の食事摂取基準（2010年版）

＊厚生労働省資料より抜粋

### ◎エネルギー

| | 身体活動レベル | | | | | |
|---|---|---|---|---|---|---|
| | 低い | | ふつう | | 高い | |
| | 男性 | 女性 | 男性 | 女性 | 男性 | 女性 |
| 50～69歳 | 2100 kcal | 1650 kcal | 2450 kcal | 1950 kcal | 2800 kcal | 2200 kcal |
| 70歳以上 | 1850 kcal | 1450 kcal | 2200 kcal | 1700 kcal | 2500 kcal | 2000 kcal |

エネルギーは推定エネルギー必要量＝1日にこれくらいをめやすにとればよいという量。多くても少なくても注意。ただし、体格などで個人差があるので、めやすとしてください。

### ◎たんぱく質（50歳以上）

| 男性 | 女性 |
|---|---|
| 60g | 50g |

たんぱく質は推奨量＝1日にこれくらいはとったほうがよいという量。これより多少多くてもいい。

### ◎塩分（50歳以上）

| 男性 | 女性 |
|---|---|
| 9.0g未満 | 7.5g未満 |

塩分は目標量＝1日にこれ未満にしたいという量。なるべく控えましょう。

次に、1日に必要なエネルギー（カロリー）なども確認しておきましょう。推定エネルギー必要量は、年齢、性別、体格、身体活動レベルなどで異なってきます（上表）。身体活動レベルが「低い」は、生活の大部分が座位で、静的な活動が中心の人。「ふつう」は、座位中心ですが、立ち作業、買物、家事、軽いスポーツなどをする人。「高い」は、移動や立ち作業が多く、余暇にスポーツなどの習慣がある人です。

つるかめさんの健康には、たんぱく質が欠かせませんが、1日にとりたい量は上記のとおりです。この本の献立や各料理のたんぱく質量を参考に、食事の内容をふり返ってみましょう。

中高年になると塩分が気になります。生命維持に欠かせないものですが、とり過ぎると高血圧に。和食は特に塩分が多くなるので気をつけましょう。

## つるかめさんの ラクちんクッキング

### ① 肉や魚を買いおく

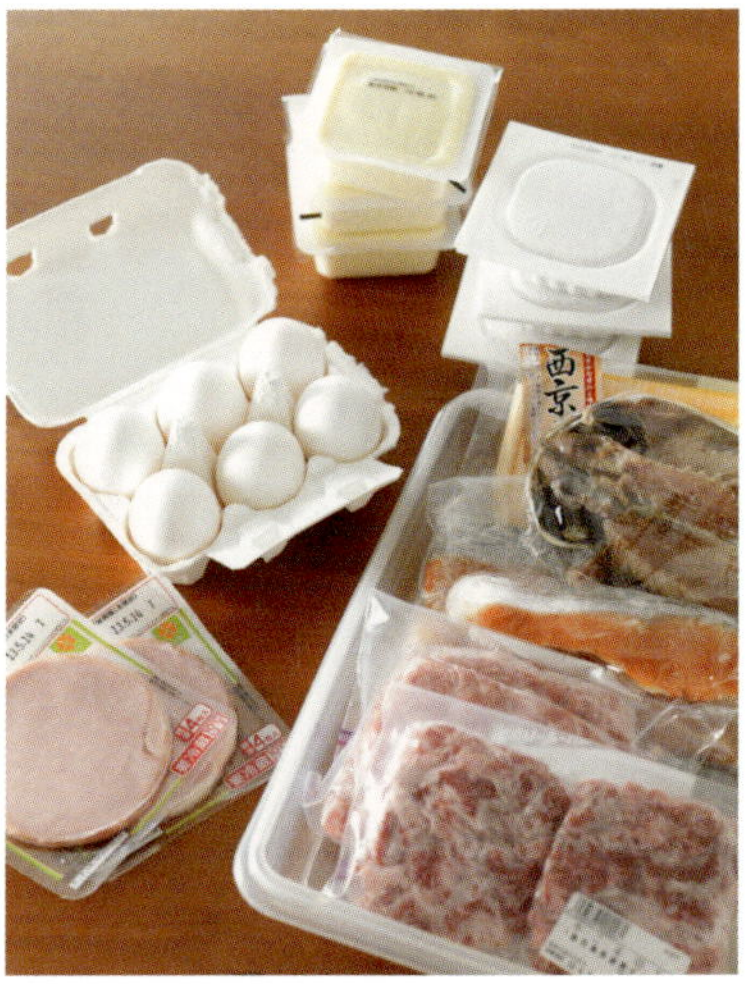

たんぱく質は毎日とりたい。肉や魚を買いおくと安心です。チルドや冷凍を活用しましょう（p.114ホントに使える冷凍食材）。卵、ハム類、とうふや納豆もたんぱく源。常備しましょう。

### ② 電子レンジを使う

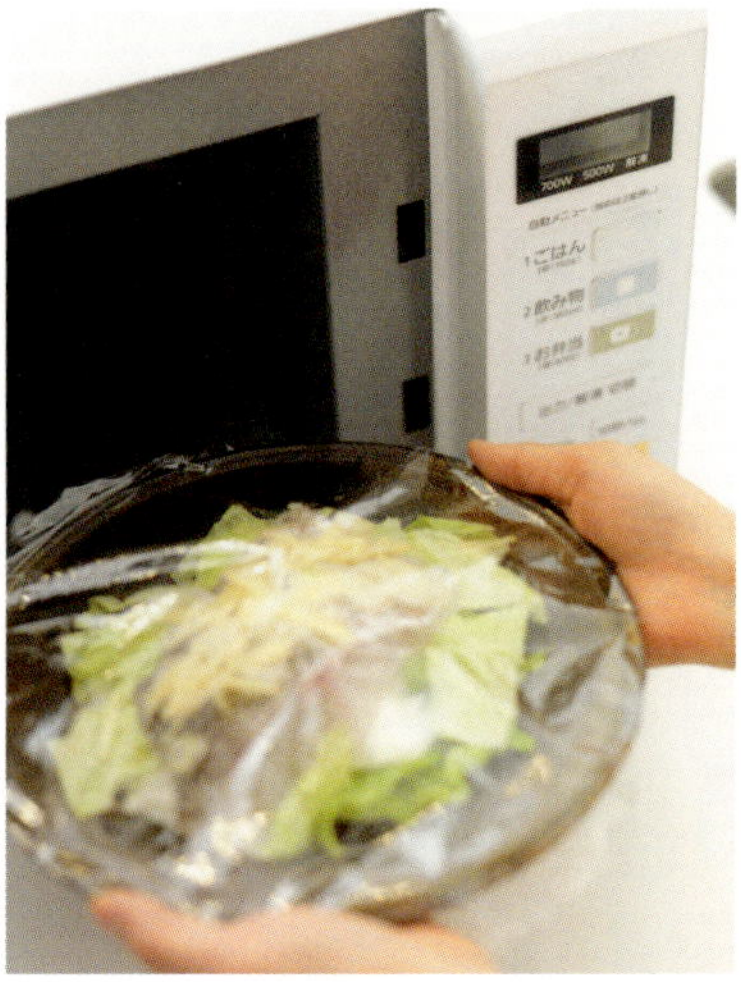

電子レンジ使いの幅を広げましょう。温めや解凍ばかりではもったいない。チン！と作れる、肉や魚、野菜の蒸しものおかずもあります（p.47ほか）。

### ③ 常備菜の心がけ

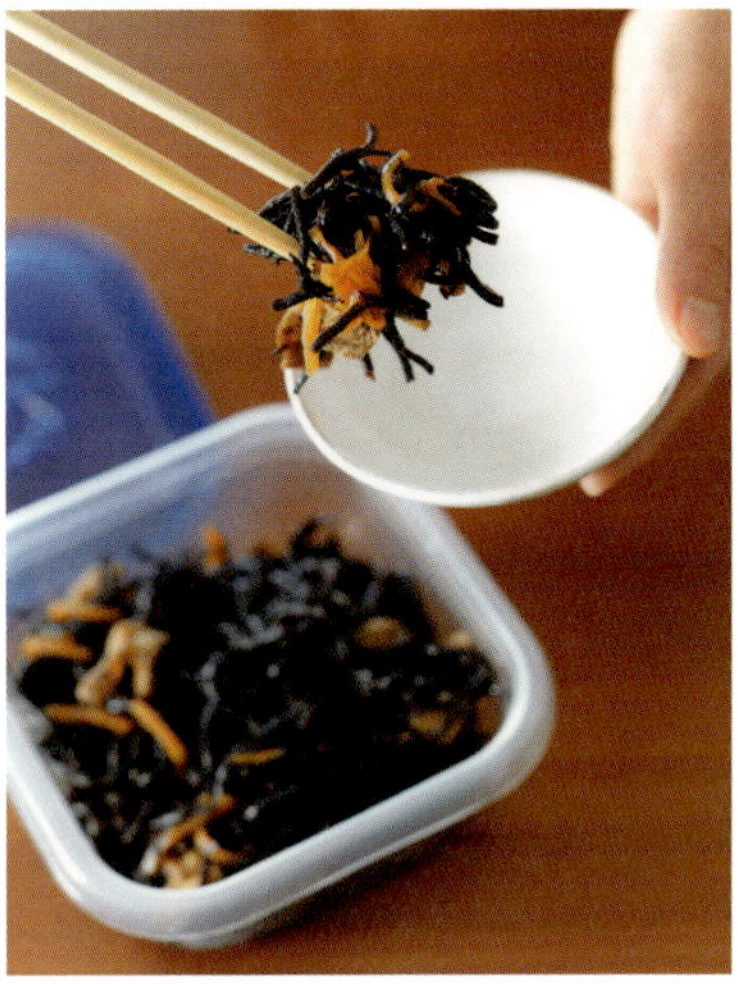

ひじきの煮ものやきんぴらごぼう、野菜の浅漬けなどは2～3日もちます。そんな常備菜を1つ作っておく習慣を。1品あるだけで、食事作りはとてもラク。また、ゆで野菜をストックしておくだけでも便利です（p.70ゆで野菜ストック）。

## 4 残りおかずの有効活用

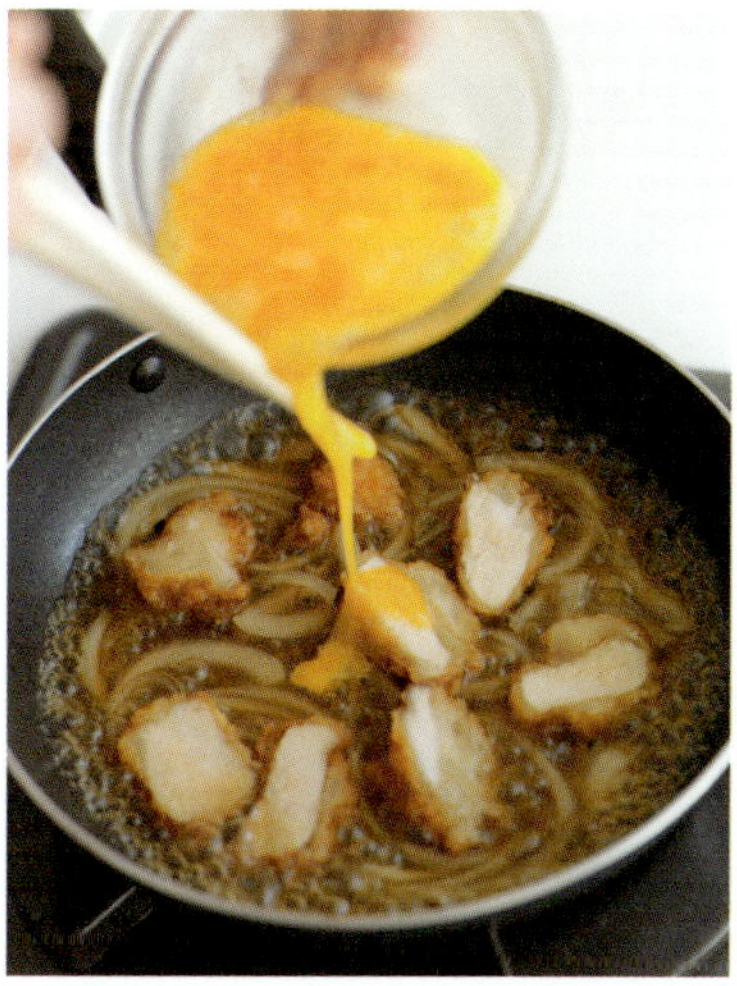

残りおかずで食事をすますこともありますね。温め直すだけでは食傷気味です。卵とじなどかんたんなひと手間で、別のおかずに作り直せます（p.90〜95）。ラクに作れて、食材をムダなく使いきれます。

## 5 すぐ食べられるもう1品

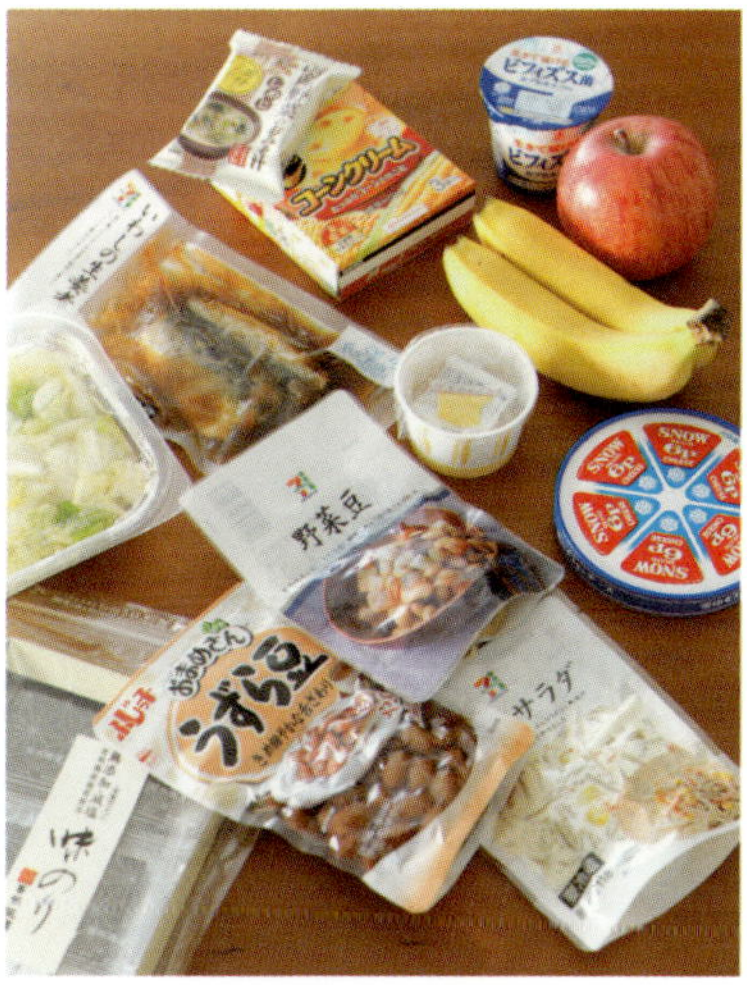

ヨーグルト（ケフィア）やチーズ、くだものは「すぐ食べられるもう1品」。朝ごはんやおやつで、ラクに栄養補給ができます。納豆、煮豆などは、献立の1品に使えて便利。ただし、佃煮や漬けものは塩分が多いので、頼りすぎないようにしましょう。

## 6 いざというときのストック

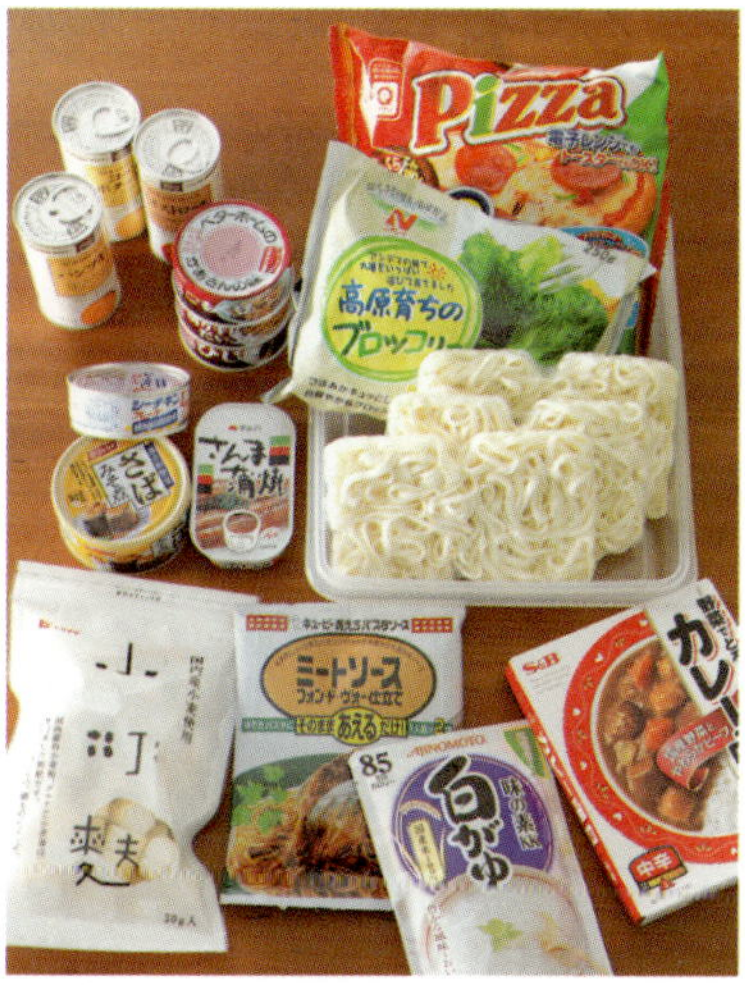

うどんなどの冷凍食品や、常温保存のレトルト食品、缶詰、乾物は、いくつかストックを。買物に行けないときに助かりますし、いざというときの非常食にもなって、気持ちがラクです。

## ① 肉がかたくて…

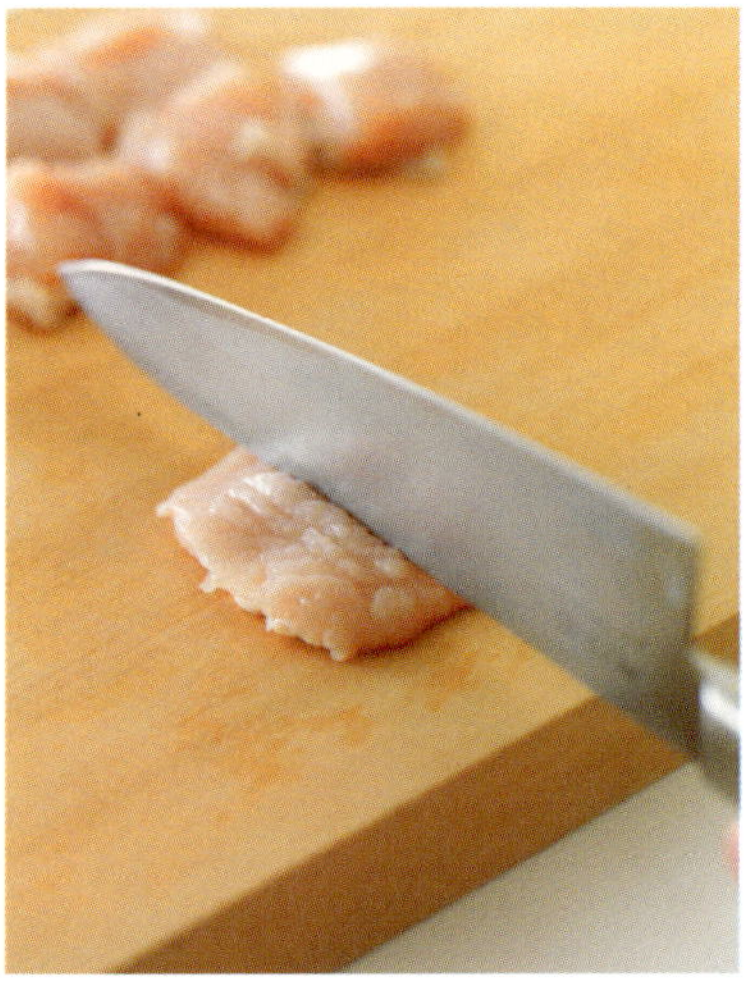

厚めの肉は薄いそぎ切りにする、包丁の背でたたくなどでやわらかくできます（p.25）。強火でがんがん焼くとかたくなるので中火くらいで火を通すとか、かたくり粉でコーティングして火を通すなどのコツもあります。

## ② パサパサする…

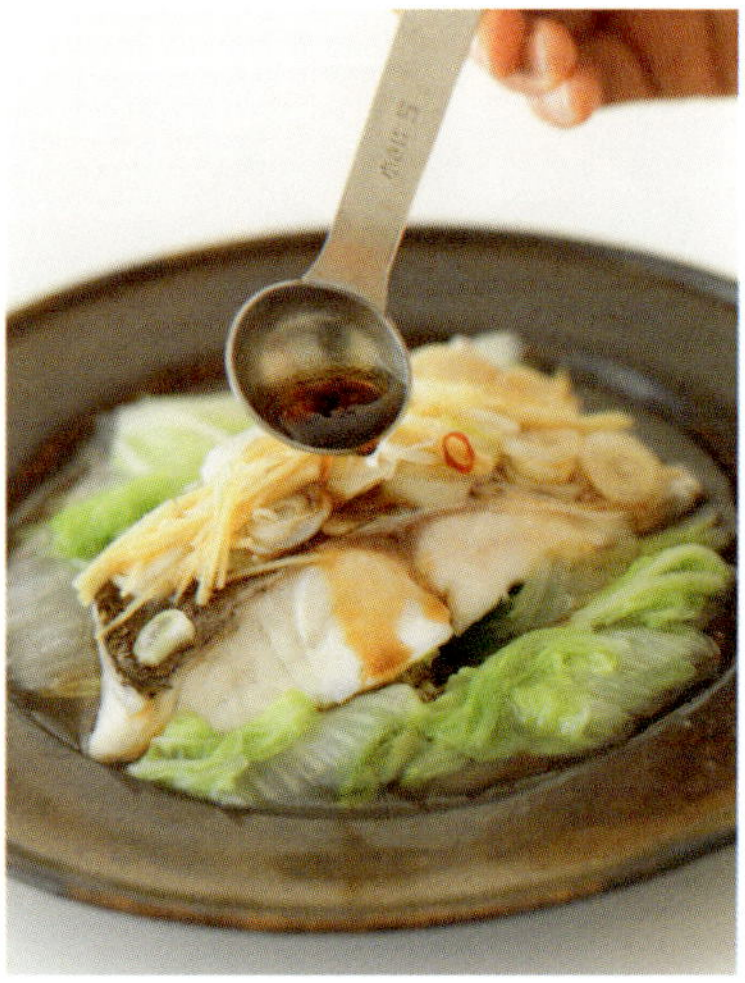

魚がパサつくなら、だいこんおろしを添えたり、たれをかけたりすれば、食べやすくなります。ポロポロと食べにくい食材なら、つなぐ働きのある材料と組み合わせて調理するのがコツ。かたくり粉、とうふ、マヨネーズ、つぶしたいもなどが効果的です。

## ③ 野菜が筋っぽい…

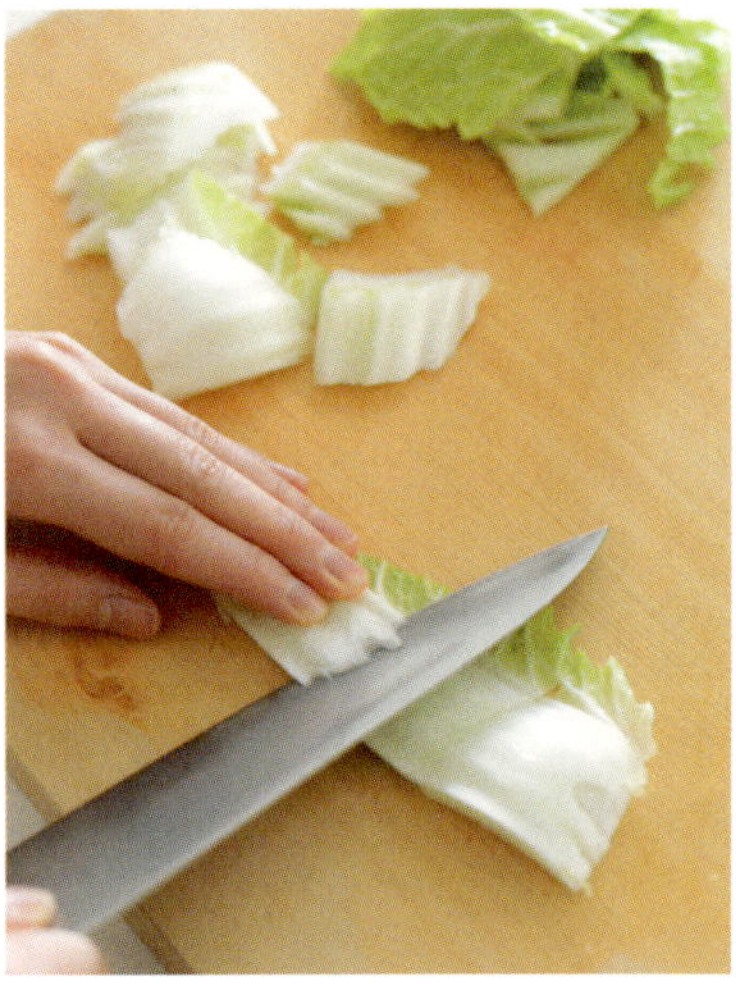

小さめに切る、繊維を断ち切る向きで切るなど、切り方によっても食べやすくなります。根菜は、多めの汁気で長めに煮るとやわらかくなります。いつものおかずも、ちょっとのくふうで食べやすさが違います（p.71野菜を食べるコツ）。

## 4 塩分が気になって…

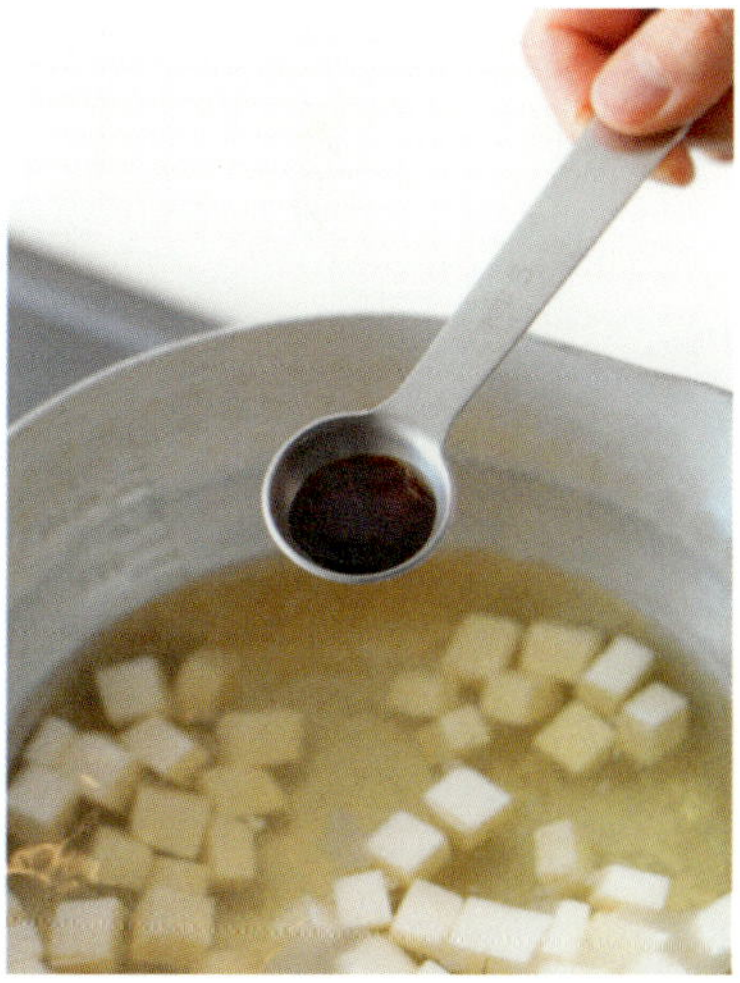

たとえば汁ものは、だしをしっかり効かせればしょうゆなどを控えてもおいしいものです。濃い味の主菜には、薄味の野菜をたっぷりつければ、全体では塩分を抑えられます。塩の代わりに、酢やレモン、香辛料を効かせるのも手。また、野菜に豊富なカリウムには、体内の塩分の排出を促す働きがあります。

## 5 脂っぽいと胃もたれして…

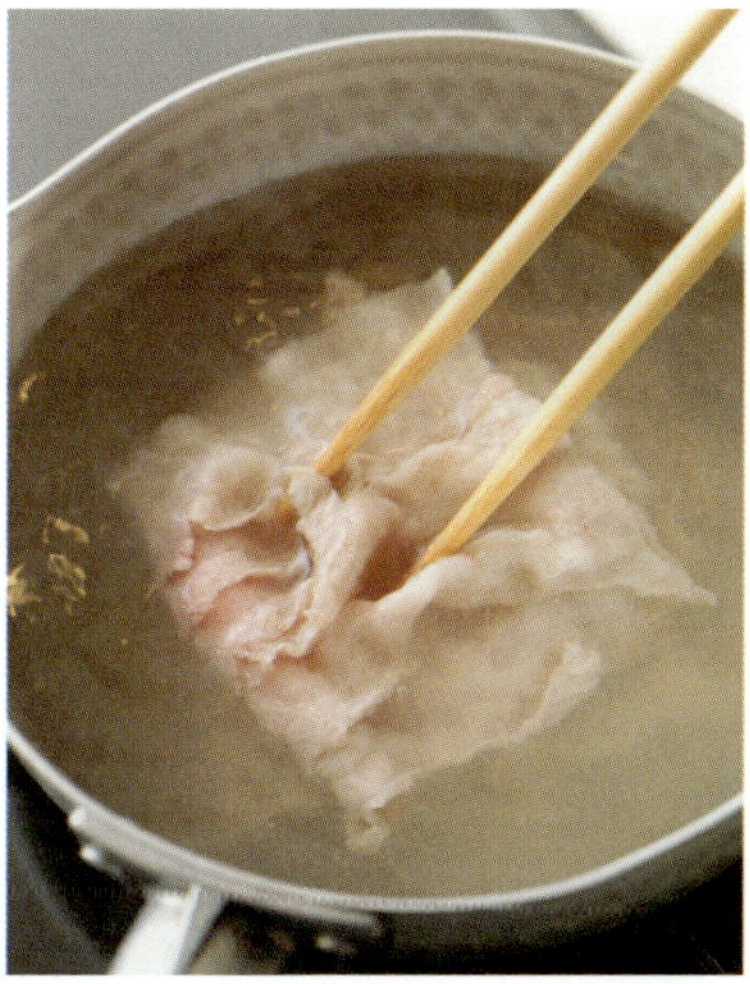

脂っぽい肉は気になるもの。脂身を適度に切り落とすか、湯通ししてから調理すると、脂肪分が落ちて食べやすくなります。家庭で調理に使う油は控えられますが、市販の惣菜やスナック菓子には、見えない油脂が多いので注意します。

## 6 食欲がいまいち…

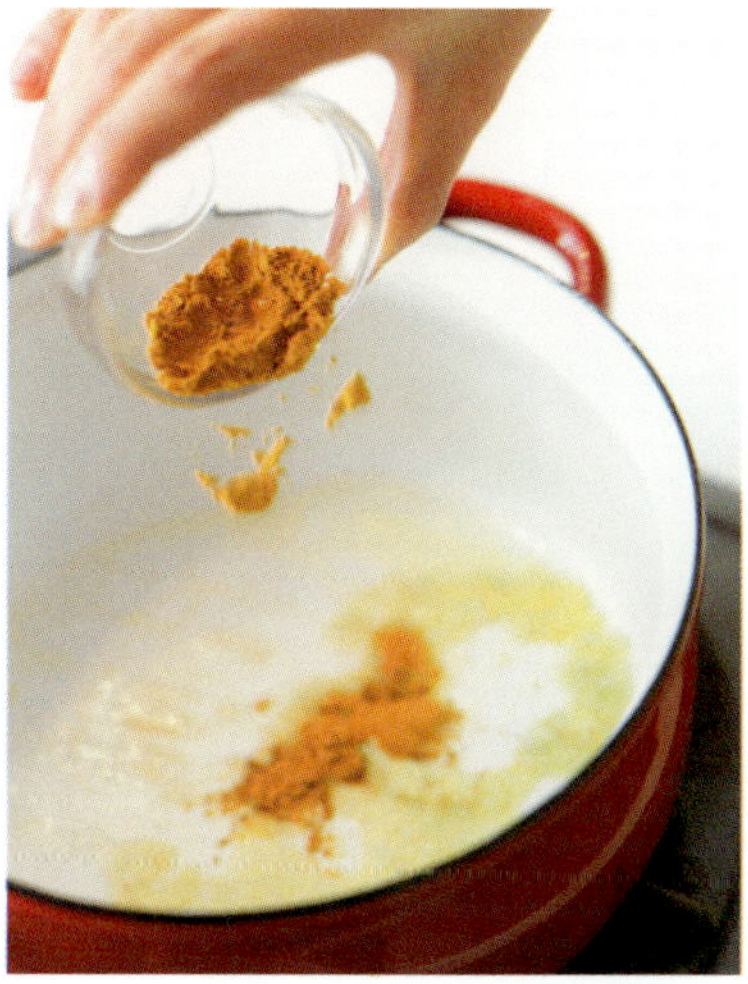

原因が体調や運動不足なら、その解消がまず第一。食事作りでは、香りや見た目をくふうしてみましょう。薬味や香辛料を効かせる、材料や切り方をちょっと変えてみるなどです。盛りつけを変える、手でつまめるようにするなど、供し方でも食欲は違ってきます。

肉・魚・卵・とうふ
たんぱく質の
おかずレシピ

# 肉食べて
# 体の土台の
# 基礎がため

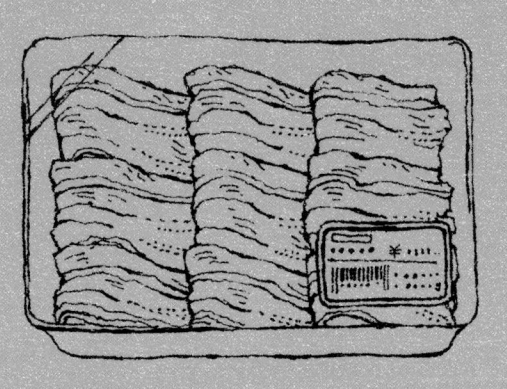

【肉や魚などの効能】

一、肉や魚のたんぱく質や脂質が、体の土台をつくる。

一、肉の鉄分は貧血解消、筋肉維持。肉や魚のトリプトファンは気分を明るくし、認知症予防。魚のＥＰＡ、ＤＨＡは血液をサラサラに、認知症予防。卵のレシチンは動脈硬化を予防、脳神経の活性化。とうふのイソフラボンは骨粗しょう症予防。

【用法・用量】

一、１日の食事の主菜には、肉、魚、卵やとうふなどをバランスよく使う。

一、肉：魚は１：１の頻度で食べる。肉や魚は１日80ｇずつをめやすに、それぞれいろいろな種類を食べる。

一、卵は１日１個程度。とうふは１００ｇ程度。

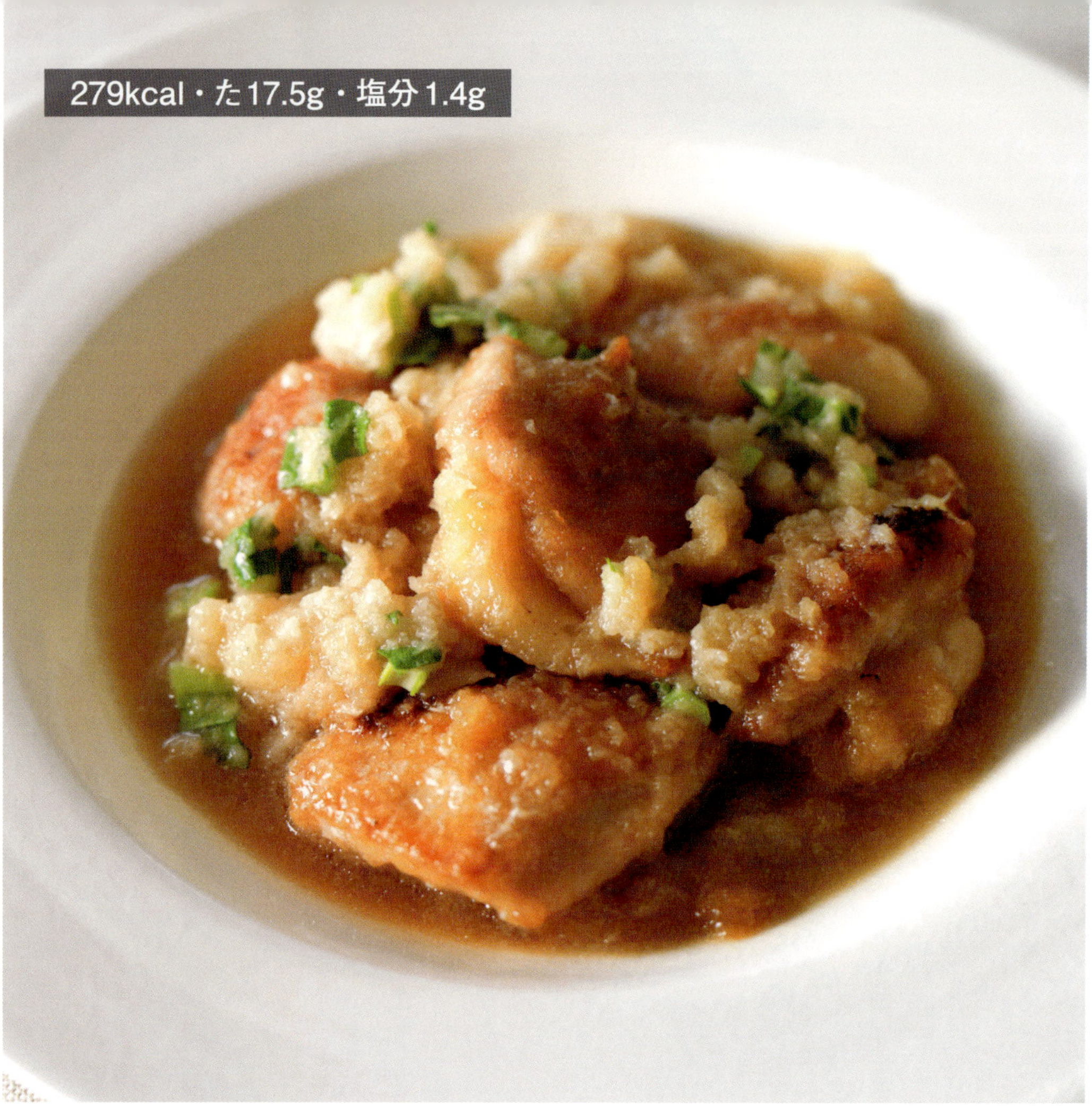


# のどごしのいい とりのかぶらおろし

### 材料［2人分］

とりもも肉…200g
A［塩…少々／酒…大さじ½］
かたくり粉…大さじ1
かぶ*…2個（200g）
かぶの葉…少々
サラダ油…大さじ½
B［酒…大さじ1・½／みりん…大さじ1／しょうゆ…大さじ1］

*かぶの代わりに、だいこんでもOK。

### 作り方

①とり肉はひと口大のそぎ切りにする。ボールに入れて**A**をふって5分おく。
②かぶは皮ごとすりおろし、汁ごととりおく。かぶの葉は、粗みじんに切る。
③**B**を合わせておく。とり肉に、かたくり粉をまぶす。
④フライパンに油を温め、中火でとり肉を焼く。両面に焼き色がついたら端に寄せ、出た脂をふきとって、**B**を加える。弱火にし、2～3分煮る。
⑤②を全部フライパンに加える。温まったらすぐ火を止める。

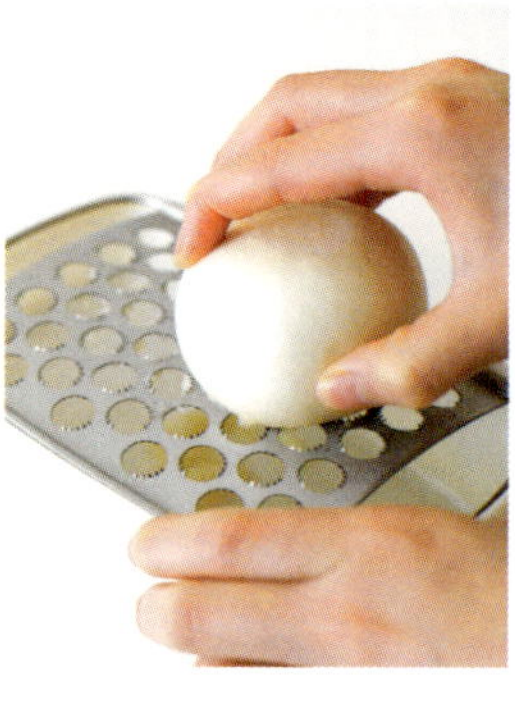

**ポイント**

パサつきがちなとり肉ですが、おろしがからむのでしっとり。肉は強火でなく、中火くらいのほうが、ソフトに焼けます。

**献立例**　細切りじゃが炒め（p.85）　かぶの葉のスープ

# やわらか とり南蛮

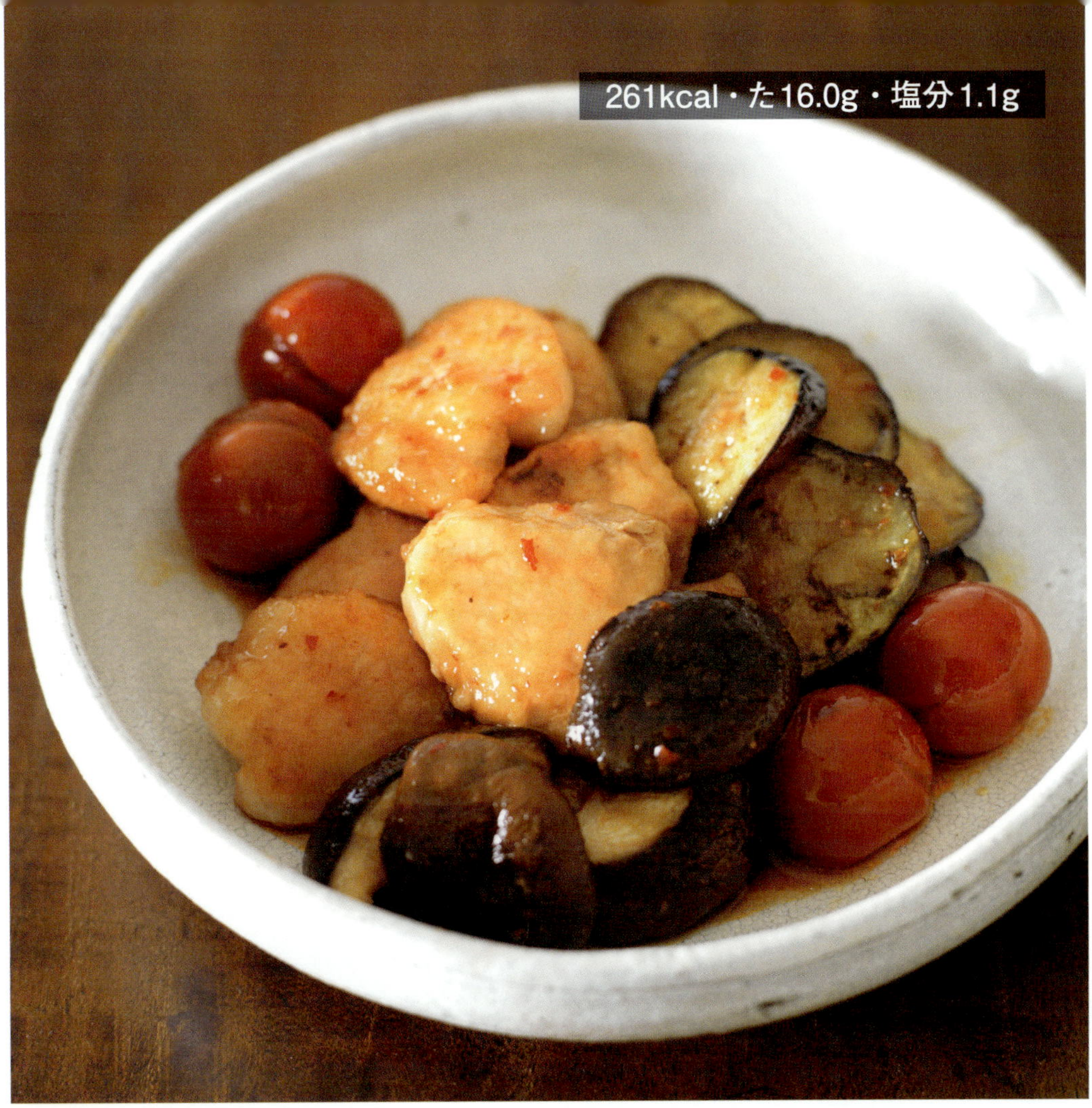


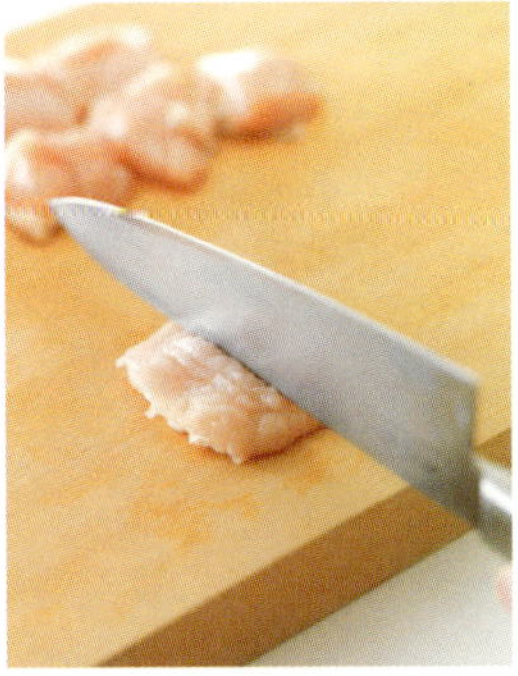

### 材料［2人分］

とりむね肉…150g

A ｛ 塩…少々 / 酒…大さじ½ ｝

かたくり粉…大さじ1

なす…1個

しいたけ…2個

ミニトマト…4個

サラダ油…小さじ2×2

B ｛

砂糖…小さじ1

豆板醤《トウバンジャン》…小さじ⅓

しょうゆ…大さじ1

酢…大さじ1・½

水…大さじ1・½

｝

### 作り方

①とり肉はひと口大のそぎ切りにする。包丁の背で、肉の両面を5㎜くらいの間隔で軽くたたく。**A**をふって、5分おく。

②なすは7～8㎜厚さの斜め切りにする。しいたけは半分に切る。トマトはへたをとる。

③大きめのボールに**B**を合わせる。とり肉にかたくり粉をまぶす。

④フライパンに油小さじ2を温め、②の野菜を焼く。焼けたものからとり出して、**B**につける。

⑤フライパンの汚れを軽くふきとり、油小さじ2を入れて温め、中火で肉を焼く。両面に焼き色がついたら、酒大さじ1（材料外）を入れ、ふたをして1～2分蒸し焼きにする。火が通ったら、**B**につける。すぐに食べられ、時間をおいてもよい。

**ポイント**

厚みのある肉は薄くそいで切ると食べやすくなり、さらに包丁の背でたたくことでぐんとやわらかくなります。

**献立例** だいこんのゆかり風味（p.77）　麩のすまし汁

# 高たんぱく ささみチーズ

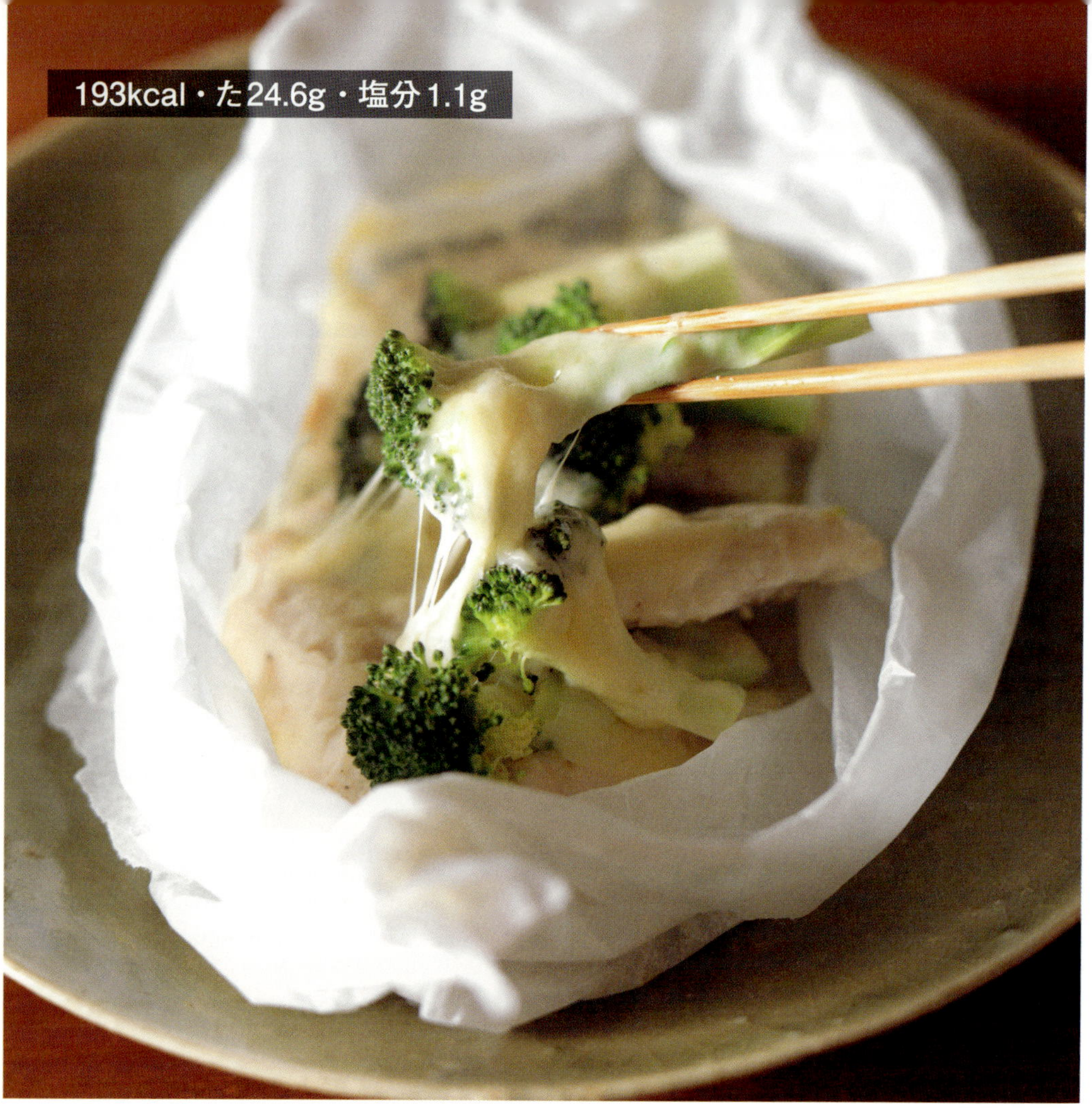


### 材料［2人分］

とりささみ…3本（150g）
　塩・こしょう…各少々
ブロッコリー…½株（100g）
たまねぎ…¼個（50g）
ピザ用チーズ…50g
［塩・こしょう…各少々
　白ワイン（または酒）
　　…大さじ1］

クッキングシート
　…30㎝角を2枚

### 作り方

①ささみは2～3㎝大のそぎ切りにし、塩、こしょうをふる。
②ブロッコリーは小房にして、さらに房を2～4つ割りにする。たまねぎは繊維を断つ向きで薄切りにする。
③クッキングシートを2枚広げ、それぞれの中央にたまねぎ、ささみ、ブロッコリー、チーズを順にのせる。塩、こしょう、白ワインをふる。シートをとじて、左右の端をねじる（中央部分は口がやや開いたままでよい）。
④2つ一緒に耐熱皿にのせ、電子レンジで約3分（500W）加熱して火を通す（1つなら約2分）。

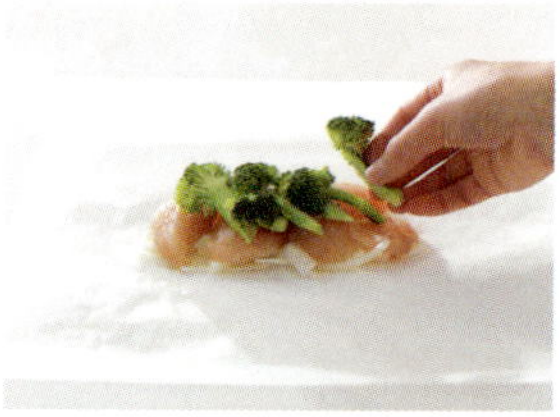

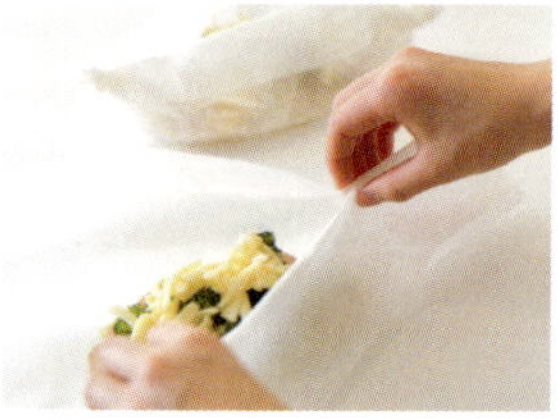

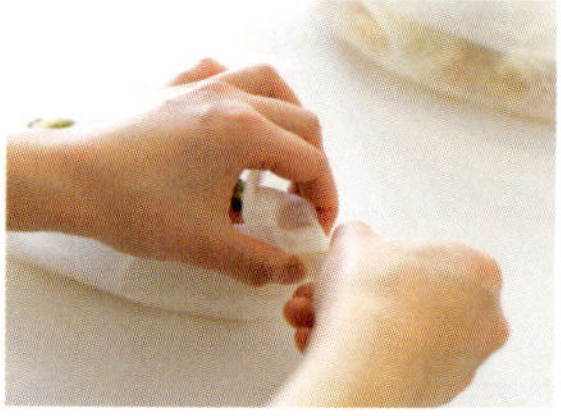

**ポイント**

レンジで作れるかんたんなおかず。器でチンしてもよいですが、紙包みにすると、開けるときにワクワク。食指が動きます。

献立例　じゃがいものバターしょうゆ煮（p.84）　きのこスープ

# 食欲増す カレースープ煮

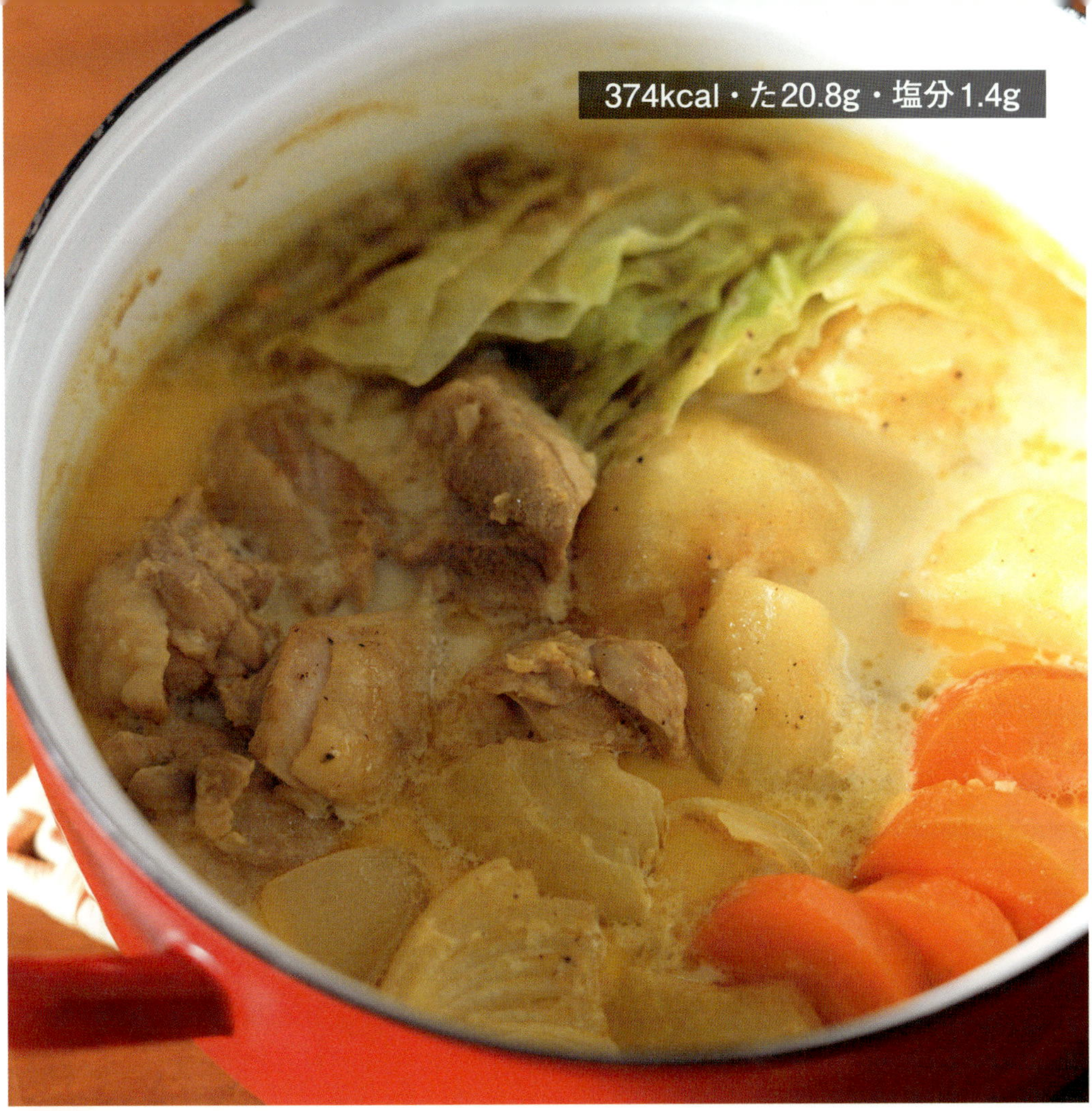


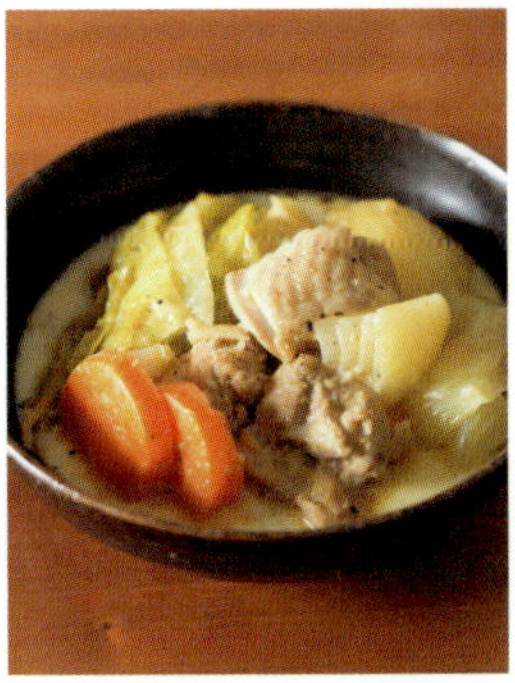

## 材料［2人分］

とりもも肉（から揚げ用）
　…200g
じゃがいも…1個（150g）
にんじん…50g
たまねぎ…½個（100g）
キャベツ…100g
バター…10g
A［しょうが…小1かけ（5g）／にんにく…小1片（5g）］
カレー粉…小さじ1
B［水…300mℓ／固形スープの素…1個］
C［牛乳*…100mℓ／しょうゆ…小さじ½／こしょう…少々］

＊牛乳の代わりに、豆乳でもOK。

## 作り方

①**A**はみじん切りにする。
②じゃがいも、にんじん、たまねぎは、それぞれ4つに切る。キャベツは4cm角に切る。
③鍋にバターを温め、弱めの中火で**A**を炒める。香りが出てきたら、カレー粉を加え、さっと炒める。
④続いて**B**を加える。②の野菜、とり肉を、素材ごとにまとめて入れ、強火にする。煮立ったらアクを除く。ふたをして弱火にし、10～15分煮る。
⑤野菜がやわらかく煮えたら、**C**を加える。温まったら火を止める。

### ポイント

香辛料が食欲をそそります。野菜もたっぷり。素材ごとにまとめて煮ると、ゴチャッとせずに見た目もおいしそう。

**献立例** トマトサラダ

# レンジでチンのみそ豚蒸し

262kcal・た17.4g・塩分1.1g

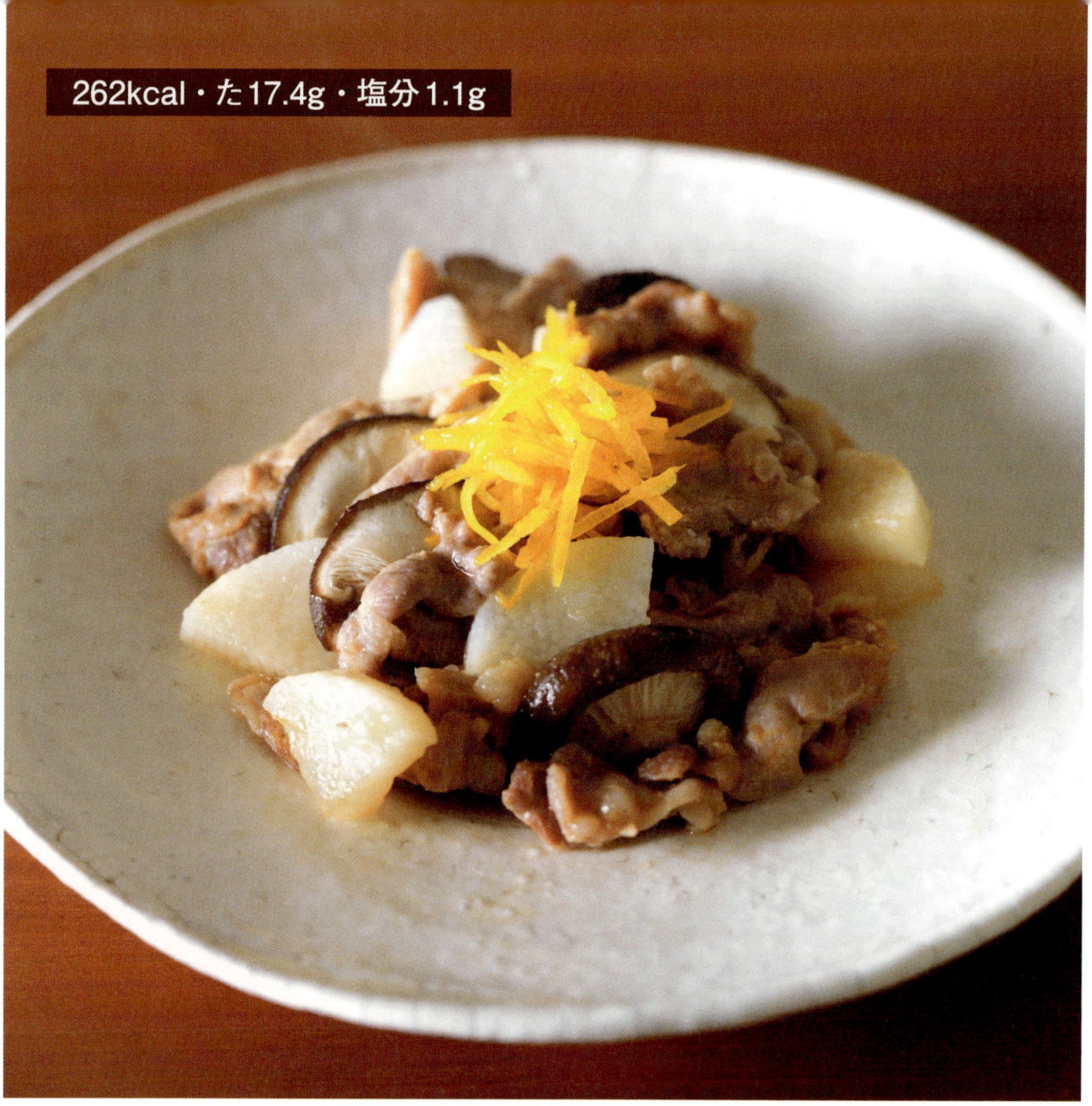

### 材料［2人分］

豚肩ロース肉
（しゃぶしゃぶ用）…150g
A
- みそ…大さじ1
- みりん…小さじ2
- 酒…小さじ2

長いも…100g
しいたけ…4個
ゆずの皮（またはレモン）
…¼個分

### 作り方

①**A**のみそだれを合わせる。豚肉にまぶしつける。
②長いもは7〜8㎜厚さのいちょう切りにする。しいたけは3〜4つのそぎ切りにする。
③ゆずの皮はせん切りにする。
④耐熱の器に1人分ずつ、②の野菜と、たれつきの肉を交互に並べて盛りつける。ラップをふんわりとかける。
⑤④を電子レンジに入れ、1皿につき約3分（500W）ずつ加熱する。ゆずの皮をのせる。

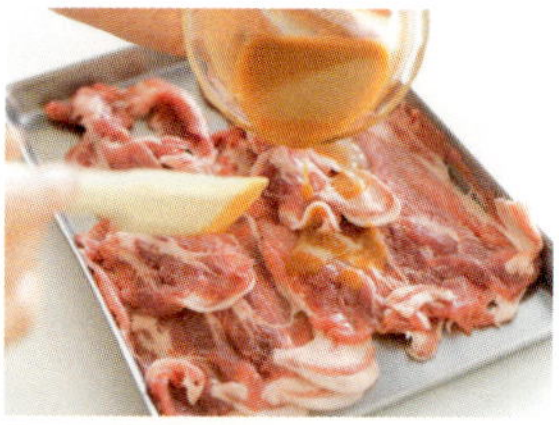

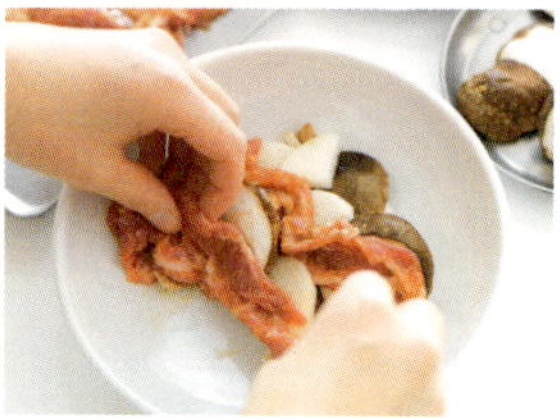

**ポイント**

肉に味をしっかりつけるので、野菜は味つけなしでだいじょうぶ。余分な塩分を減らせます。

**献立例** キャベツのごま酢あえ（p.75）　しじみのすまし汁

# だし旨 あっさり肉じゃが

383kcal・た13.9g・塩分0.9g

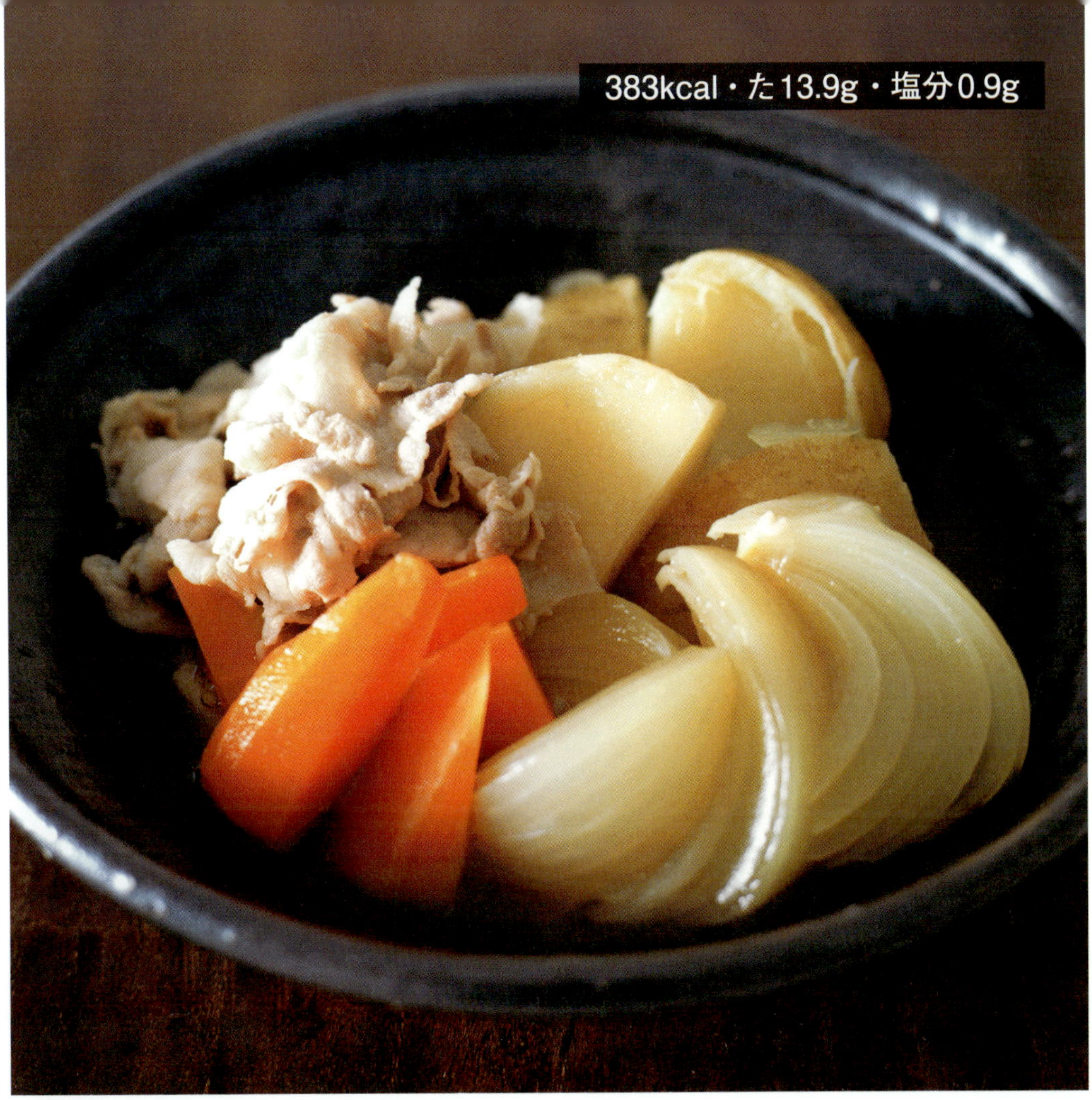

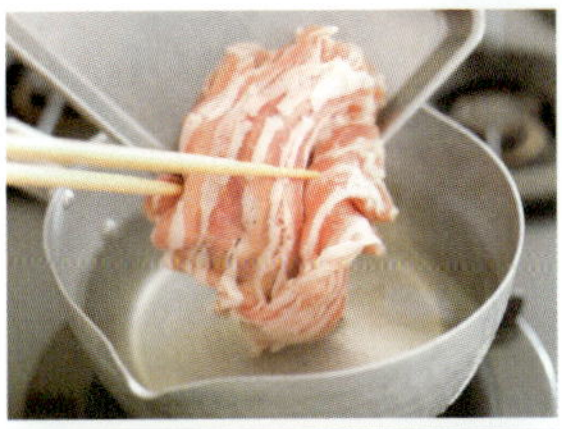

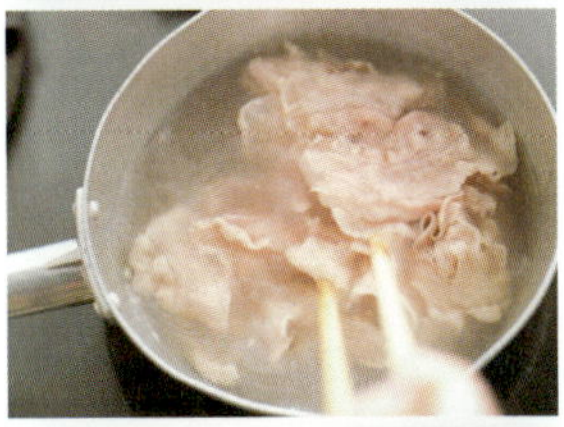

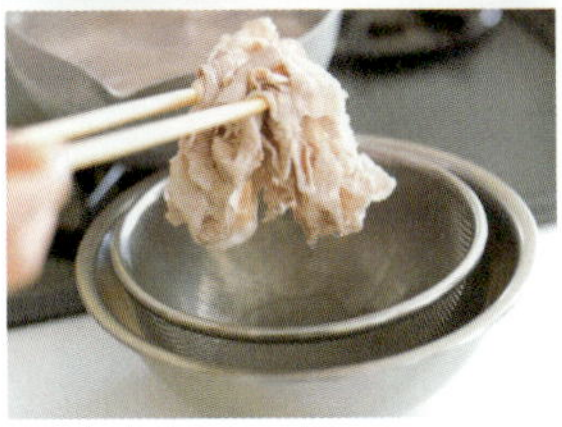

## 材料［2人分］

豚ばら肉（しゃぶしゃぶ用）
…150g
じゃがいも…1個（150g）
たまねぎ…小1個（150g）
にんじん…70g
だし…500mℓ
A［みりん…小さじ2
　しょうゆ…小さじ2

## 作り方

①じゃがいもはよく洗い、皮つきのまま4つに切る。たまねぎは4つ割りにする。にんじんは縦半分にし、それぞれ3～4つの細長めの乱切りにする。
②鍋に、だしと①を入れ、ふたをして火にかける。煮立ったら中火にし、15～20分煮る。
③別の鍋に湯を沸かし、沸騰したら火を止める。豚肉をまとめて入れ、ほぐしてすぐざるにとる（湯通しで肉の脂分を軽く落とす）。
④野菜がやわらかくなったら、肉を加え、Aで調味する。弱火で3分ほど煮る。

**ポイント**

野菜はあえて大きくおいしそうに。たっぷりのだしでよく煮るのでやわらかく、うす味ですが美味。

献立例　だいこんのゆず茶あえ（p.77）　青菜のみそ汁

# 元気いっぱい 牛肉焼き

320kcal・た13.9g・塩分1.0g

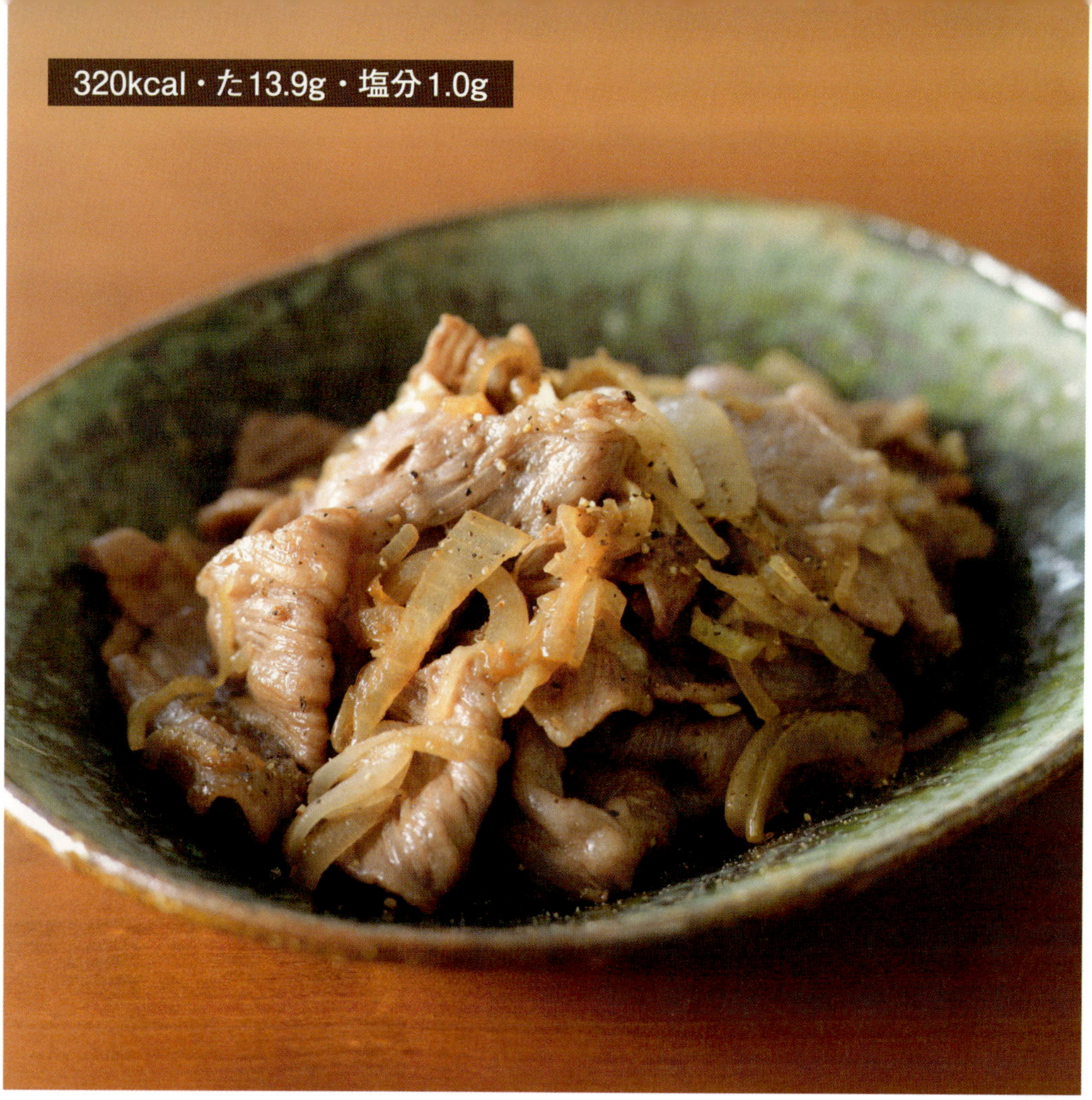

## 材料［2人分］

牛肩ロース肉（薄切り）*
　…160g
　塩…小さじ1/8
たまねぎ…小1個（150g）
バター…10g
A［しょうゆ…小さじ1
　こしょう…少々

＊すき焼き用、または切り落とし肉でも。

## 作り方

①たまねぎは4つ割りにし、繊維を断つ向きで薄切りにする。
②牛肉は、長ければ半分に切る。塩をふる。
③大きめのフライパンにバターとたまねぎを入れ、弱めの中火で3～4分炒める。薄く色づいたら端に寄せ、あいたところに肉を入れ、ほぐしながら中火で炒める。肉に火が通ったら、**A**を加えて全体をひと混ぜする。

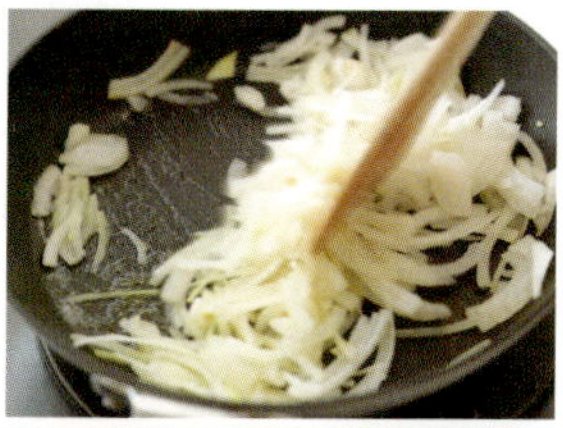

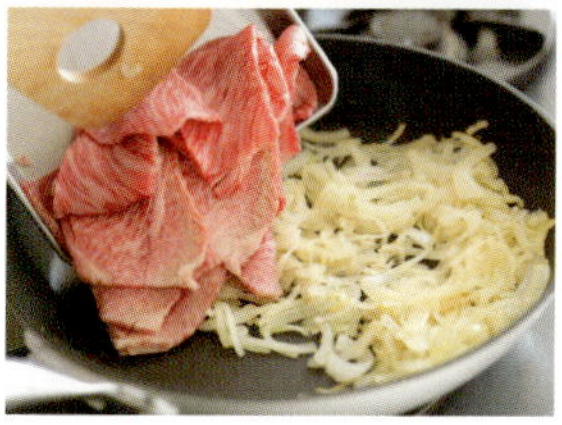

**ポイント**

お肉をササッと焼くだけなのでかんたん。肉のたんぱく質には人体では作れない必須アミノ酸がそろっています。牛肉は鉄分も多く含みます。

**献立例**　ブロッコリーのスープあん（p.74）　わかめと油揚げのみそ汁

# スタミナ食材の塩肉どうふ

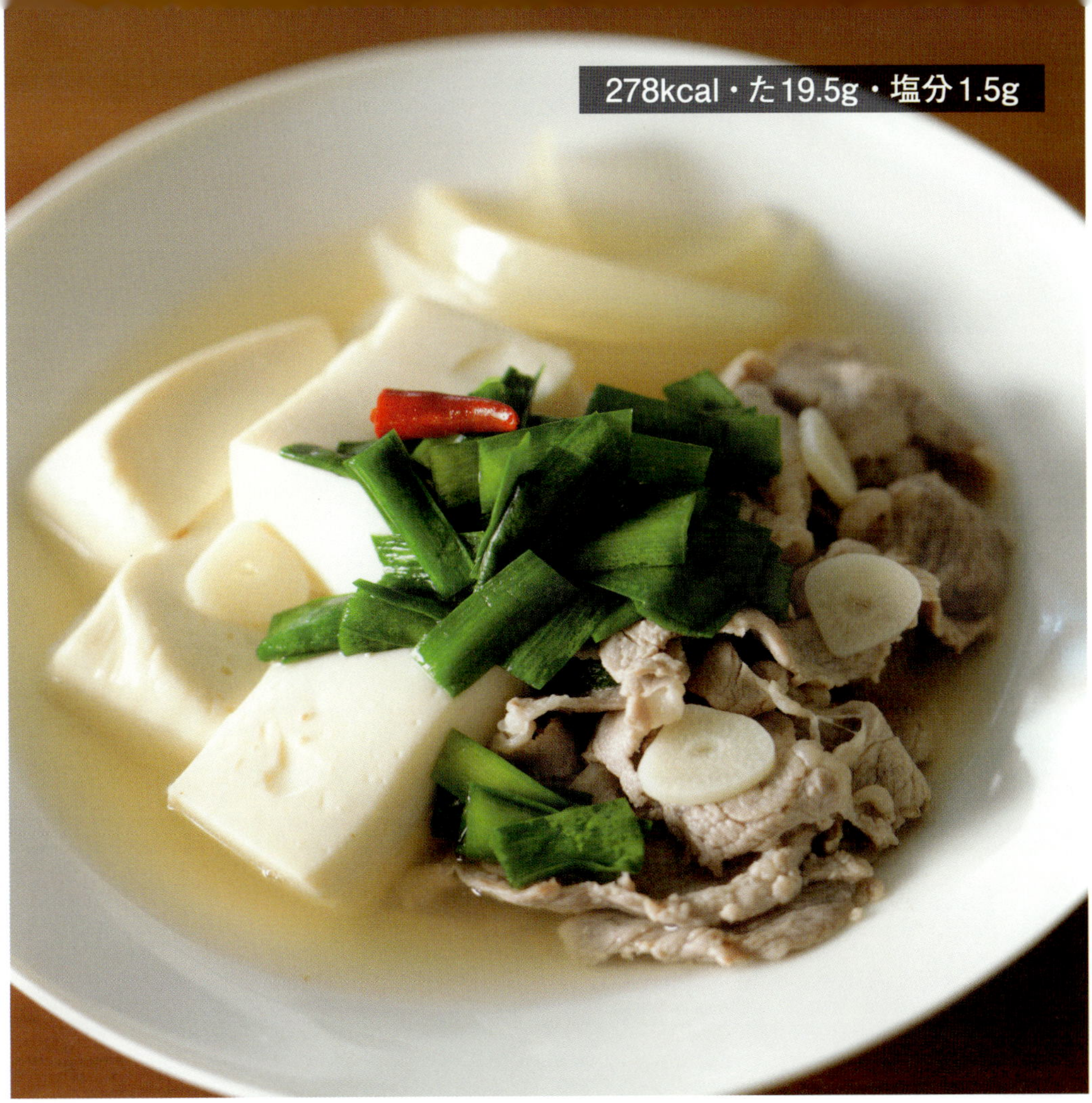


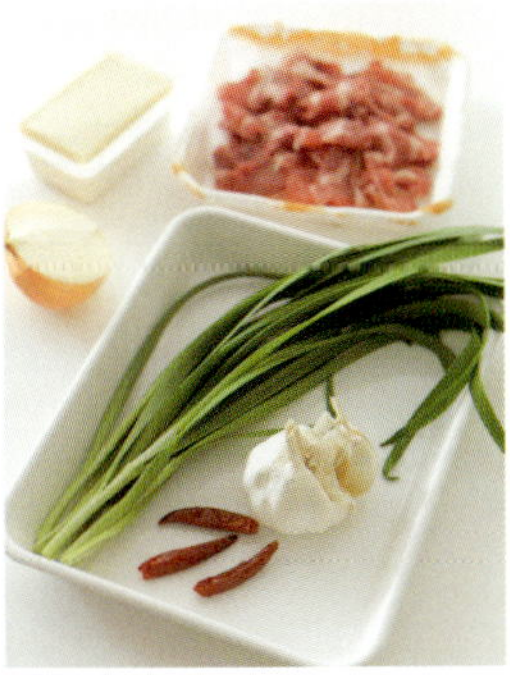

### 材料［2人分］

豚肩ロース肉
（しゃぶしゃぶ用）…150g
とうふ*…小1丁（200g）
たまねぎ…½個（100g）
にら…⅓束（30g）

A
- だし…300mℓ
- にんにく…1片（10g）
- 赤とうがらし…½本
- 塩…小さじ½

*とうふは絹、もめんどちらでも。

### 作り方

①たまねぎは1㎝幅のくし形に切る。にらは2～3㎝長さに切る。
②**A**のにんにくは薄切りに、赤とうがらしは半分に切り、種をとる。
③とうふは8つに切る。
④豚肉はざるに広げ、全体に熱湯をかける。
⑤鍋に、**A**、たまねぎ、とうふを入れて、火にかける。煮立ったら中火にして2～3分煮る。肉を加える。肉に火が通ったら、にらを加えてすぐ火を止める（にらは加熱しすぎると筋っぽくなるので注意）。

**ポイント**

豚肉はビタミン$B_1$が豊富。$B_1$は体内の糖質をエネルギーに変えるためには必須の成分です。たまねぎやにらと一緒にとると、吸収率が高まります。

献立例 だいこんのゆかり風味（p.77）

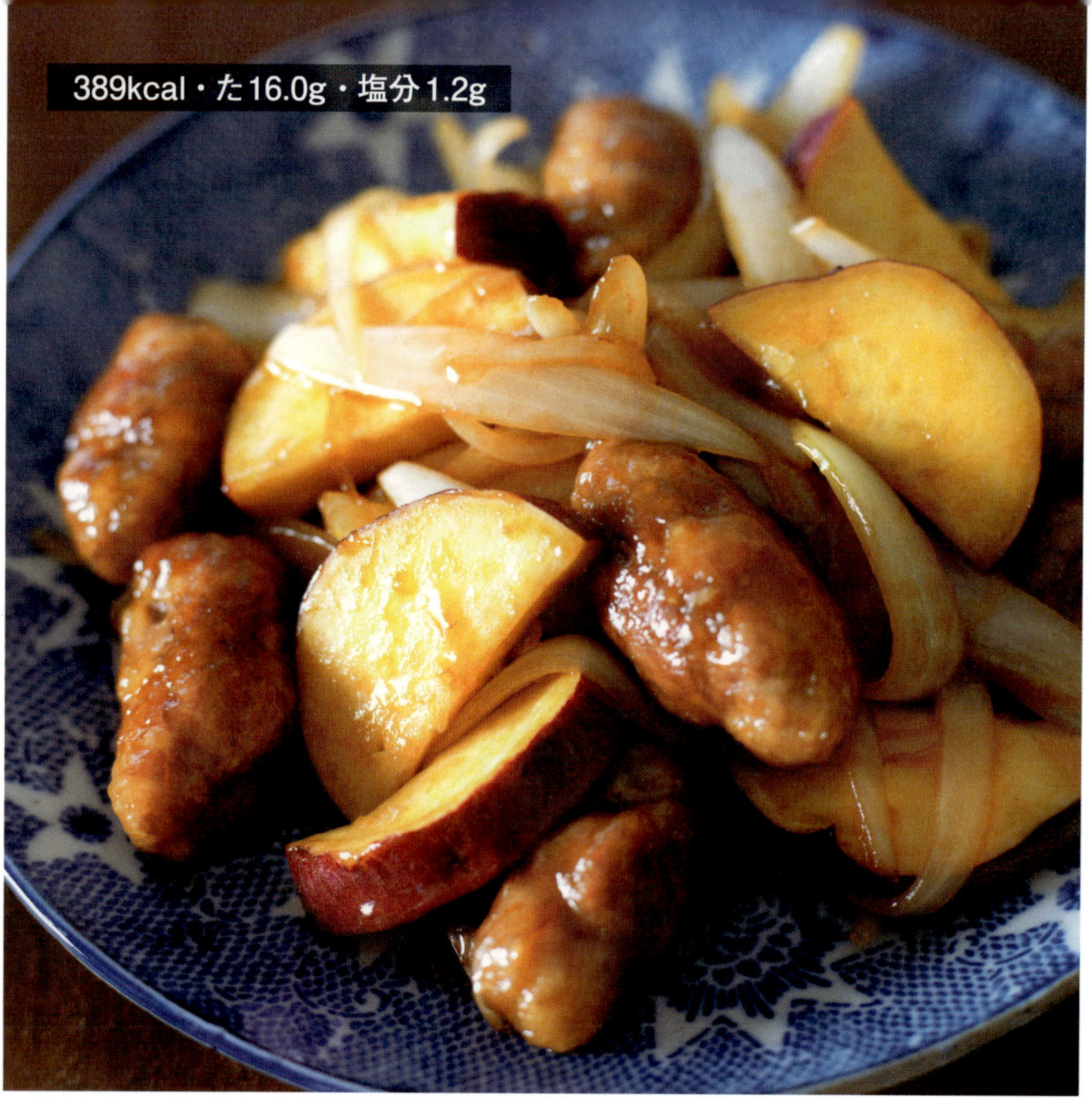


# やわらか肉の黒酢酢豚

## 材料［2人分］

豚切り落とし肉…150g
A［しょうゆ…小さじ½
　 酒…小さじ½
　かたくり粉…大さじ2
たまねぎ…½個（100g）
さつまいも…100g
サラダ油…大さじ1・½
〈たれ〉
砂糖…大さじ1
黒酢（または酢）…大さじ1
水…大さじ1
しょうゆ…小さじ2

### ポイント

かたまり肉ではなく、薄い肉なので食べやすい。さつまいもを最後に加えることで、たれは少なくてすみ、塩分もセーブ。

## 作り方

①豚肉は1切れずつクルクルッとゆるめに巻く。Aをふって、5分ほどおく。
②たまねぎは1cm幅のくし形に切る。
③さつまいもは皮つきのまま1cm厚さの半月切りにして、水にさらす。水気をきって耐熱皿にのせ、ラップをして電子レンジで約2分（500W）加熱し、火を通す。
④たれの材料は合わせる。豚肉にかたくり粉をまぶす。
⑤大きめのフライパンに油大さじ½を温め、たまねぎを中火で1～2分炒め、とり出す。
⑥続いて油大さじ1をたし、肉を弱めの中火で焼く。火が通ったら端に寄せ、フライパンの脂を軽くふきとって、たまねぎを戻し、たれを加える。強めの中火で煮からめ、最後にさつまいもを加えてひと混ぜする。

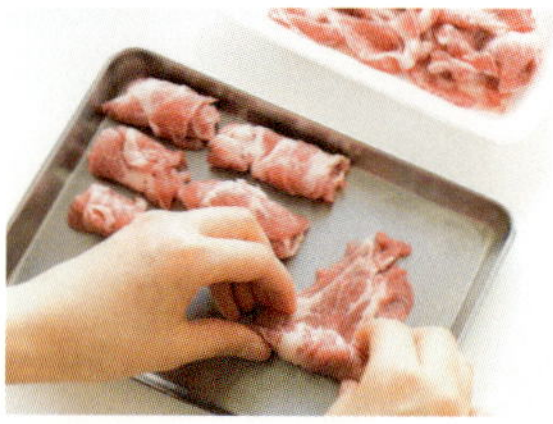

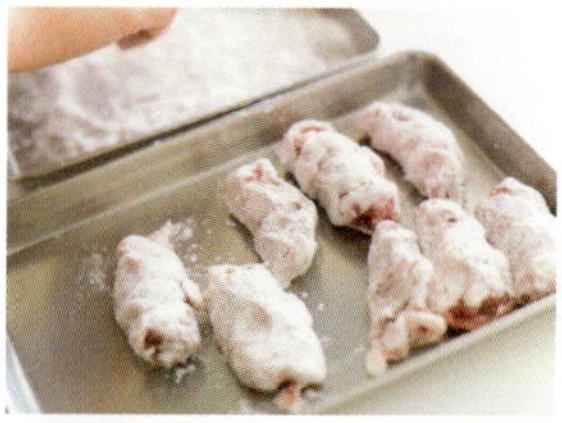

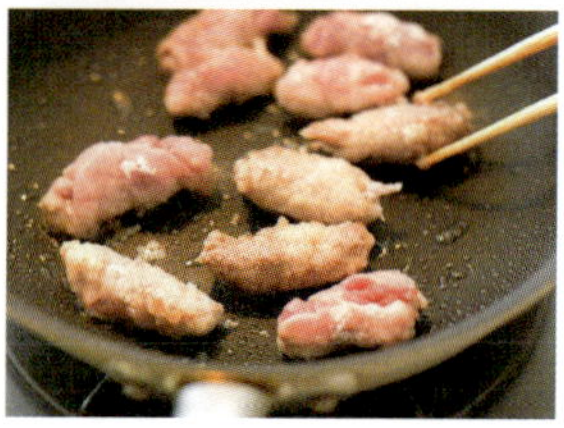

**献立例**　ほうれんそうの海苔《のり》あえ（p.72）　だいこんと油揚げのみそ汁

# リコピンパワー
# 肉と豆のトマト煮

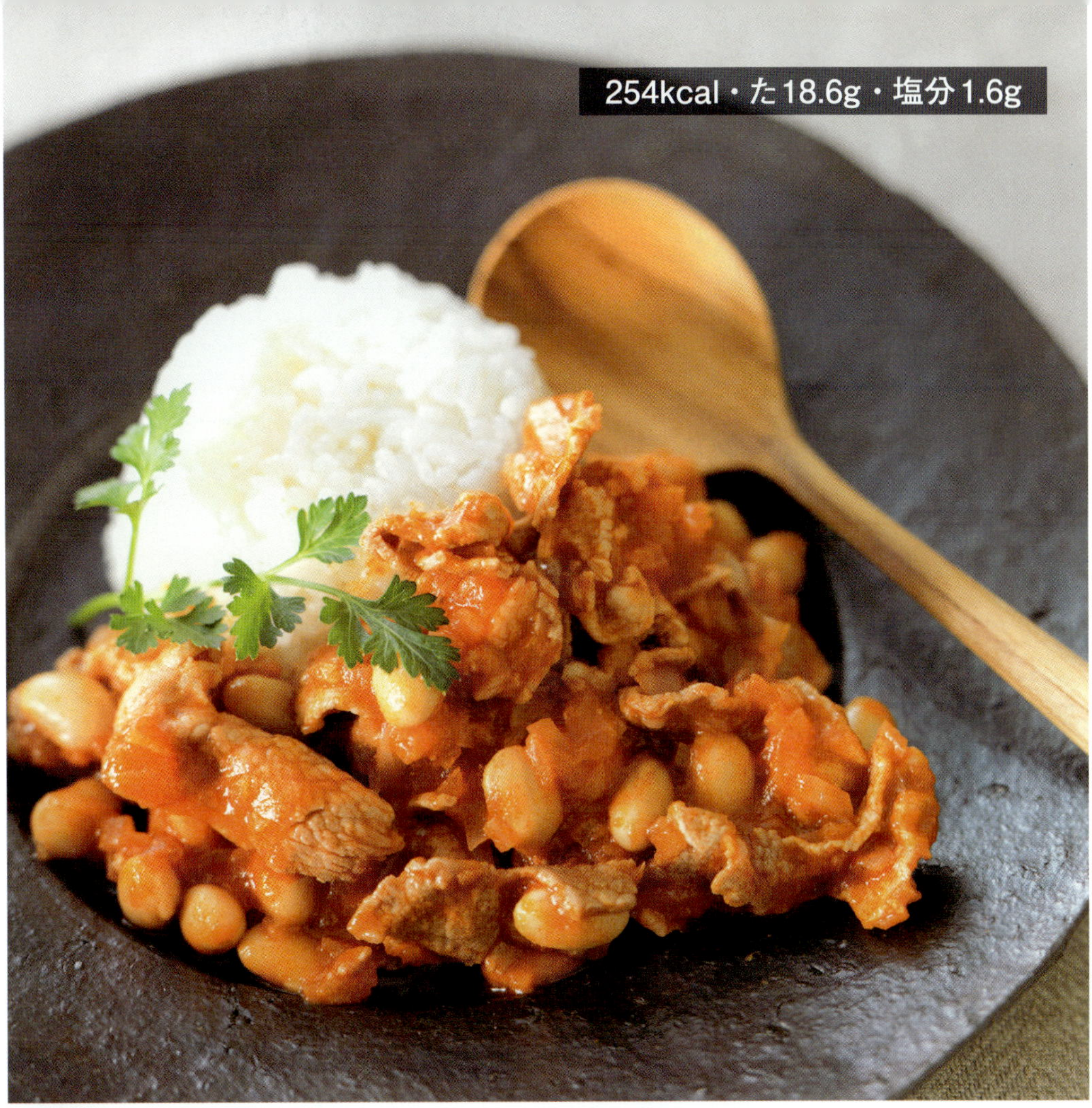

254kcal・た18.6g・塩分1.6g

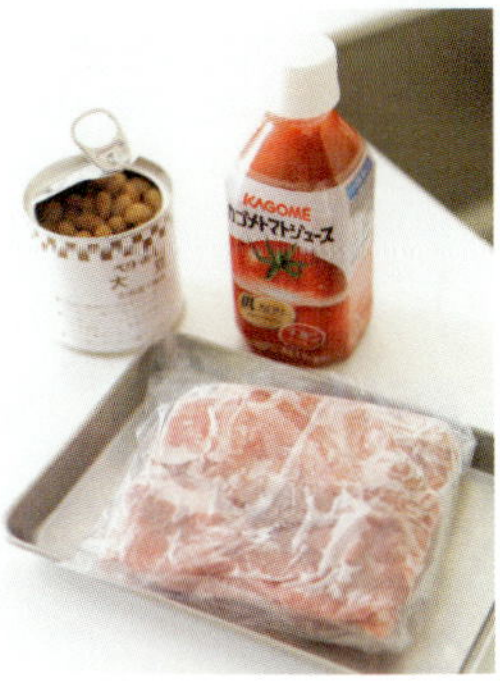


### 材料［2人分］

豚切り落とし肉…150g
大豆（水煮）…50g
たまねぎ…$\frac{1}{2}$個（100g）
サラダ油…小さじ1

A
- 水…50mℓ
- トマトジュース（有塩*）…200mℓ
- スープの素…小さじ$\frac{1}{2}$

こしょう…少々
（青み・あれば）
イタリアンパセリ…少々

*ジュースが無塩のときは、味をみて塩を足す。

### 作り方

①豚肉は大きなものはひと口大に切る。たまねぎは粗みじんに切る。
②厚手の鍋に油を温め、たまねぎを中火で炒める。しんなりしたら、肉を加えて炒める。肉の色が変わったら、**A**と大豆を加える。ふたをずらしてのせ、中火で約10分煮る。
③味をみて、たりなければ塩少々（材料外）を加え、こしょうをふる。
④器に盛りつけ、あればパセリを添える（写真はごはん添え。ごはんの栄養価は表記外）。

**ポイント**

肉や大豆缶をストックしておけば、たんぱく質の主菜が買物いらずで作れます。パンに、トマト煮とチーズをのせて焼いてもおいしいですよ。

**献立例**　粉ふきいもサラダ（p.84）　きざみ野菜入りスープ

# 作りおき便利な
# レンジソーセージ

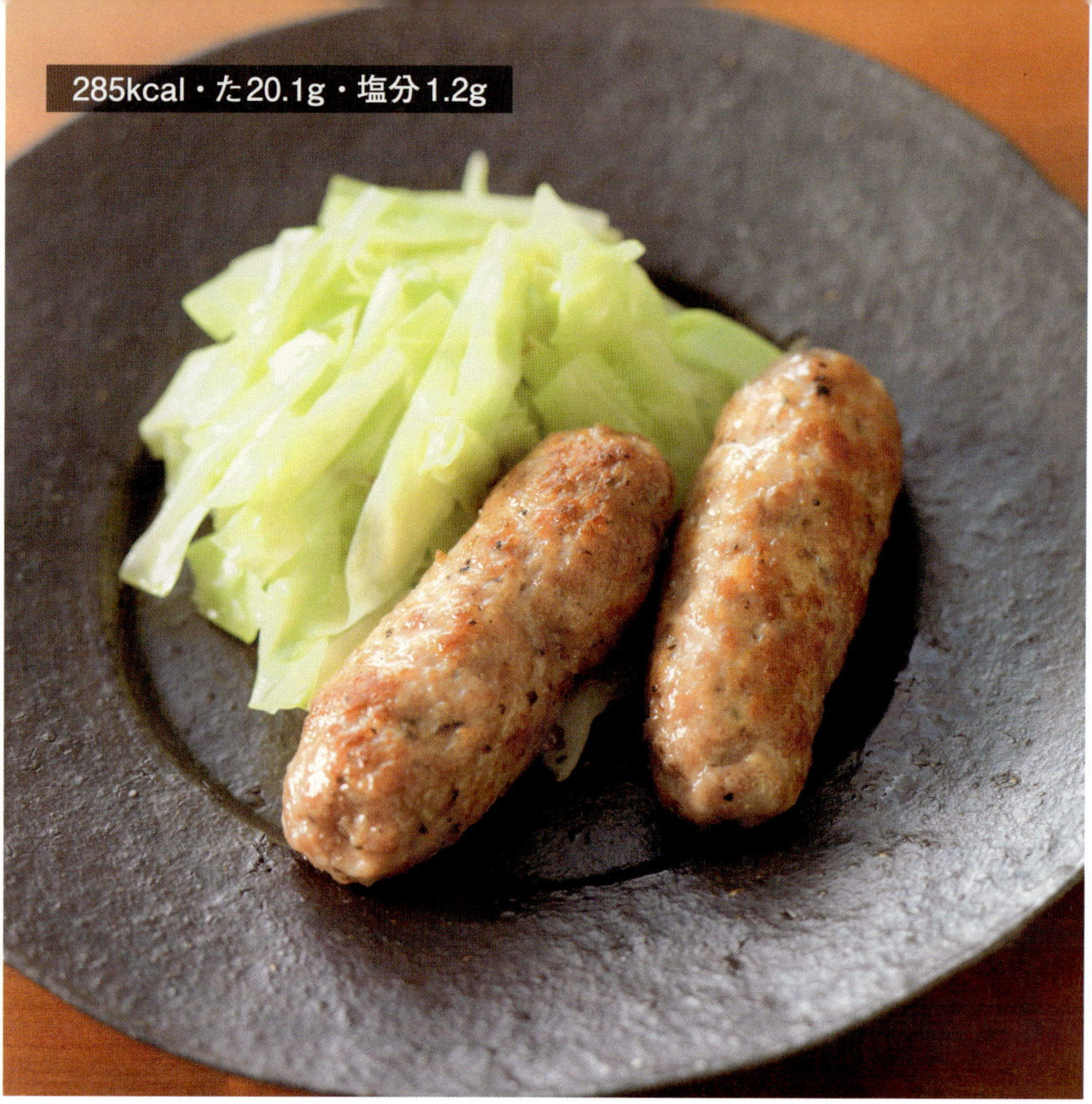


### ◇ 材料［2人分］

豚ひき肉…200g

A
- 塩…小さじ1/3
- 粗びき黒こしょう…小さじ1/2
- ドライハーブ*…少々
- かたくり粉…大さじ1
- 牛乳…大さじ3

サラダ油…小さじ1
キャベツ…100g
ラップ…約20cm角×4枚

＊バジル、オレガノ、セージなど。なければ、こしょうを少し多めにする。

### ポイント

市販のソーセージより塩分控えめで、防腐剤なども無添加。作りおくと1本から使えて便利です。

### □ 作り方

①キャベツは4～5cm長さ、1cm幅に切る。
②ボールに、ひき肉、**A**を合わせ、よく混ぜる。4等分にし、2cm太さの棒状にする。
③ラップを広げ、②をひとつずつのせて巻く。竹串で2～3か所穴を開ける。両端をねじる。4本作る。
④耐熱皿にペーパータオルを敷き、③をのせる。電子レンジで3分（500W）加熱する。上下を返して、さらに約1分加熱して火を通す。粗熱をとる。
⑤ラップをはずし、油をひいたフライパンで表面を香ばしく焼く。皿に盛る。
⑥続いてフライパンにキャベツを入れ、塩少々と水大さじ1（各材料外）を加えてふたをする。中火で1～2分蒸し煮にする。皿に盛る。

※レンジにかけたところで（作り方④まで）、冷凍保存可能。食べるときに、解凍してフライパンで焼く。

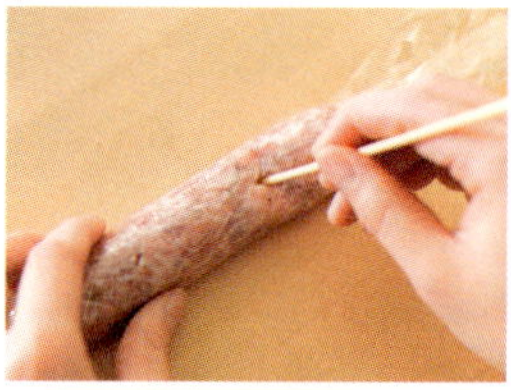

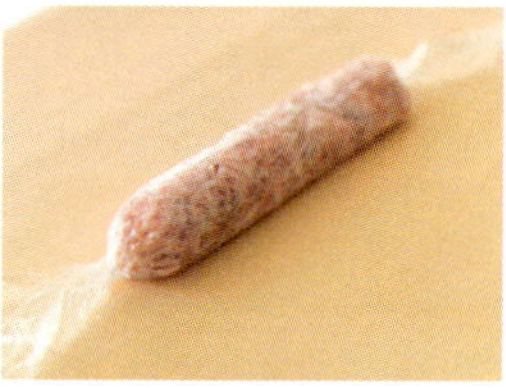

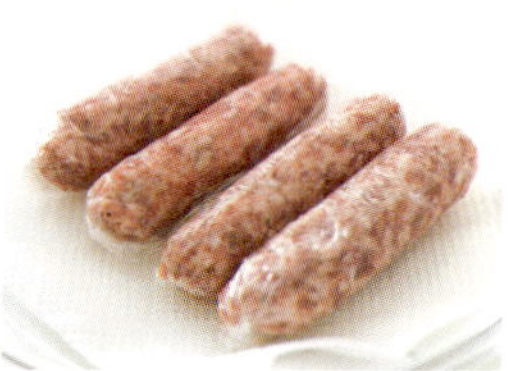

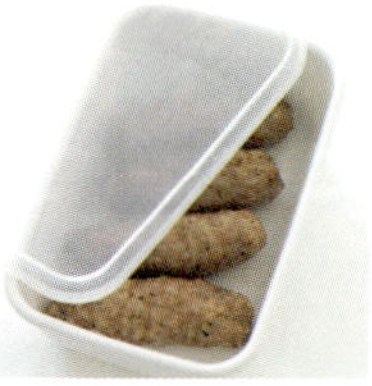

献立例　大豆トマトサラダ（p.86）　さやえんどうのみそ汁

# ジューシー肉みそめん

546kcal・た23.4g・塩分3.3g

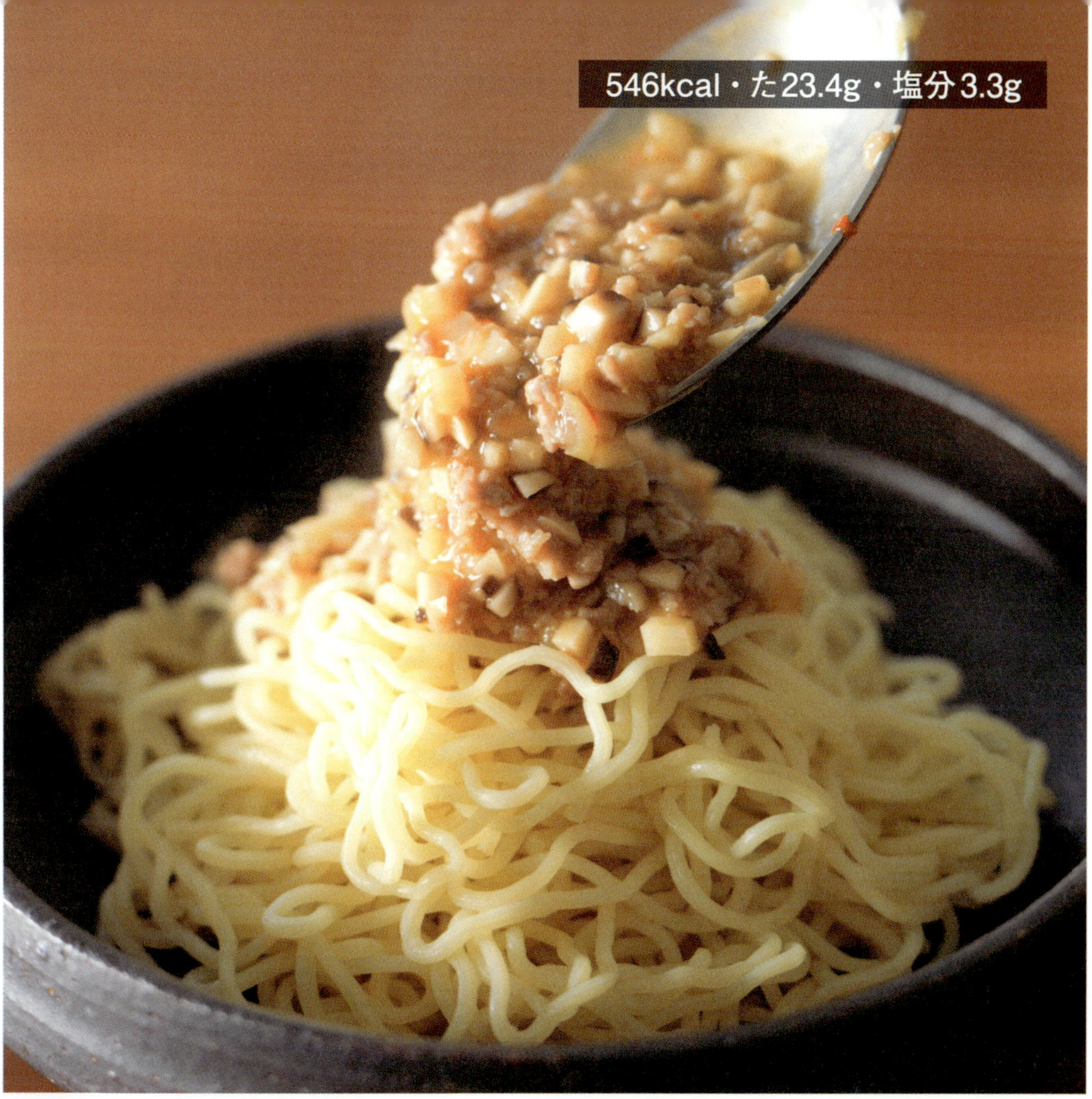

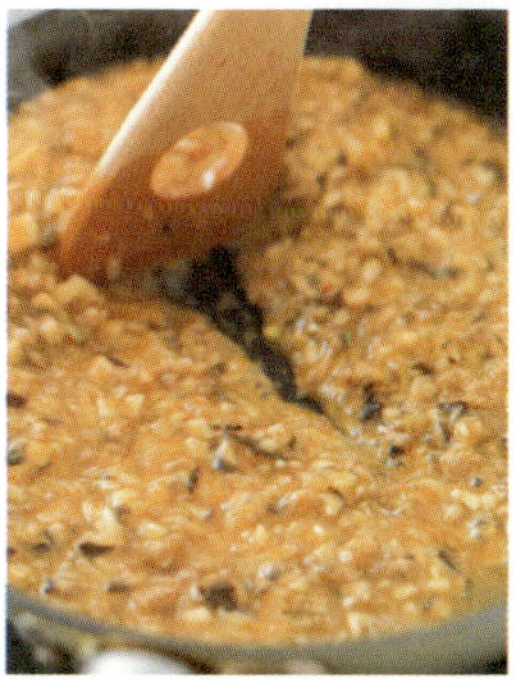

### 材料［2人分］

中華めん*…2食分

〈肉みそ〉

豚ひき肉…100g

A
- ねぎ…10cm
- しょうが…小1かけ（5g）
- ゆでたけのこ…50g
- しいたけ…4個

ごま油…小さじ1

B
- みそ…大さじ1・½
- 砂糖…大さじ1・½
- しょうゆ…大さじ½
- 豆板醤《トウバンジャン》…小さじ¼
- スープの素…小さじ½
- かたくり粉…小さじ2
- 水…200㎖

*焼きそば用の蒸しめんなら、湯に通して温める。

### 作り方

①Aの野菜は、すべて粗みじんに切る（ねぎ以外は、まとめてクッキングカッターにかけてもよい）。

②Bは合わせる。

③大きめのフライパンにごま油を温め、ひき肉をほぐしながら中火で炒める。肉の色が変わったら、Aを加えてさらに2～3分炒める。Bを混ぜてから加える。混ぜながら加熱し、煮立ったら、さらに2分ほど煮る。とろりとしたら火を止める。

④中華めんをゆでる。しっかり湯をきり、器に盛って、③をかける。

#### ポイント

とろりとした汁気がある肉みそで、めんによくからみます。油を控えてあっさりめなので、もりもり食べられますよ。

**献立例**　ブロッコリーのレンジ蒸し（p.73）　りんご

216kcal・た13.9g・塩分1.8g

# 繊維で快腸 きのこマーボー

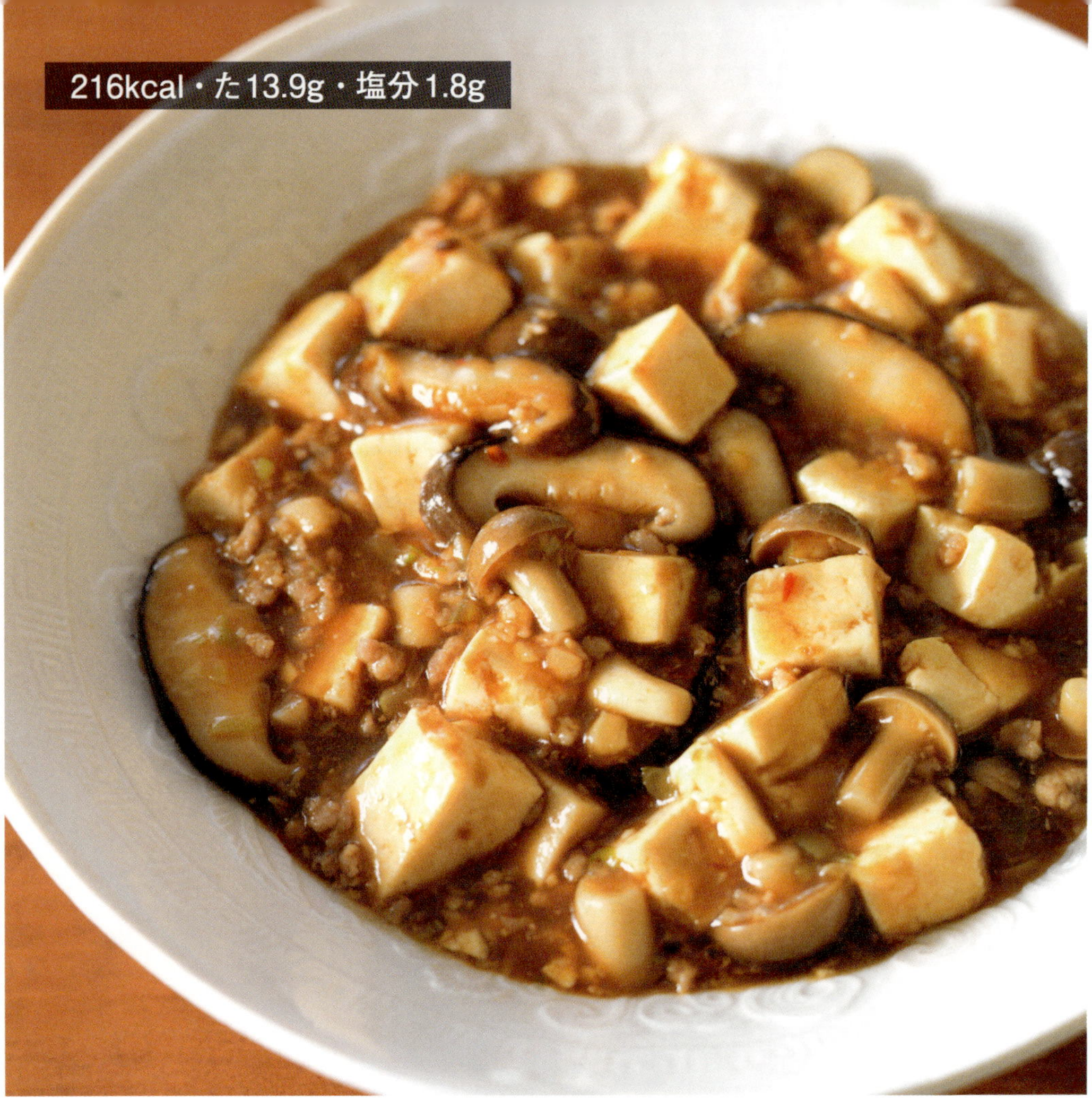

## 材料［2人分］

豚ひき肉…50g
とうふ（もめん）
　…小1丁（200g）
きのこ（しいたけ・
　しめじなど）…100g

A
- ねぎ…10cm
- しょうが
　…小1かけ（5g）
- にんにく…1片（10g）

ごま油…大さじ½

B*
- 甜麺醤《テンメンジャン》…大さじ1
- しょうゆ…大さじ½
- 豆板醤《トウバンジャン》…小さじ¼〜⅓
- 砂糖…小さじ½
- スープの素…小さじ½
- かたくり粉…小さじ2
- 水…150mℓ

＊調味液は、市販のマーボーどうふの素を利用しても。

## 作り方

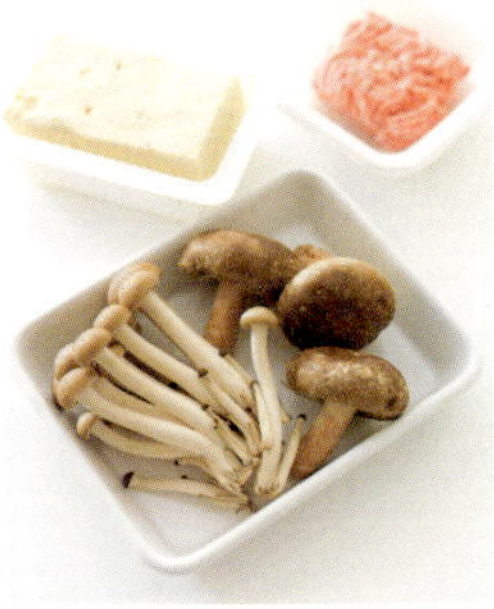

①とうふは1.5cm角に切り、トレーなどにのせて少し斜めにして置き、5〜10分おいて軽く水気をきる。

②きのこは薄切り、または1cm角くらいに切る。**A**の香味野菜はみじん切りにする。

③**B**は合わせる。

④大きめのフライパンにごま油と**A**を入れ、弱火で炒める。香りが出てきたら、ひき肉を加え、中火でほぐしながら炒める。

⑤肉がほぐれたら、きのこを加えて軽く炒める。**B**を混ぜてから加える。とうふも加える。混ぜながら強めの中火で加熱し、煮立ったら火を弱めて1分ほど煮る。

### ポイント

マーボーどうふには動物性・植物性のたんぱく質がたっぷり。さらにきのこを加えると、食物繊維もとれて、おなかの調子をととのえます。

**献立例**　なすのレンジ蒸し (p.83)　青菜とトマトのスープ

# やわらか とうふハンバーグ

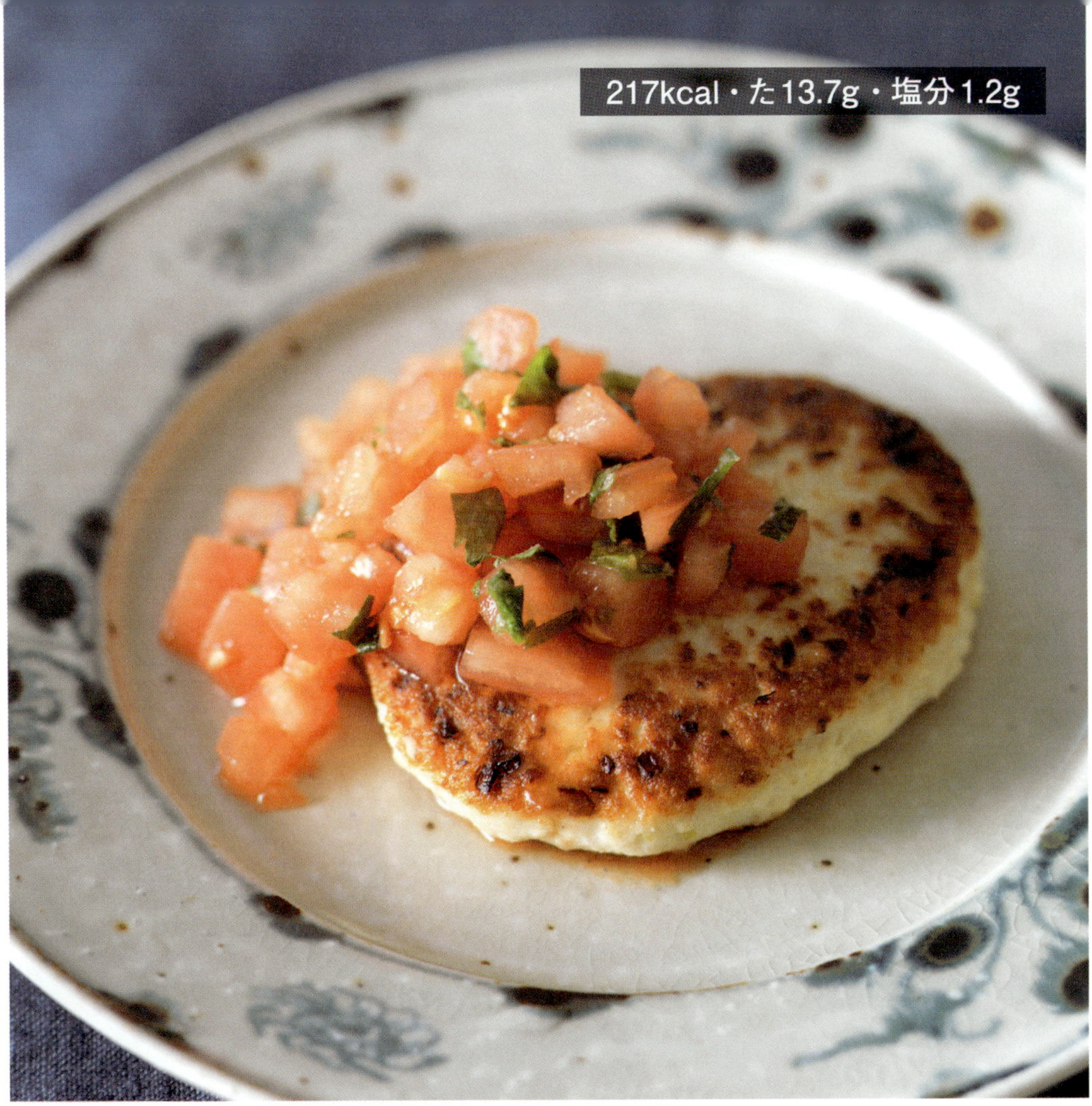


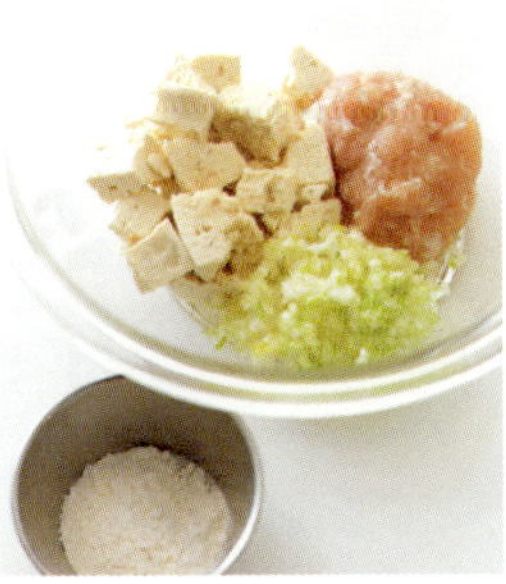

### 材料［2人分］

A
- とうふ（もめん）
  …½丁（150g）
- とりひき肉…70g
- ねぎ…⅓本（30g）
- 塩…小さじ⅙
- こしょう…少々
- 小麦粉
  …大さじ1～1・½

サラダ油…大さじ1

〈野菜ソース*〉

トマト…小1個（150g）

しその葉…4枚

ぽん酢しょうゆ…大さじ1

＊ソースの代わりに、だいこんおろしをのせてぽん酢しょうゆをかけてもよい。p.45の野菜あんも合う。

### 作り方

①とうふは1.5㎝角に切る。耐熱皿に並べ、ラップなしで電子レンジで約2分（500W）加熱する。水気をきり、さます（または、軽く重しをのせて10分おいて水気をきる）。

②トマトは熱湯にさっとつけて皮をむき、1㎝角に切る。しそも1㎝角に切るか、ちぎる。合わせてぽん酢しょうゆであえる。

③ねぎはみじん切りにする。ボールに**A**を合わせ、とうふをつぶしながらよく混ぜる（小麦粉の量は、生地のやわらかさを見て加減する）。2等分にして平たく形作る。

④フライパンに油を温め、③を入れる。ふたをして中火で2～3分焼く。焼き色がついたら、裏返して弱火にし、3～4分焼く。

⑤皿にハンバーグを盛り、②をかける。

**ポイント**

味はさっぱりしていますが、たんぱく質はしっかりとれます。箸でかんたんにちぎれるやわらかさです。

**献立例**　グリーンサラダ　つぶしかぼちゃの牛乳スープ（p.81）

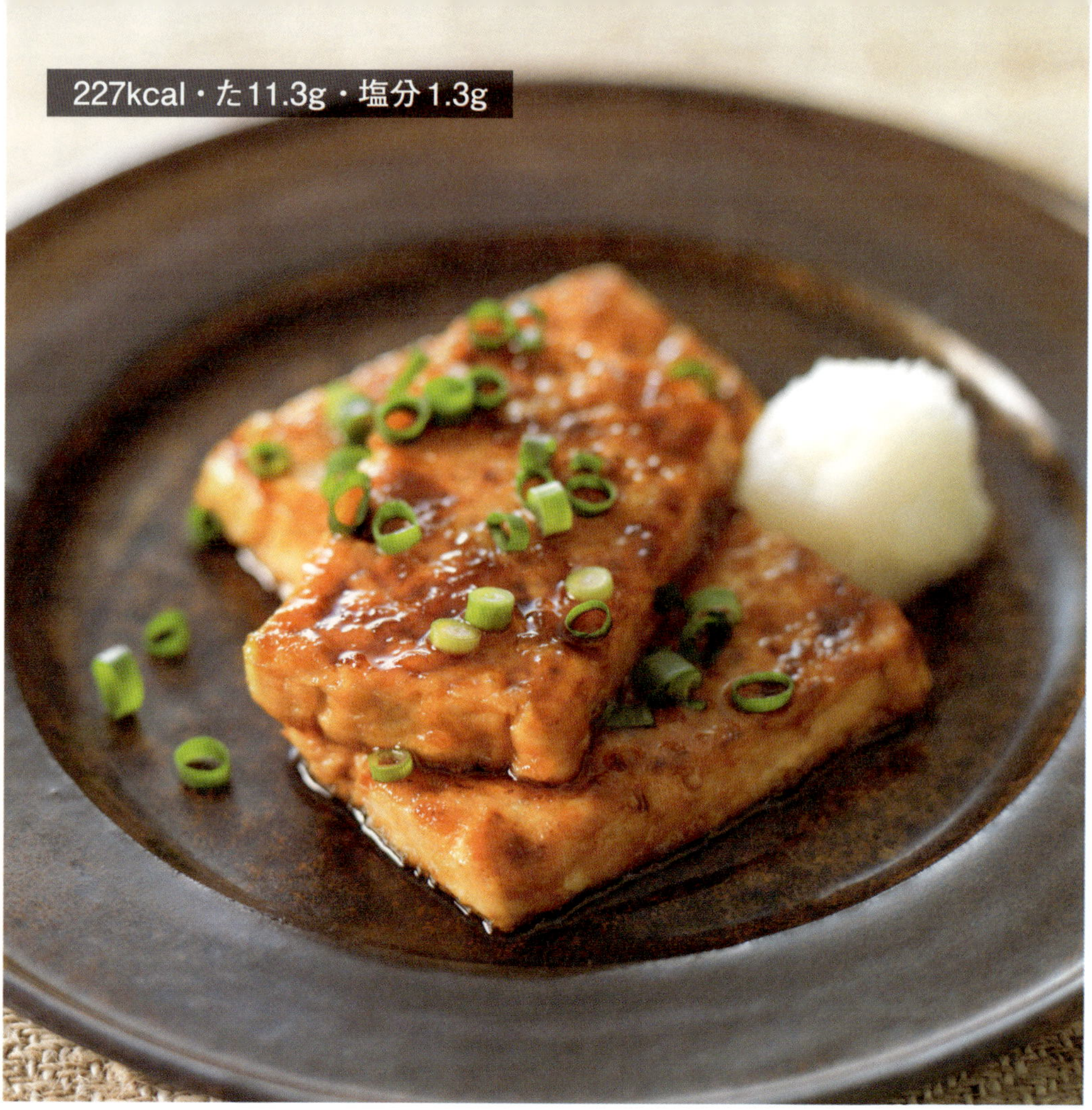


# 香ばしい とうふのたれ照り

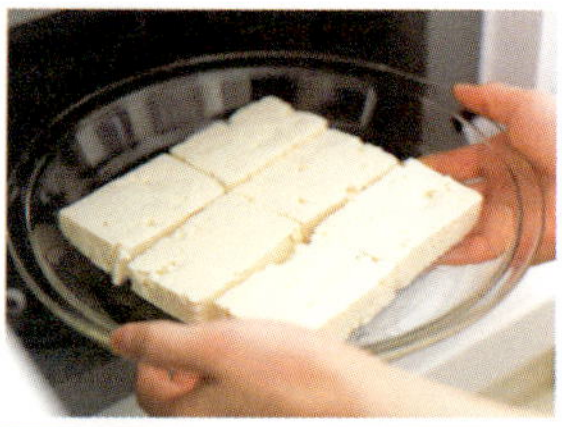

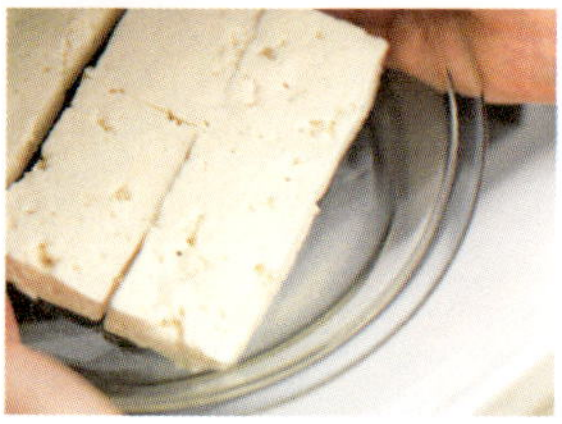

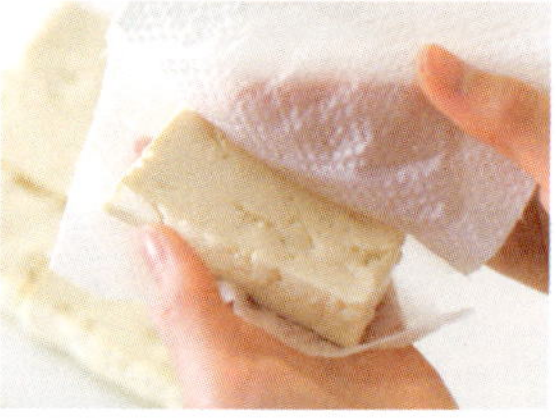

## 材料［2人分］

とうふ（もめん）…1丁（300g）
　小麦粉…大さじ1
サラダ油…大さじ1
A
- 砂糖…大さじ½
- しょうゆ…大さじ1
- みりん…大さじ1
- 酒…大さじ1

万能ねぎ…1～2本
だいこん…150g

## 作り方

①とうふは端から1㎝幅に切る。耐熱皿に並べ、ラップなしで電子レンジで約2分（500W）加熱する。水気をきり、さます（または、軽く重しをのせて10分おいて水気をきる）。
②万能ねぎは小口切りにし、だいこんはすりおろす。**A**は合わせる。
③トレーに小麦粉を用意する。大きめのフライパンに油を弱火で温める。とうふの水気をペーパータオルでおさえて小麦粉をまぶし、すぐフライパンに入れる。中火で片面2～3分ずつ、とうふの両面を焼く。
④いったん火を止め、**A**を加える。再び火をつけて汁を全体にからめる。
⑤器に盛りつけて、だいこんおろしを添え、万能ねぎを散らす。

### ポイント

たれが香ばしく、食べごたえもけっこうあり。もめんどうふには、たんぱく質のほかに、特にカルシウムが豊富です。

**献立例**　だいこんの炒め煮（p.76）　青菜のおひたし

# 体あったか とうふのくず煮

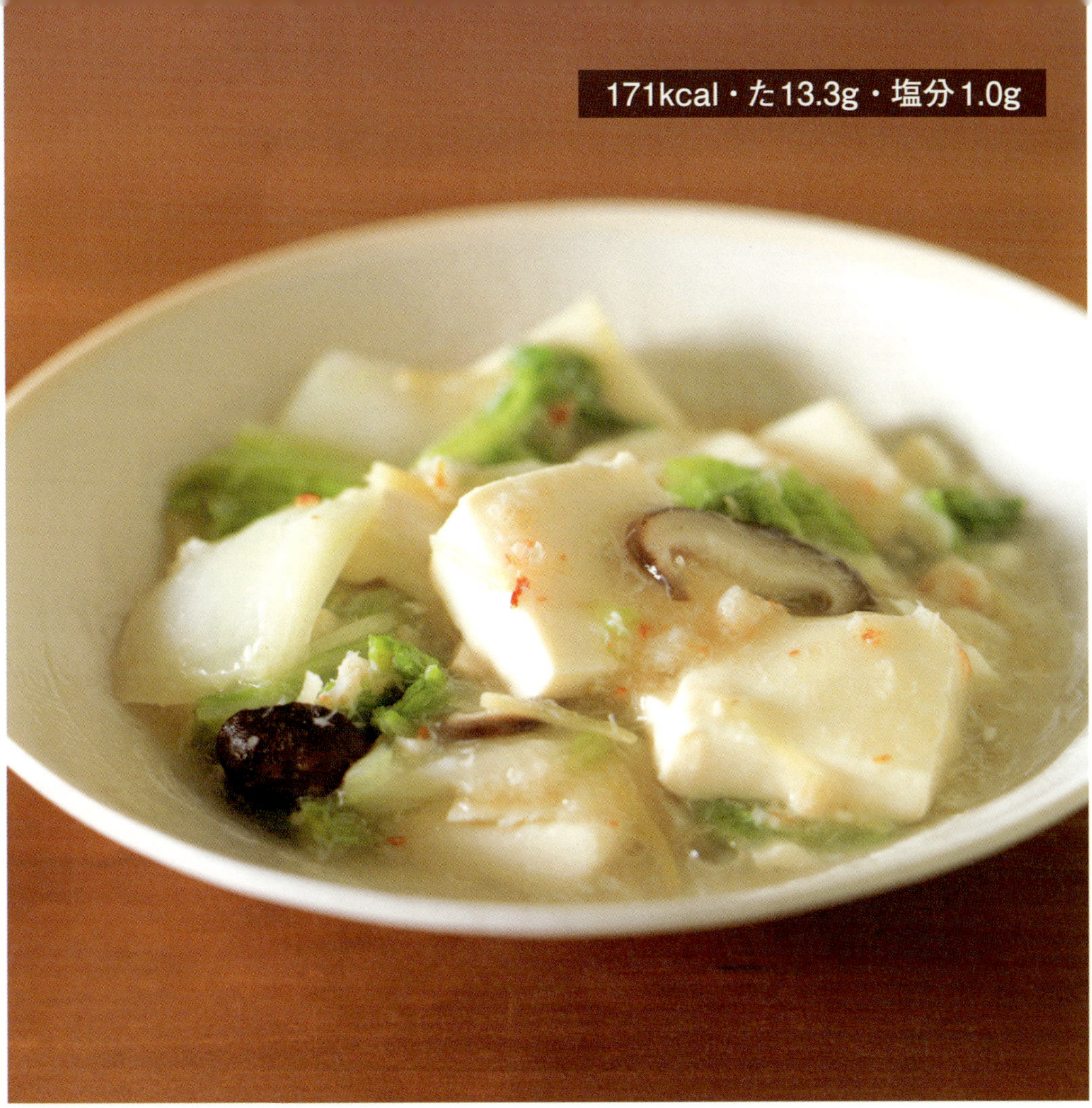

171kcal・た13.3g・塩分1.0g

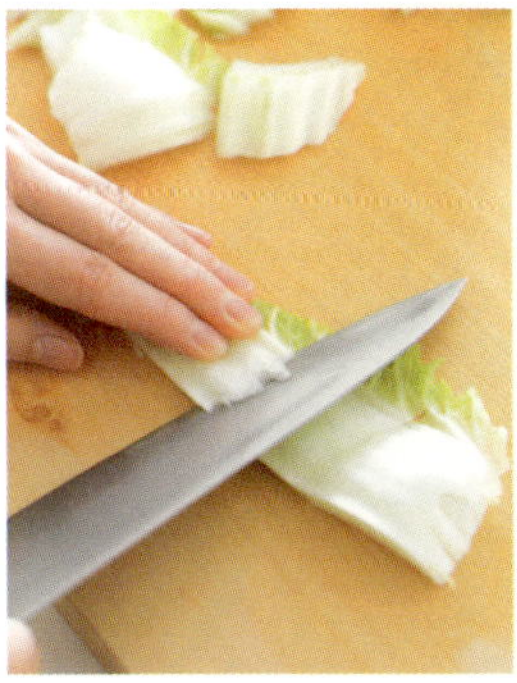

**ポイント**

とろみとしょうがで、食べると体がホカホカに。はくさいの軸は、薄くそいで食べやすく。

### 材料［2人分］

とうふ（絹）…1丁（300g）
かに缶詰（ほぐし身）
…½缶（約70g）
はくさい…150g
しいたけ…2個
しょうが…1かけ（10g）
サラダ油…大さじ½

**A**
- 水…200㎖
- スープの素…小さじ½
- 砂糖…小さじ½

**B**
- かたくり粉…大さじ1
- 水…大さじ2

### 作り方

①とうふは縦半分にし、端から1㎝幅に切る。ペーパータオルの上に並べ、5分おいて軽く水気をきる。

②はくさいは、軸の部分は薄いそぎ切りにし、葉はざく切りにする。しいたけは薄切りに、しょうがはせん切りにする。

③**A**と**B**は、それぞれ合わせておく。

④大きめのフライパンに、油としょうがを入れて弱火で温める。香りが出てきたら、強めの中火にし、はくさいの軸、葉、しいたけの順に加えながら炒める。

⑤油がなじんだら、**A**を加える。煮立ったら弱火にし、とうふ、かに（缶汁ごと）を加え、2～3分煮る。**B**の水溶きかたくり粉を加えて混ぜ、とろみをつける。

**献立例** かぼちゃのマヨネーズ焼き（p.81） 麩とだいこんのみそ汁

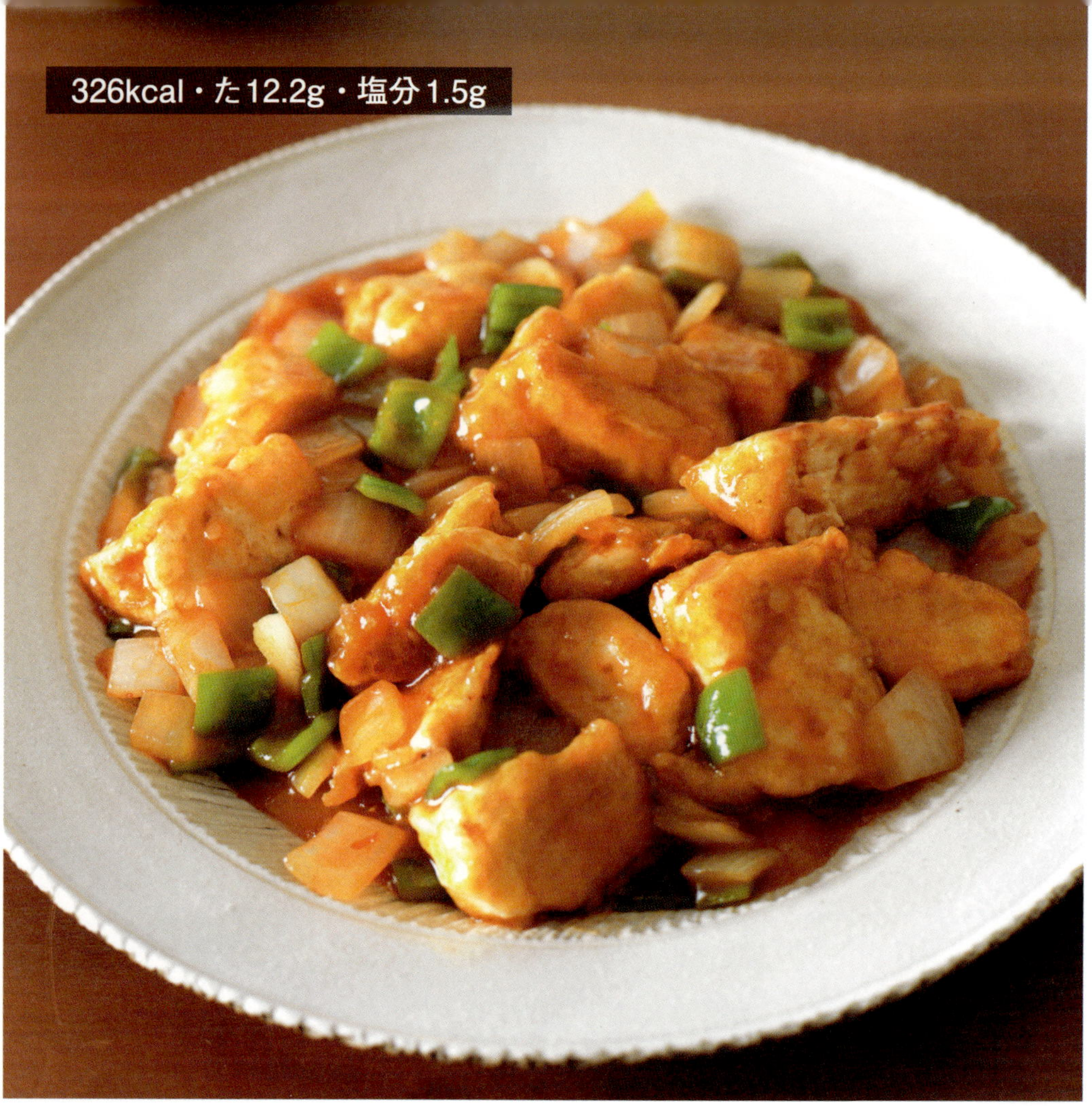


# 畑の肉の 厚揚げチリソース

## 材料［2人分］

厚揚げ…1枚（200g）
　かたくり粉…大さじ1
たまねぎ…½個（100g）
ピーマン…2個

**A**
- しょうが…小1かけ（5g）
- にんにく…小1片（5g）

サラダ油…大さじ1・½

**B**
- トマトケチャップ…大さじ2
- 豆板醤《トウバンジャン》…小さじ¼〜⅓
- 砂糖…小さじ2
- スープの素…小さじ⅓
- かたくり粉…小さじ1
- しょうゆ…小さじ1
- 水…70㎖

## 作り方

①**B**は合わせる。**A**はみじん切りにする。
②たまねぎ、ピーマンは1㎝角に切る。
③厚揚げは食べやすい大きさに手でちぎり、かたくり粉をまぶす。
④大きめのフライパンに油大さじ½を温め、たまねぎとピーマンを炒めて、いったんとり出す。
⑤続いて、油大さじ1をたし、**A**をさっと炒めてから、厚揚げを加えて中火で焼く。軽く焼き色がついたら、④を戻し、**B**を混ぜてから加える。混ぜながら加熱し、煮立ったら弱火にして1分ほど煮る。

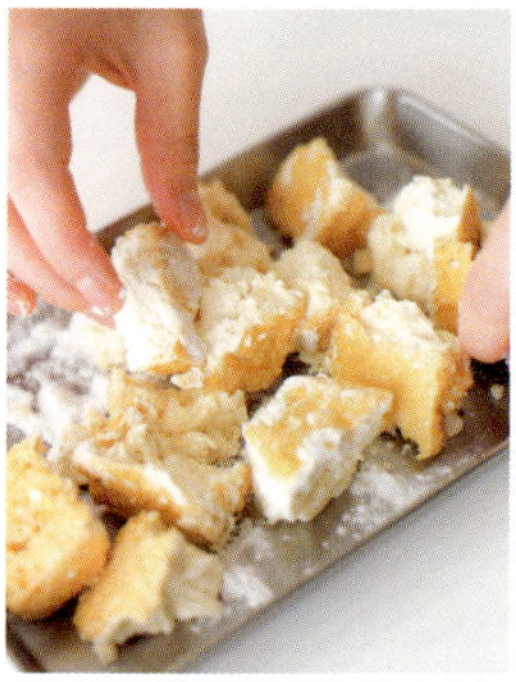

**ポイント**

肉のように見えますが厚揚げ。下ごしらえの手間がなく、おかず作りに重宝な食材です。大豆のたんぱく質がとれます。

**献立例**　かぶの中華あえ（p.78）　わかめスープ

## 海の栄養
# ミネラル卵焼き

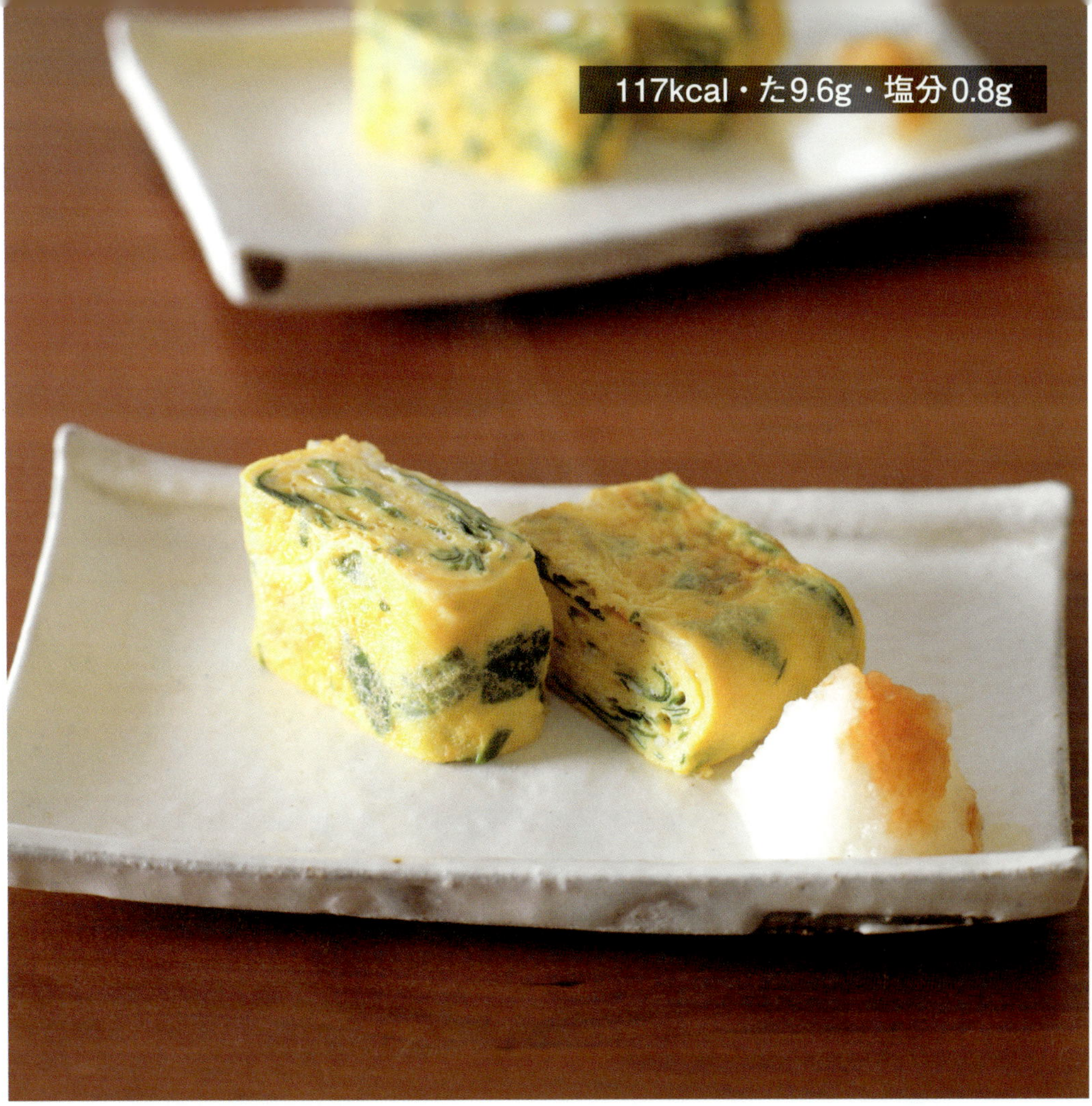

117kcal・た9.6g・塩分0.8g

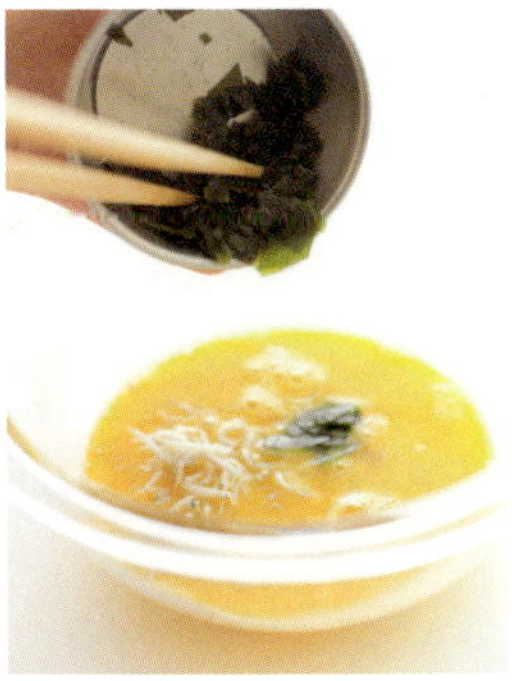

### 材料［2人分］

卵…2個
塩蔵わかめ…5g
しらす干し…15g
みりん…小さじ1
しょうゆ…2～3滴
サラダ油…小さじ½
だいこん（すりおろす）
…100g

### 作り方

①わかめは洗い、10分ほど水につけてよくもどす。細かく切る。
②ボールに卵を割りほぐす。わかめ、しらす干し、みりん、しょうゆを加えて混ぜる。
③卵焼き器に油をひき、卵液を2～3回に分けて加えながら、卵焼きを焼く。
④切り分けて盛る。だいこんおろしを添え、しょうゆ1～2滴（材料外）をたらす。

**ポイント**

小魚やわかめには、カルシウムなどのミネラルが豊富です。ただ、塩気があるので味つけの塩分は控えめにしましょう。

**献立例**　ミニふろふきだいこん（p.76）　豚肉と青菜のスープ

117kcal・た7.5g・塩分0.3g

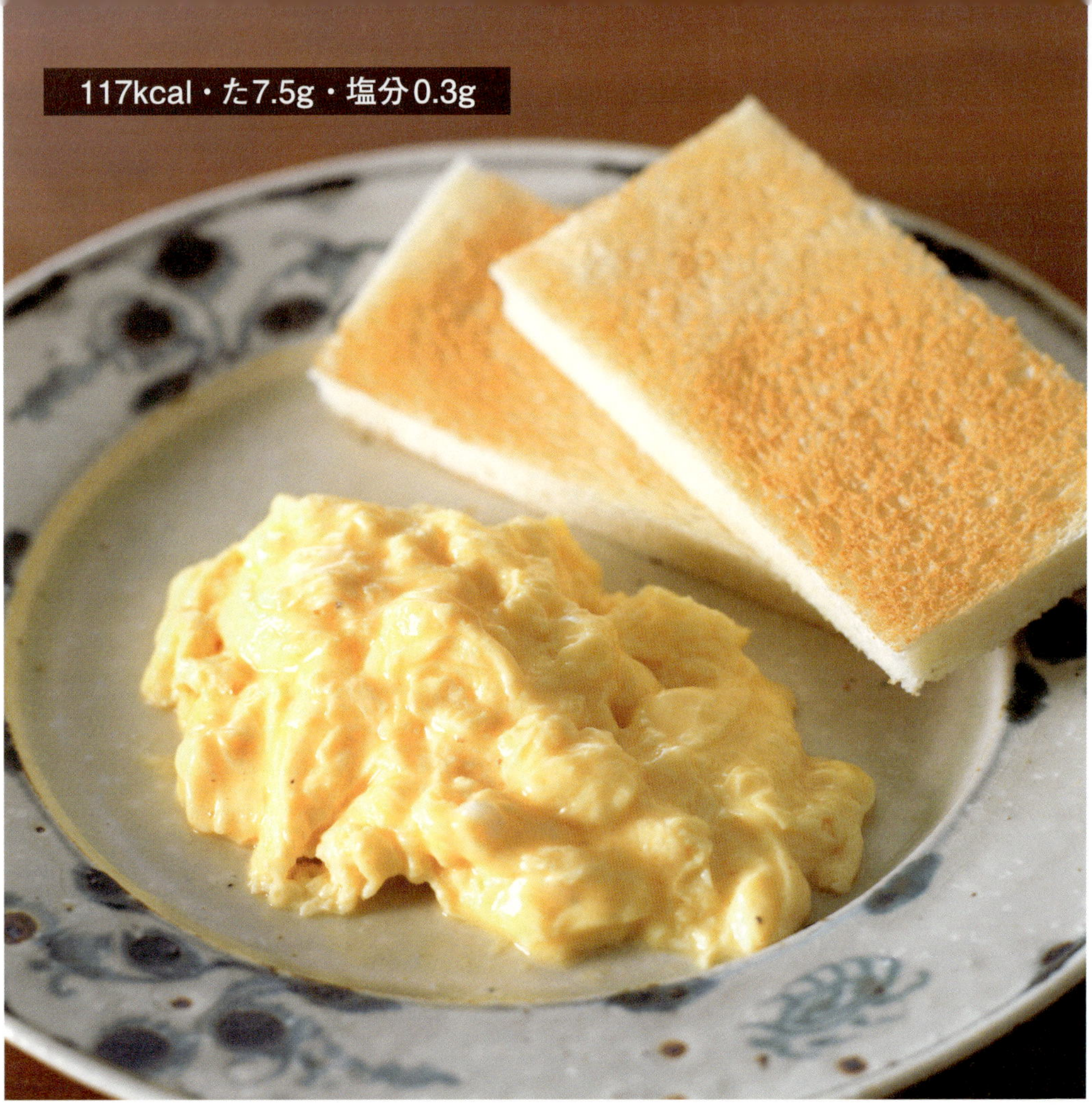

# 秒速完成
# チーズスクランブル

## 材料［2人分］

卵…2個

A
- 牛乳…大さじ3
- 粉チーズ…小さじ1
- こしょう…少々

バター…5g

## 作り方

①ボールに卵を割りほぐし、**A**を混ぜる。盛り皿を用意する。

②フライパンにバターを中火で溶かし、卵液を流し入れる。箸で混ぜ、半分くらい固まってきたら火を止め、さらに大きく混ぜて、とろとろの状態で皿にとる（写真はトーストとの盛り合わせ。トーストの栄養価は表記外）。

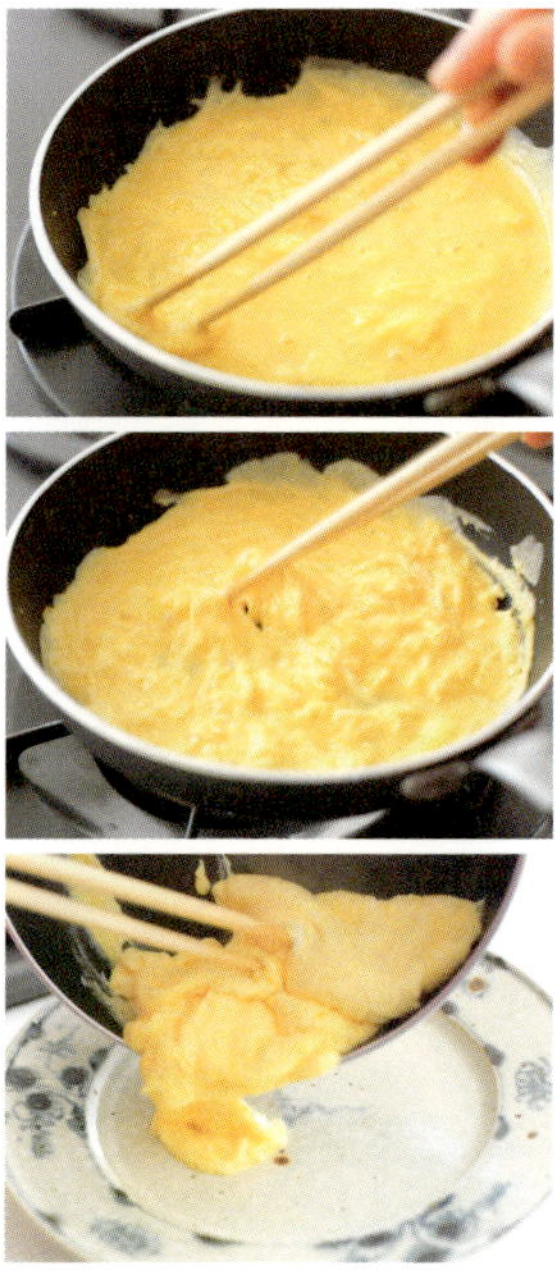

### ポイント

卵は完全食品といわれるほど栄養分がそろっています。ここでコク出しに卵に加えるチーズも、栄養価が高い食品です。

**献立例**　ブロッコリーのマカロニサラダ（p.74）　トマトときのこのスープ

# ゆで卵より早い！
# 落とし卵サラダ

141kcal・た6.8g・塩分0.6g

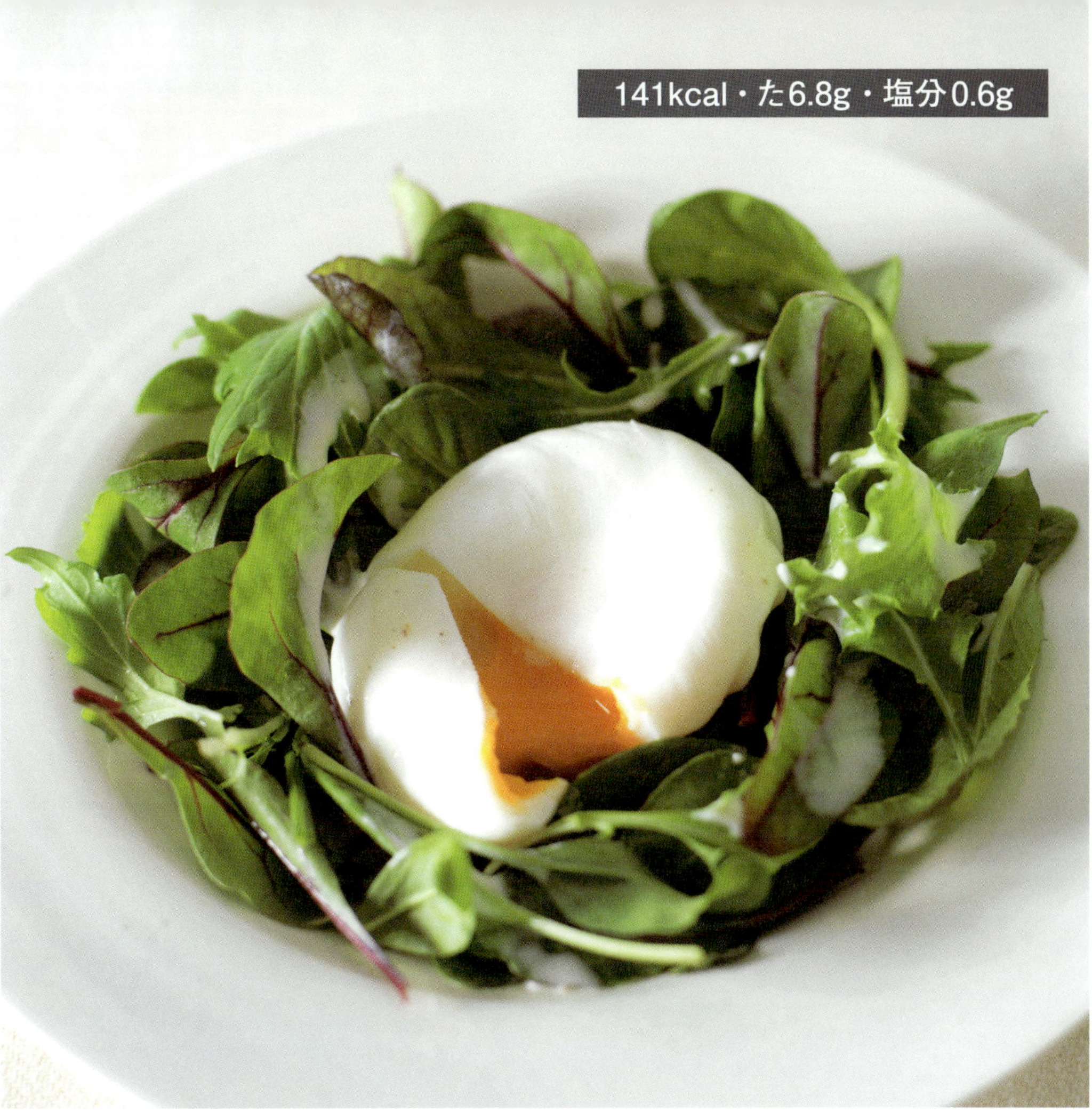

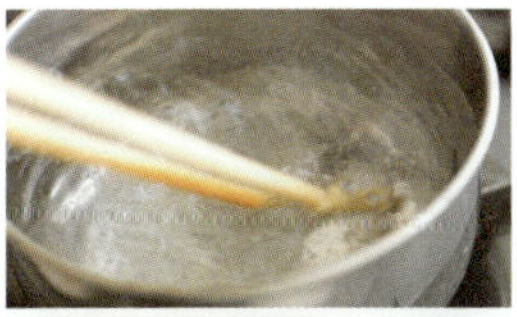

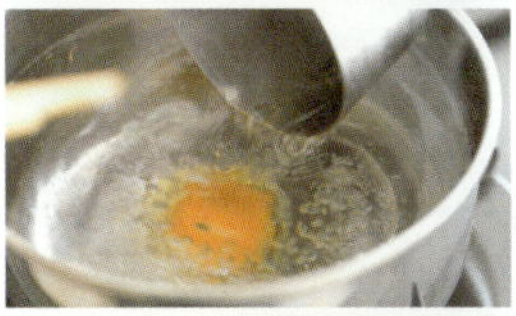

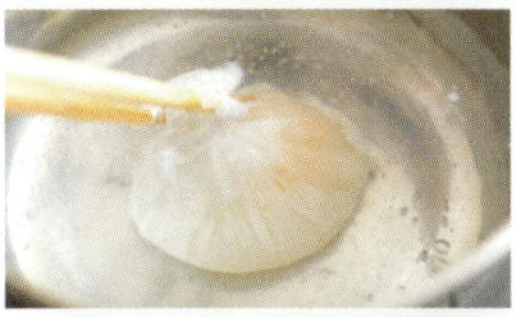

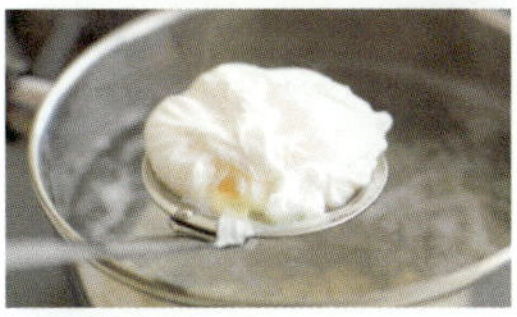

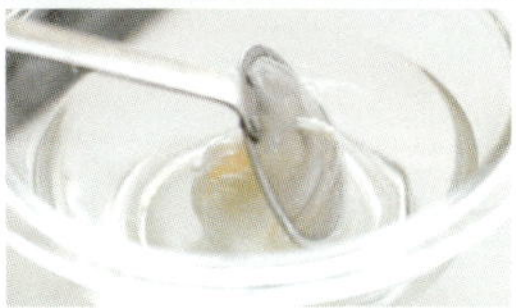

### 材料［2人分］

卵…2個
　酢…適量
サラダ野菜（レタスや
　ベビーリーフなど）…40g
〈ソース〉
マヨネーズ…大さじ1
酢…小さじ1
サラダ油…小さじ1
塩・こしょう…各少々

### 作り方

①野菜は食べやすい大きさにし、水にさらしてパリッとさせる。水気をきる。
②器に卵を1個割り入れる。鍋に7～8㎝深さの湯を沸かす。湯が静かに波立つ状態に火を弱め、酢（湯500mℓに対して酢大さじ1の割合）を加える。箸を回してうずの水流を作り、中心に卵をそっと入れる。
③広がる白身を箸で中央にまとめてそっと押さえる。黄身が透けて見えなくなってきたら、網じゃくしですくい、卵の天地を返しながら水にとる。同じ湯でもう1個作る。
④器に野菜を盛り、③をのせる。ソースの材料を合わせ、かける。

### ポイント

お湯をうず巻きにして卵を落とし入れると、うま～くまとまります。ゆで卵や温泉卵よりも早く半熟卵が作れます。

**献立例**　かぶのベーコン炒め（p.78）　野菜ジュース

# 野菜たっぷり スペインオムレツ

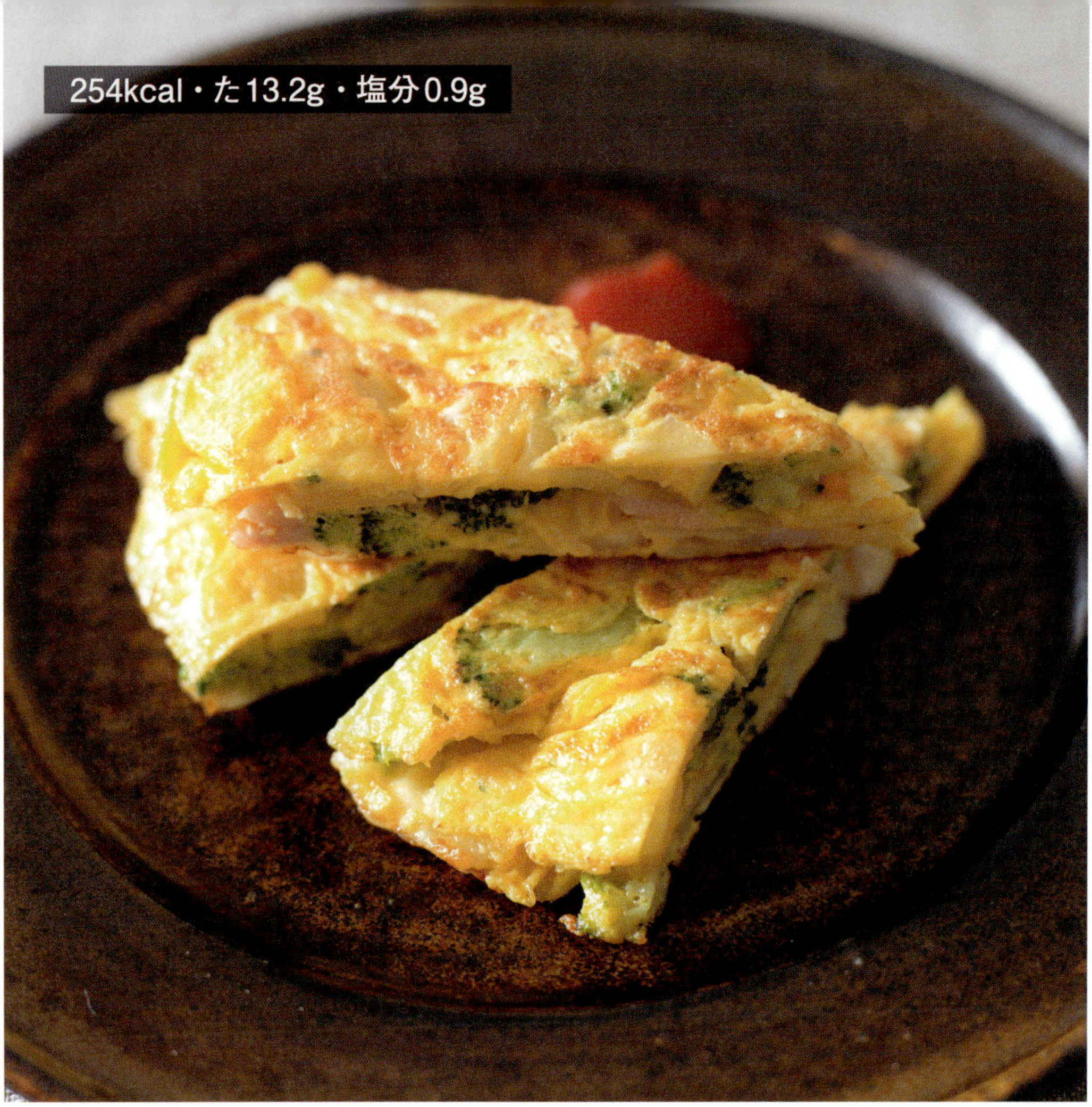

254kcal・た13.2g・塩分0.9g

### 材料［2人分］

卵…2個
じゃがいも…小1個（100g）
ブロッコリー…¼株（50g）
ハム…2枚
スライスチーズ…1枚
オリーブ油…大さじ½×2
こしょう…少々
トマトケチャップ…小さじ2

### ポイント

具の野菜の蒸し煮とオムレツをフライパンひとつで。卵は、1日1～2個食べる分にはコレステロールの心配は無用。

### 作り方

①じゃがいもは1～2㎝大の薄切り、ブロッコリーは1㎝大に切る。
②ハムは1㎝角に切り、チーズはちぎる。
③フライパンにオリーブ油大さじ½を温め、①を炒める。油がまわったら、水大さじ2（材料外）を加えてふたをし、弱火で1～2分蒸し焼きにする。火が通ったらふたをはずして水分をとばす。
④ボールに卵を割りほぐし、②、③、こしょうを加えて混ぜる。
⑤フライパンの汚れをふきとり、オリーブ油大さじ½を中火で温める。卵液を入れる。箸で大きく混ぜ、半熟になったらふたをし、弱火で2分加熱する。半分に折り、1分焼く。
⑥切り分けて盛り、ケチャップを添える。

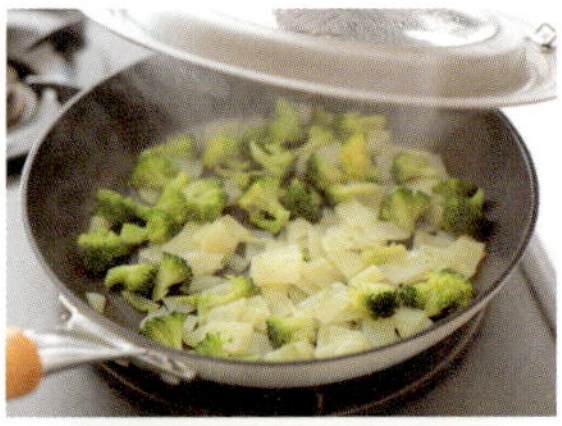

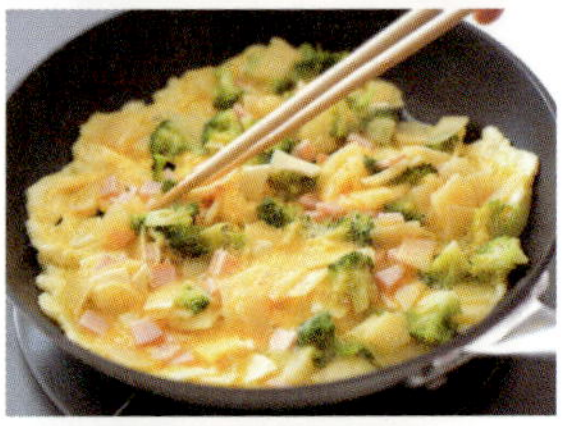

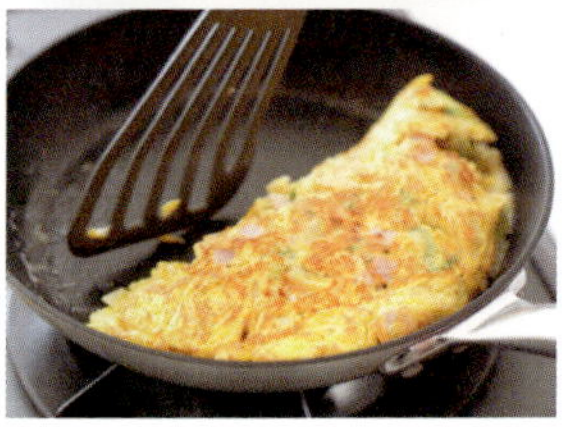

**献立例**　大豆トマトサラダ（p.86）　コーンスープ

# つるんとろんの あんかけ茶碗蒸し

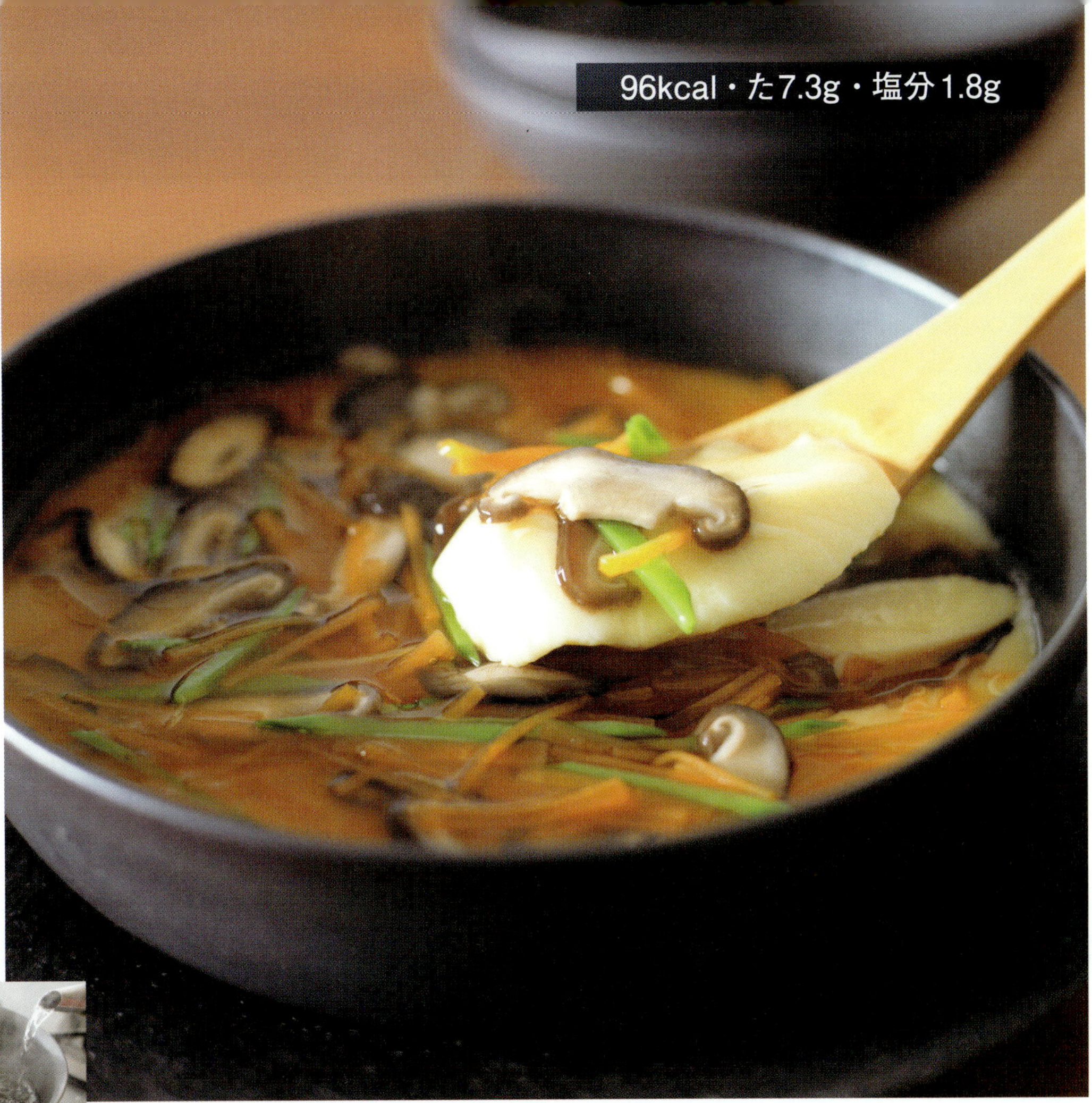

96kcal・た7.3g・塩分1.8g

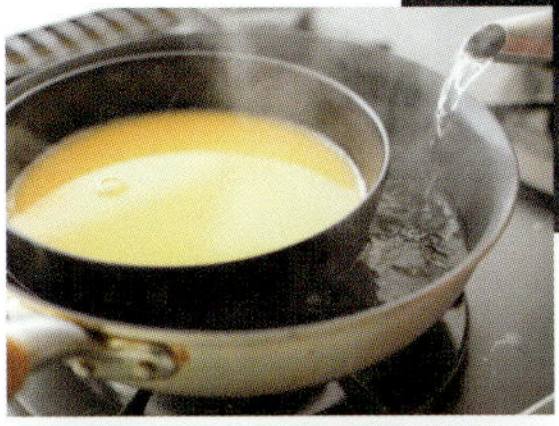

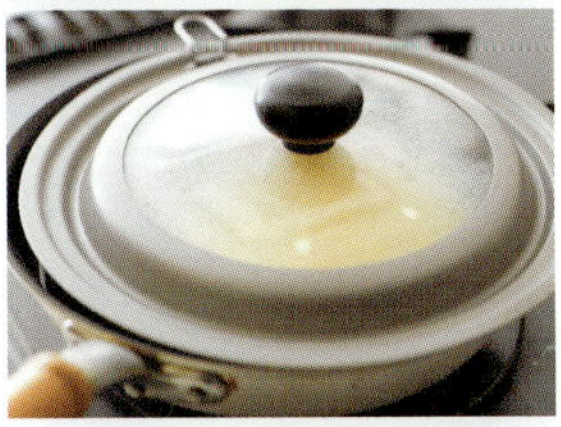

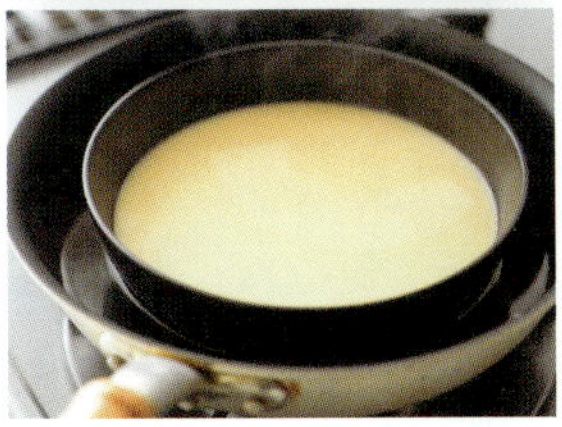

### 材料［2人分］

卵…2個

A
- 湯…300mℓ
- スープの素…小さじ½
- 塩…小さじ⅙
- 酒…大さじ½

〈野菜あん〉

しいたけ（薄切り）…2個

にんじん（細切り）…20g

さやえんどう（斜め細切り）…3枚

B
- 水…150mℓ
- スープの素…小さじ¼

しょうゆ…小さじ1

C
- かたくり粉…小さじ1
- 水…小さじ2

※蒸す器は約400mℓの中身が入り、フライパンに入れて、ふたができるものを選ぶ。

### 作り方

①ボールにAを合わせて混ぜ、スープの素を溶かし、さます。別のボールに卵を割りほぐし、Aを加えて混ぜる。これを丼などの耐熱の器に、ざるを通してこし入れる。

②深型のフライパン（または鍋）に①を器ごと入れ、器の高さの約半分まで、周囲に熱湯をはる。ふたをずらしてのせ、強火にかける。

③湯が沸騰したら、中火で2分、次に弱火にして13〜15分蒸す。器をゆすってみて全体が固まっていれば火を止め、約1分むらす。

④あんの野菜はそれぞれ切る。小鍋にBと野菜を入れ、1〜2分煮る。しょうゆで調味し、Cの水溶きかたくり粉を加えてとろみをつける。

⑤茶碗蒸しに、あんをかける。

### ポイント

蒸し器を出さなくても、気軽に作れるのが、この茶碗蒸しのよいところです。ただし、やけどには気をつけてください。

**献立例**　なす味《み》噌《そ》（p.82）　わかめときゅうりの酢のもの

# やさしい味の イタリア風煮魚

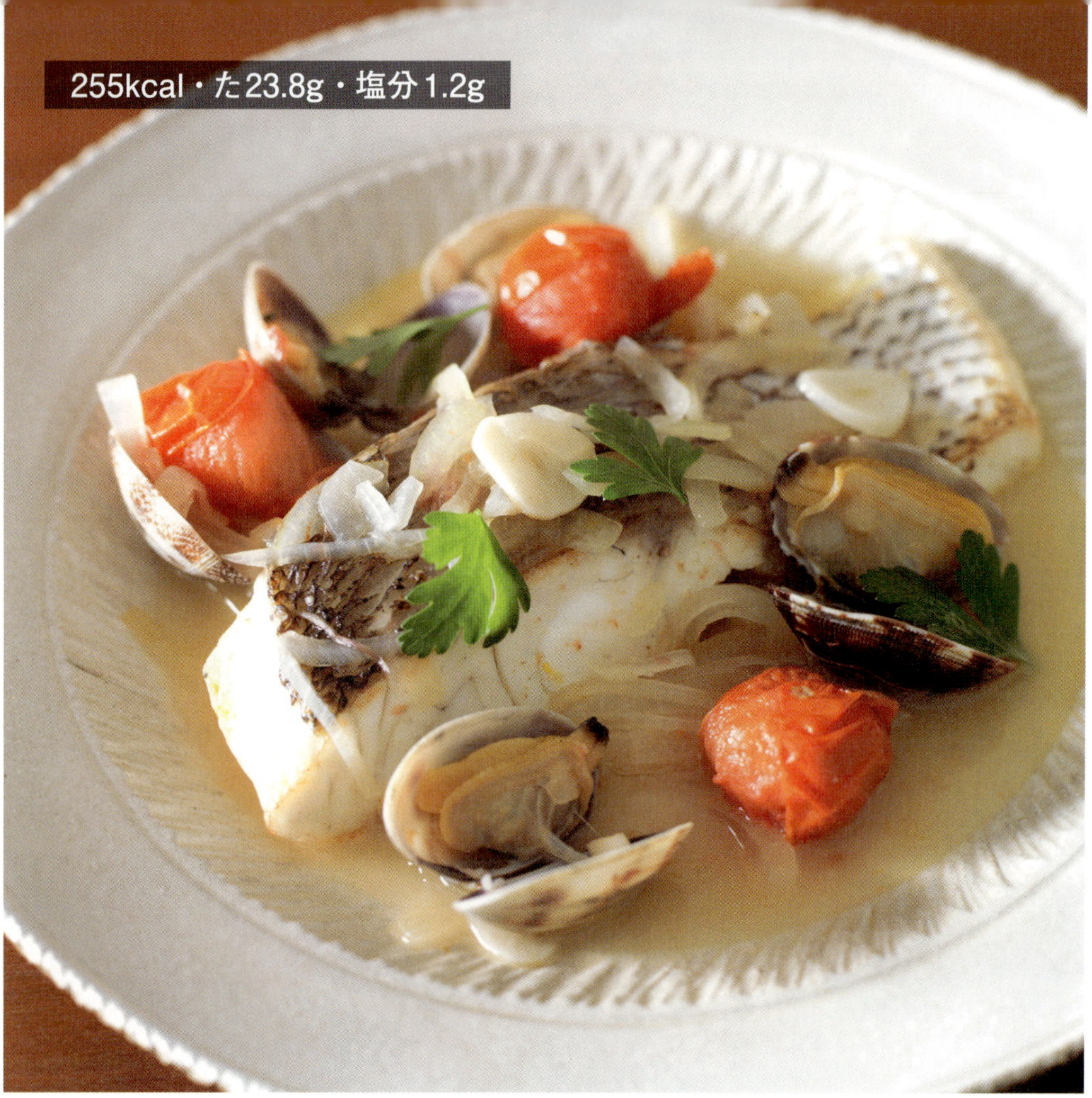


## 材料［2人分］

たい*…2切れ（200g）
　塩…小さじ⅙
　こしょう…少々
あさり（砂抜きずみ）…100g
たまねぎ…¼個（50g）
にんにく…小1片（5g）
ミニトマト…6個
オリーブ油…大さじ½
A［白ワイン**…50mℓ
　 水…100mℓ
（青み・あれば）
　イタリアンパセリ…少々

＊魚はほかに、いさき、すずき、きんめだい、かじきなどでも。
＊＊なければ、風味はやや異なるが酒に代えても。

## 作り方

①あさりは、塩水（水100mℓ＋塩小さじ½・各材料外）に30分以上つけてよく砂を抜くとよい。真水でよく洗う。

②魚に塩、こしょうをふる。

③たまねぎは繊維を断つ向きで薄切りにする。にんにくも薄切りに、ミニトマトはへたをとる。

④大きめのフライパンにオリーブ油を温め、中火でたまねぎ、にんにくを軽く炒める。端に寄せ、あいたところに魚を皮を下にして入れる。表面に薄く焼き色がついたら、裏返す。

⑤続いて、あさり、ミニトマト、**A**を加える。煮立ったら、ふたをして弱めの中火で約5分煮る。味をみてから塩・こしょう各少々（材料外）で調味する。器に盛りつけ、パセリをちぎって散らす。

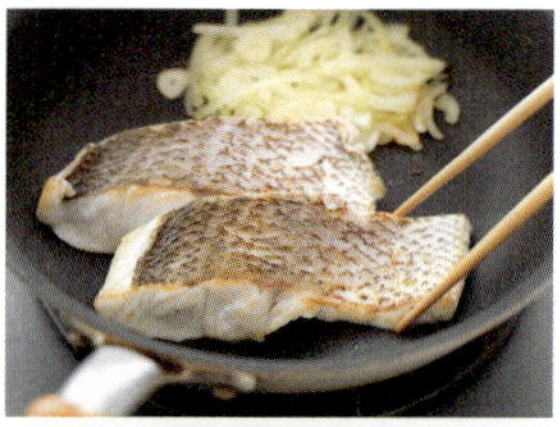

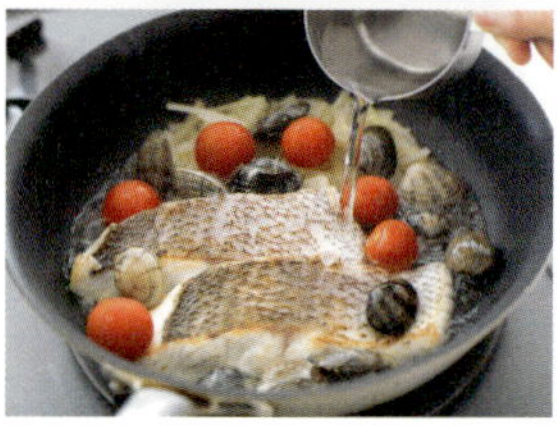

**ポイント**

にんにくやワインの風味がきいて、煮魚といっても目先が変わります。ひと鍋で作れてかんたん。

**献立例**　レタスのシーザーサラダ　ポテト豆乳スープ（p.85）

# 食べやすい
# 切り身魚のレンジ蒸し

231kcal・た22.8g・塩分1.4g

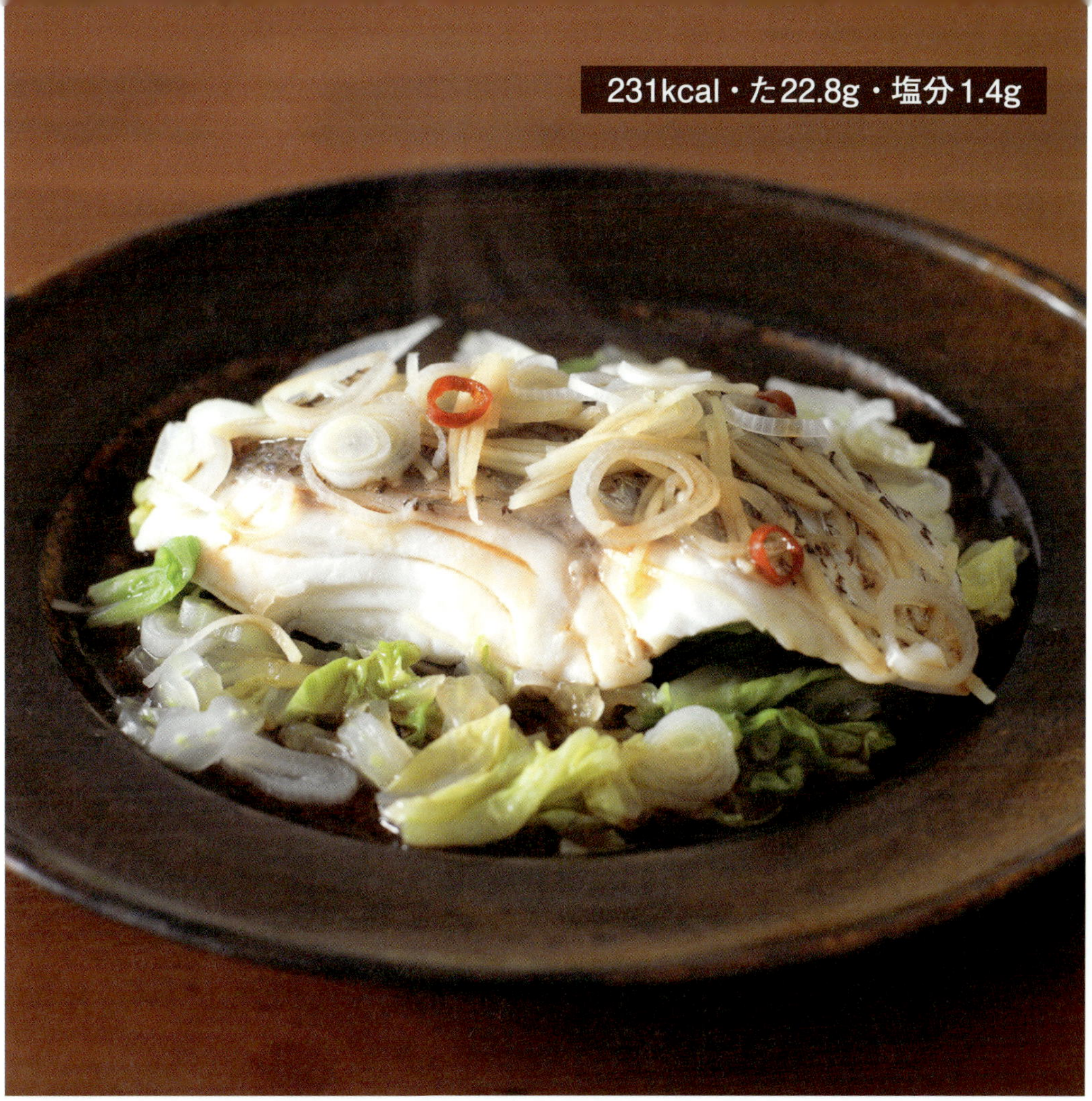

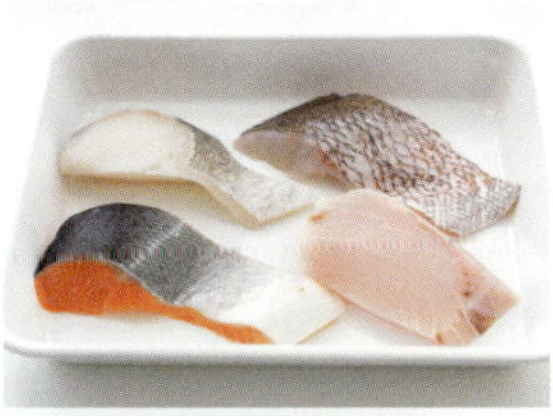

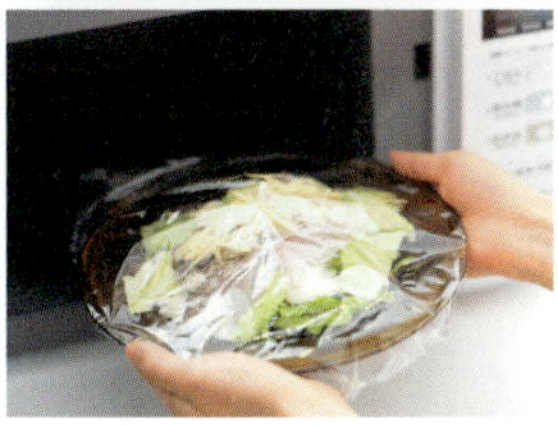

## 材料［2人分］

たい*…2切れ（200g）
　塩…小さじ1/6
はくさい…100g
しょうが…1かけ（10g）
ねぎ…1/2本
酒…大さじ1
〈たれ〉
しょうゆ…大さじ1
砂糖…小さじ1/4
酢…小さじ2
ごま油…小さじ1
赤とうがらし（小口切り）
　…1/3本

*魚はほかに、生たら、生さけ、かじきなどでも（左上写真）。

## 作り方

①魚に塩をふって10分おく。
②はくさいは、軸の部分は繊維を断つ向きで薄切りにし、葉はざく切りにする。
③しょうがはせん切りにし、ねぎは小口切りにする。
④たれの材料を合わせる。
⑤魚の水気をふく。1人分ずつ、耐熱の器に、はくさい、魚、しょうが、ねぎを順にのせて、酒を大さじ1/2ずつふる。
⑥ラップをして、1人分ずつ、電子レンジで約3分（500W）加熱する（2人分をまとめてなら約5分）。たれをかけて食べる。

### ポイント

チン！とすれば、そのまま食卓に。洗いものも少なくてすむ、ラクちんなおかずです。

**献立例**　にんじんの味《み》噌《そ》きんぴら（p.87）　卵スープ

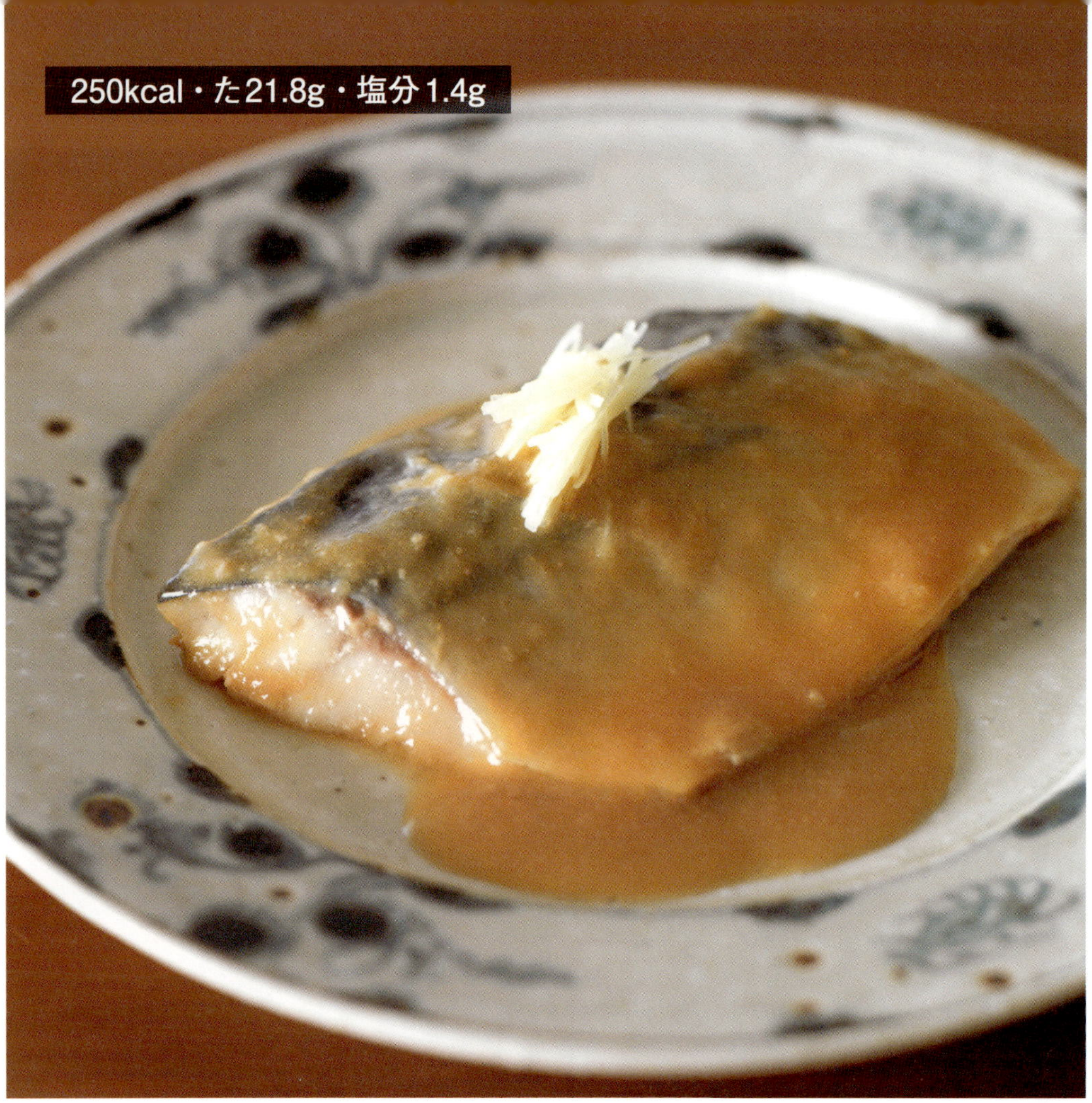


# 技あり 減塩さばみそ

## 材料［2人分］

さば…2切れ（200g）
しょうが…大1かけ（15g）

A
- 水…150㎖
- 砂糖…大さじ1
- みそ…大さじ1
- 酒…大さじ2
- みりん…大さじ½

B
- かたくり粉…小さじ½
- 水…小さじ1

## 作り方

①さばは皮に切り目を入れる。
②しょうがは、飾り用のせん切りを少しとり、残りはすりおろす。
③大きめのフライパンに**A**を煮立て、さばを皮を上にして並べ入れる。スプーンで煮汁をかけ、色が白く変わったら、おろししょうがを加えて落としぶたをのせる。中火で7〜8分煮る。
④**B**は合わせる。さばが煮えたら、**B**の水溶きかたくり粉を煮汁に加えて混ぜ、とろみをつける。
⑤盛りつけて、せん切りのしょうがを飾る。

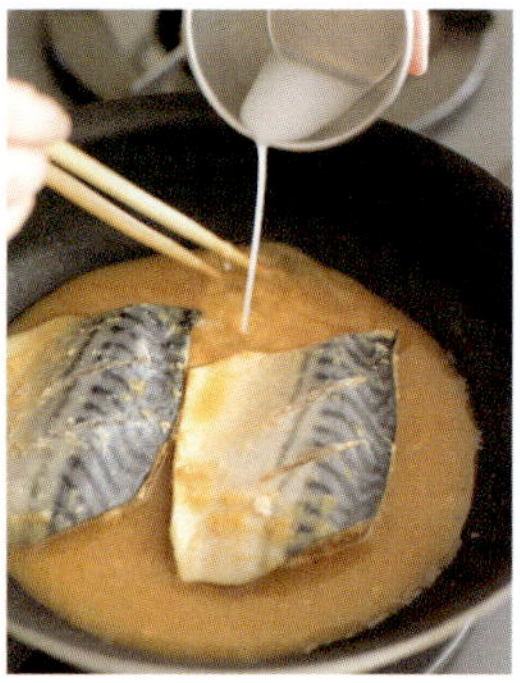

**ポイント**

一般的なさばみそより、みそは少なめ。その分、かたくり粉でとろみをつけ、たれのからみをよくします。

**献立例**　ほうれんそうの海苔《のり》あえ（p.72）　はくさいのスープ

# 香味さっぱり あじソテー

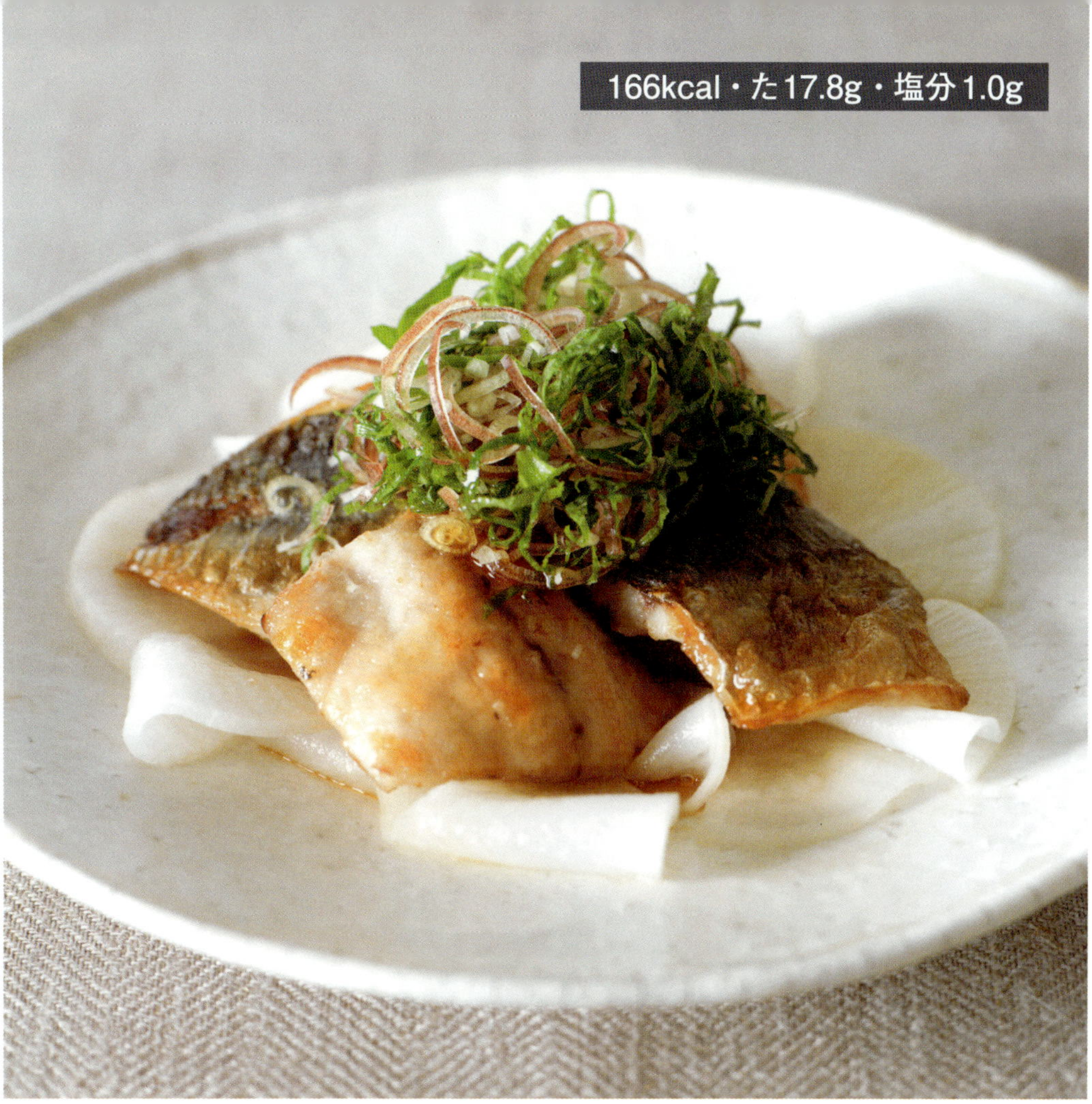

166kcal・た17.8g・塩分1.0g

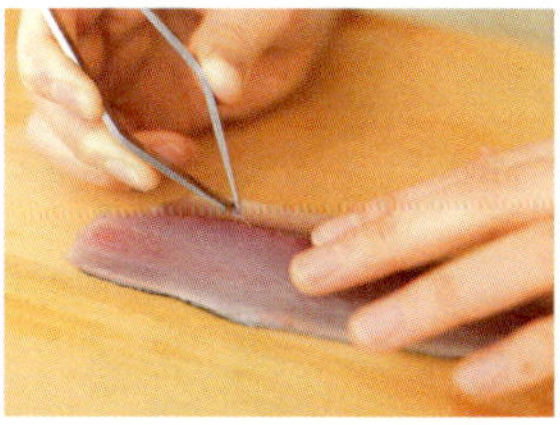

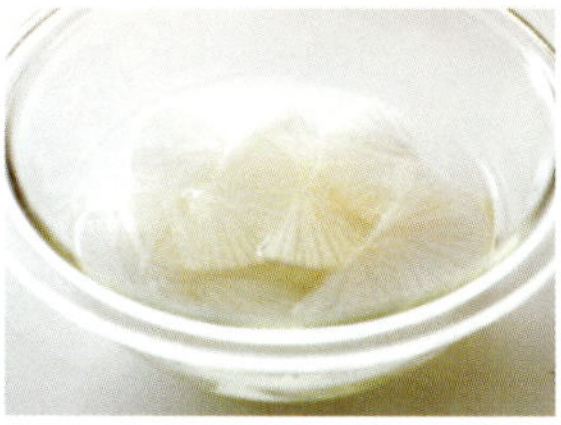

## 材料［2人分］

あじ（三枚におろしたもの*）
　…4枚（あじ2尾分）
　酒…小さじ1
　小麦粉…大さじ½
サラダ油…大さじ½
だいこん…150g
みょうが…1個
しその葉…4枚
〈ぽん酢しょうゆ〉
レモン汁…大さじ½
しょうゆ…大さじ½
みりん…大さじ½

*魚店でおろしてもらえる。

## 作り方

①だいこんは皮をむき、薄い半月切りにする。塩水（水200㎖＋塩小さじ½・各材料外）につけて10〜15分おき、しんなりとさせる。
②みょうがは薄い小口切りにし、しその葉はせん切りにする。合わせて水にさらし、水気をきる。
③あじの身を指でさわって小骨があれば抜く。酒をふり、2〜3分おく。水気をペーパータオルでおさえ、小麦粉をまぶす。
④フライパンに油を温め、あじを入れる。中火で5分ほど、両面を色よく焼く。
⑤だいこんの水気をきって盛りつけ、あじ、②をのせる。ぽん酢しょうゆをかける。

**ポイント**

あじは小骨を抜く、だいこんは塩水につけてしんなりさせてと、小さなひと手間で、かなり食べやすくなります。



献立例　かぼちゃの生《しょう》姜《が》あん（p.80）　オクラと油揚げのみそ汁

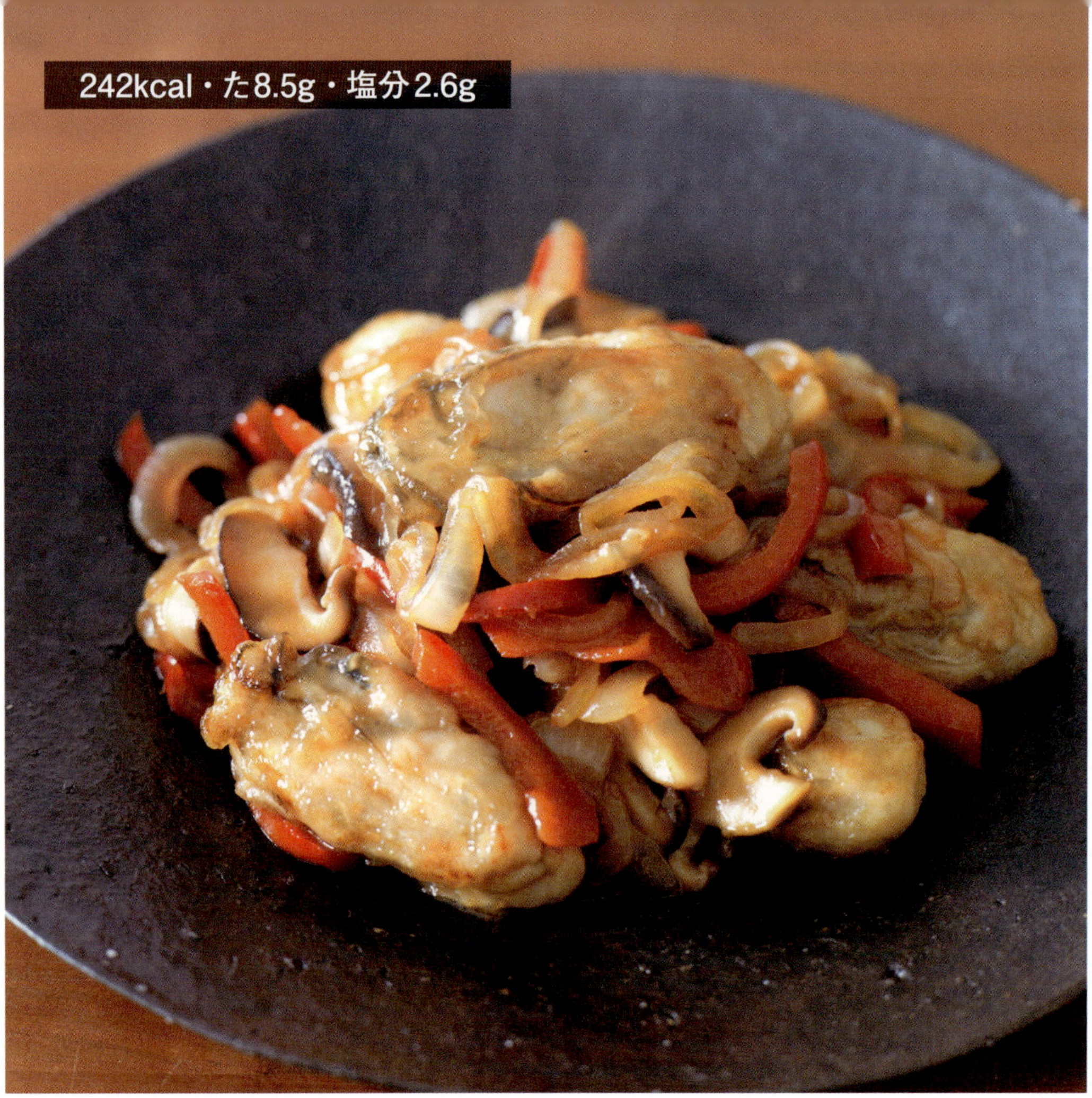


# ミネラル満点
# かきの甘から炒め

### 材料［2人分］

かき（むき身、加熱用）
…200g
かたくり粉…大さじ2
たまねぎ…½個（100g）
パプリカ（赤）…½個（80g）
しいたけ…2個
サラダ油…大さじ1・½

A
- 砂糖…小さじ1
- しょうゆ…大さじ1
- みりん…大さじ1
- 水…大さじ1

### 作り方

①かきは洗い、ざるにとる。

②たまねぎは繊維を断つ向きで薄切りにする。パプリカは長さを半分にし、薄切りにする。しいたけも薄く切る。

③**A**は合わせる。

④大きめのフライパンに油大さじ½を温め、②の野菜を入れて、中火で炒める。しんなりしたらとり出す。

⑤かきの水気をふいて、かたくり粉をまぶす。フライパンに油大さじ1をたして、かきを強めの中火で焼く。両面が焼けたら、④を戻し、**A**を加えて、煮つめながら全体にからめる。

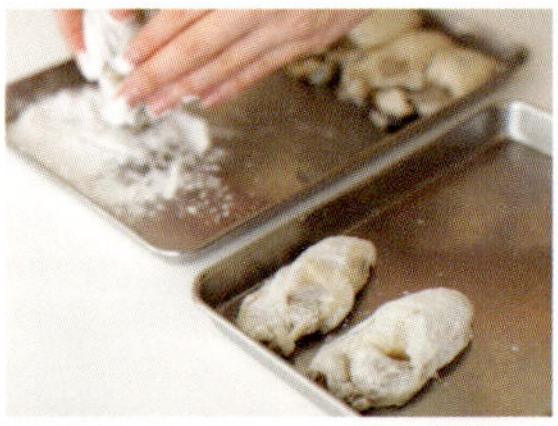

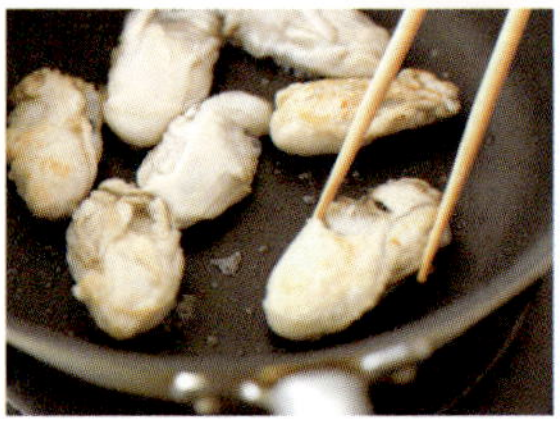

**ポイント**

かきに粉をつけて炒めるので、汁気やうま味が逃げません。身も縮まずに、ふっくら。かきは亜鉛や鉄などに富む低脂肪の食材です。

**献立例**　キャベツのごま酢あえ（p.75）　みかん

作りやすい
# さけの焼きづけ

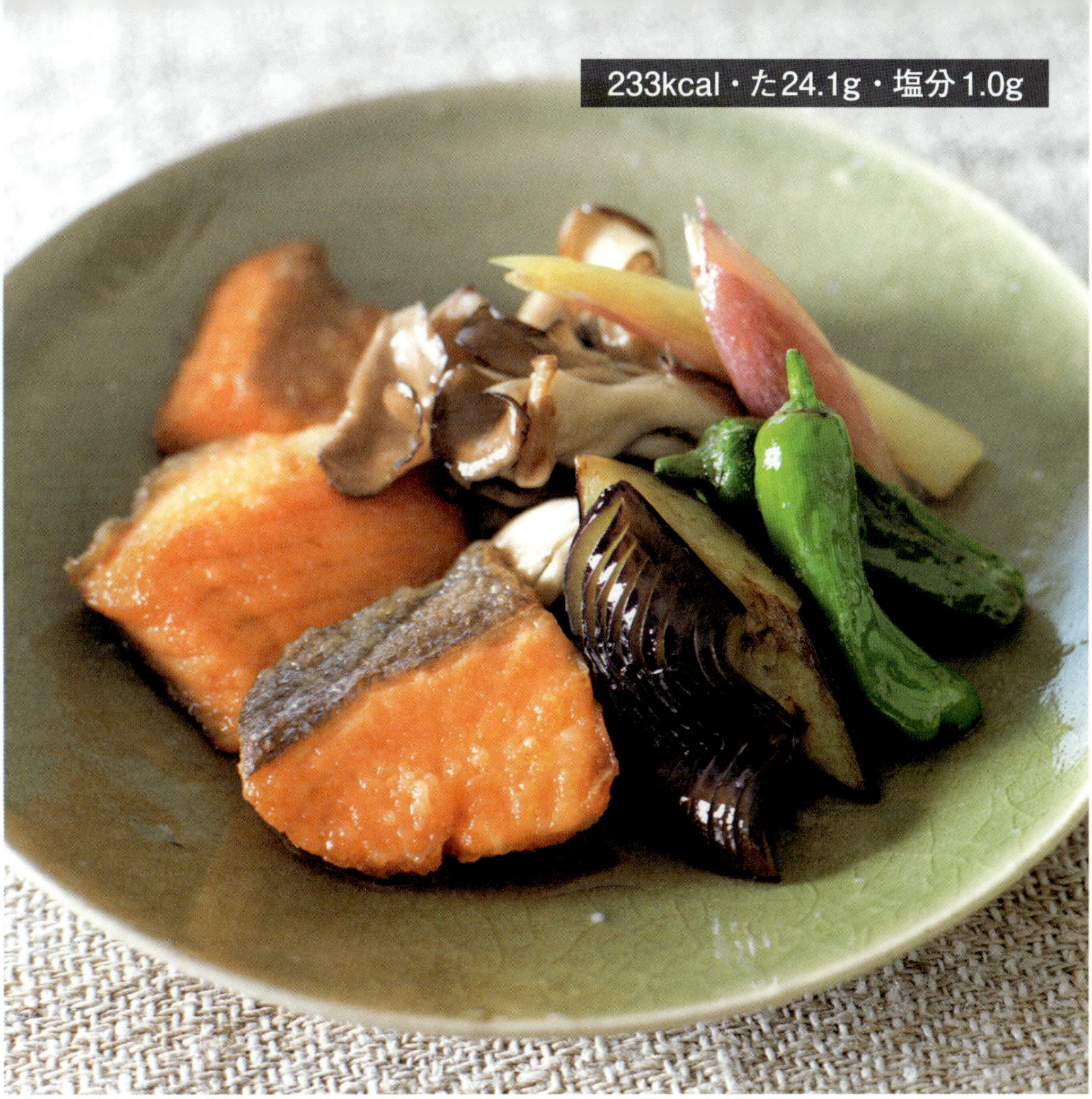

233kcal・た24.1g・塩分1.0g

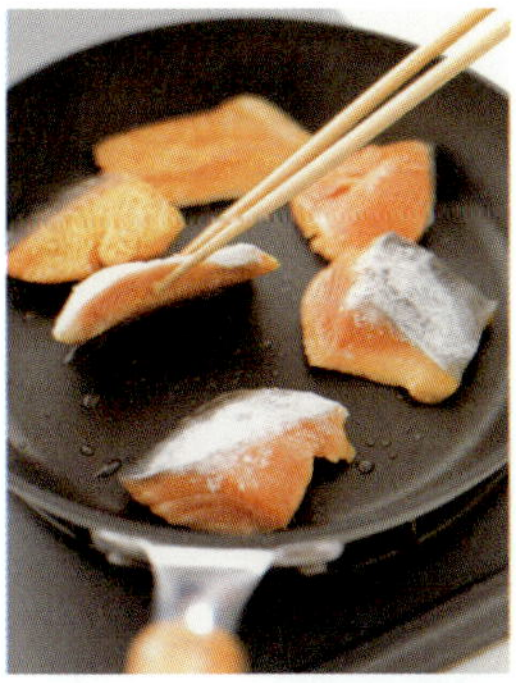

## 材料［2人分］

生さけ…2切れ（200g）
　酒…大さじ½
　かたくり粉…大さじ1
なす…1個
ししとうがらし…4本
みょうが…1個
まいたけ…½パック（50g）
サラダ油…大さじ½×2
A
　めんつゆ（3倍濃縮）…大さじ2
　酢…大さじ½
　水…100mℓ

## 作り方

①さけはひと切れを3つずつに切る。酒をふり、5分おく。
②なすは縦半分に切り、皮に細かく切りこみを入れてから、ひと口大に切る。ししとうは軸の先を落とす。みょうがは縦4つ割りにする。まいたけは小分けにする。
③大きめのボールに**A**を合わせる。
④フライパンに油大さじ½を温め、②を入れて焼く。焼き色がついたら、とり出して**A**につける。
⑤さけの水気をふいて、かたくり粉をまぶす。フライパンに油大さじ½をたし、さけを中火で焼く。火が通ったら、**A**につける。すぐ食べられ、時間をおいてもよい。

### ポイント

さけをひと口大に切ると、フライパンで焼きやすいうえに、食べやすい。魚やきのこにはビタミンDが豊富。ビタミンDはカルシウムの吸収を助けます。

献立例　ほうれんそうの白あえ（p.73）　のりのすまし汁

271kcal・た14.4g・塩分1.1g

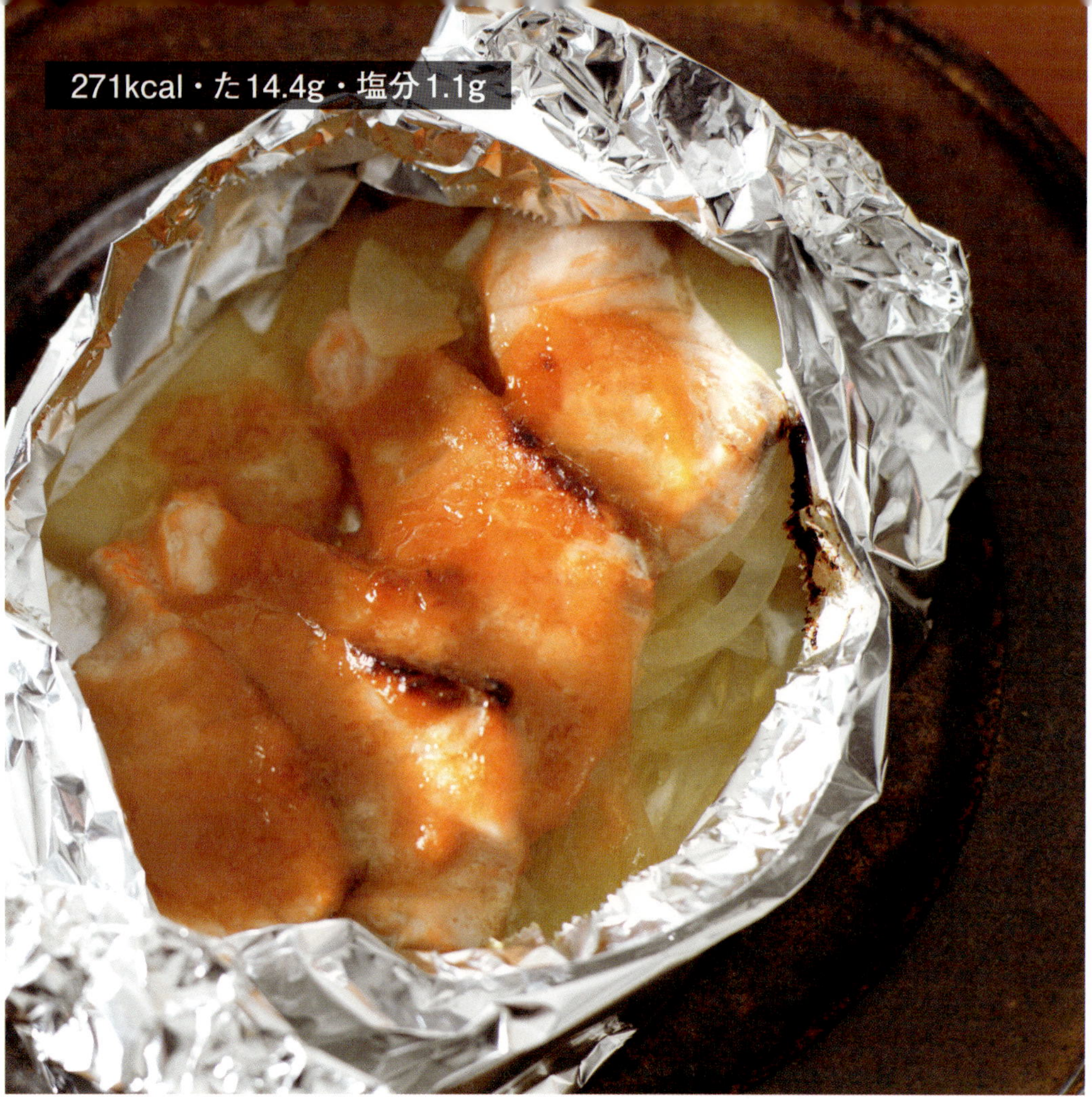

# お手ごろ 刺身サーモンのホイル焼き

## 材料［2人分］

刺身サーモン（さく）…120g
たまねぎ…1/4個（50g）
じゃがいも…1個（150g）
A ┌ みそ…大さじ1
　└ みりん…大さじ1
バター…10g
アルミホイル
…約30㎝角×2枚

## 作り方

①たまねぎは繊維を断つ向きで薄切りにする。じゃがいもは4～5㎜厚さの半月切りにする。

②①を耐熱皿に広げ、ラップをして電子レンジで約2分30秒（500W）加熱し、火を通す。粗熱をとる。

③アルミホイル2枚に②を等分に並べ、サーモンを7～8㎜厚さに切ってのせる。**A**を混ぜて表面にのせる。バターをちぎってのせる。

④口を少し開けて、ホイルの左右の端を閉じる。オーブントースターで約12分焼いて、表面に焼き色をつける（またはグリルで7～8分焼いても）。

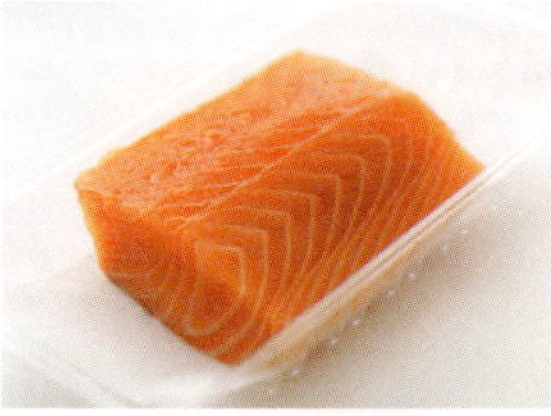

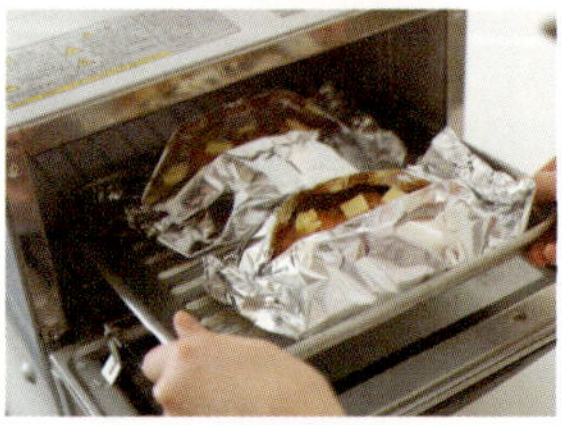

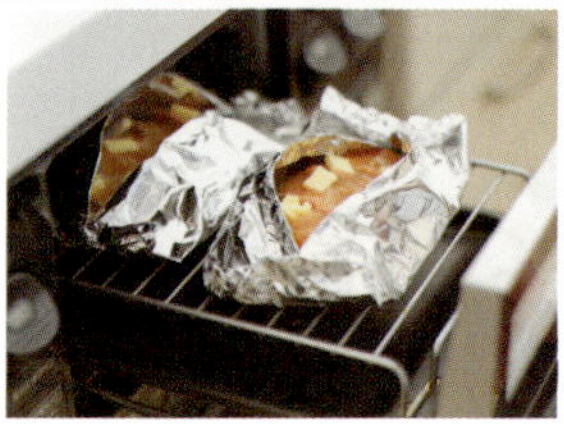

### ポイント

刺身は骨も皮もなくて食べやすいものです。生だけでなく、加熱で食べてもいいですね。チャンチャン焼き風のみそ味はいかがでしょう。

**献立例**　フライパン焼きなす（p.82）　麩とさやえんどうのすまし汁

# 火を使わずに まぐろのユッケ丼

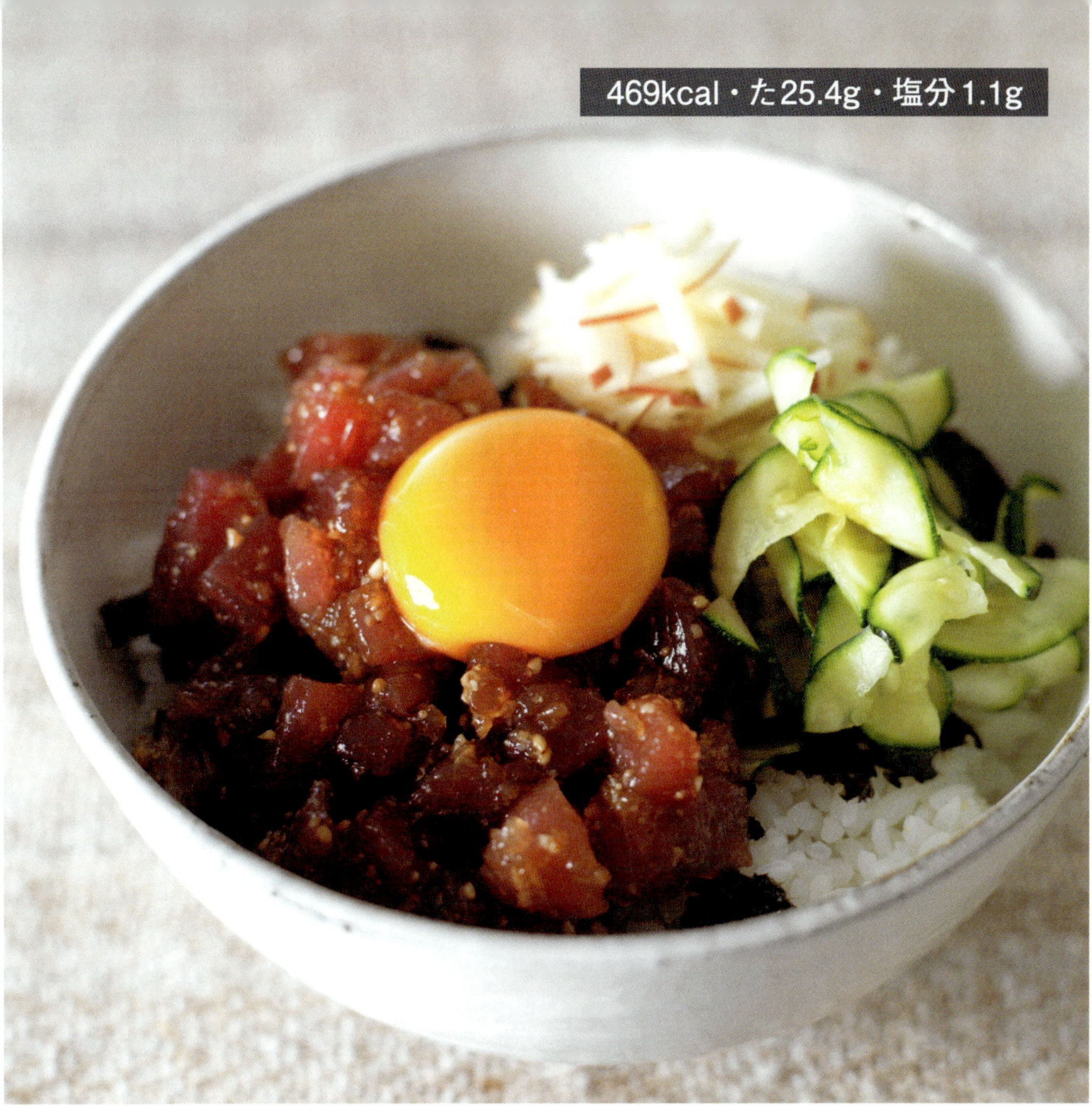


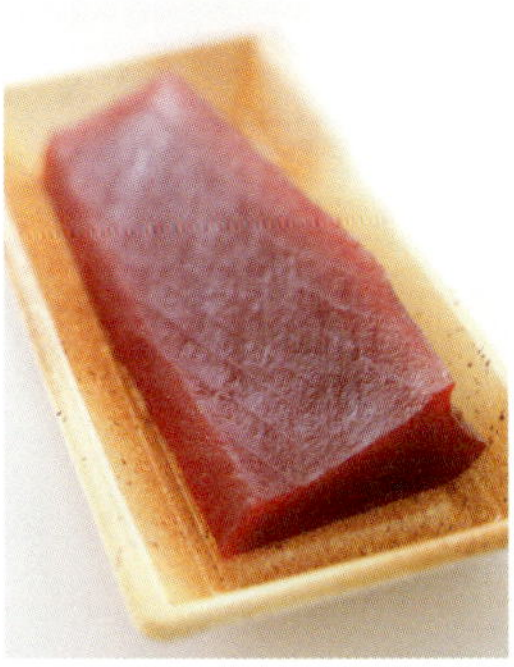

### 材料［2人分］

まぐろ（さく）…150g
にんにく…小½片（3g）
A
- すりごま（白）…大さじ½
- しょうゆ…大さじ½
- ごま油…大さじ½
- 砂糖・塩…各少々

りんご（皮つき）…⅛個
ズッキーニ（またはきゅうり）…½本（70g）
焼きのり（もむ）…少々
卵黄…2個
温かいごはん…300g

### 作り方

①まぐろは粗くきざむ。
②にんにくはすりおろしてボールに入れ、**A**を加えて混ぜる。まぐろを加えて、あえる。
③りんごは細切りにする（皮を少し残すと彩りがよい）。ズッキーニは薄い半月切りにし、塩少々（材料外）をふってもみ、5分ほどおく。水気をしぼる。
④器にごはんをよそい、のりをのせる。②と③を盛りつけ、卵黄をのせる。

**ポイント**

まぐろは安いさくでOK。まぐろには鉄分が多く、鉄分はたんぱく質、ビタミンCと一緒にとると吸収率が高まります。

**献立例** だいこんのゆず茶あえ（p.77）　卵白入りスープ

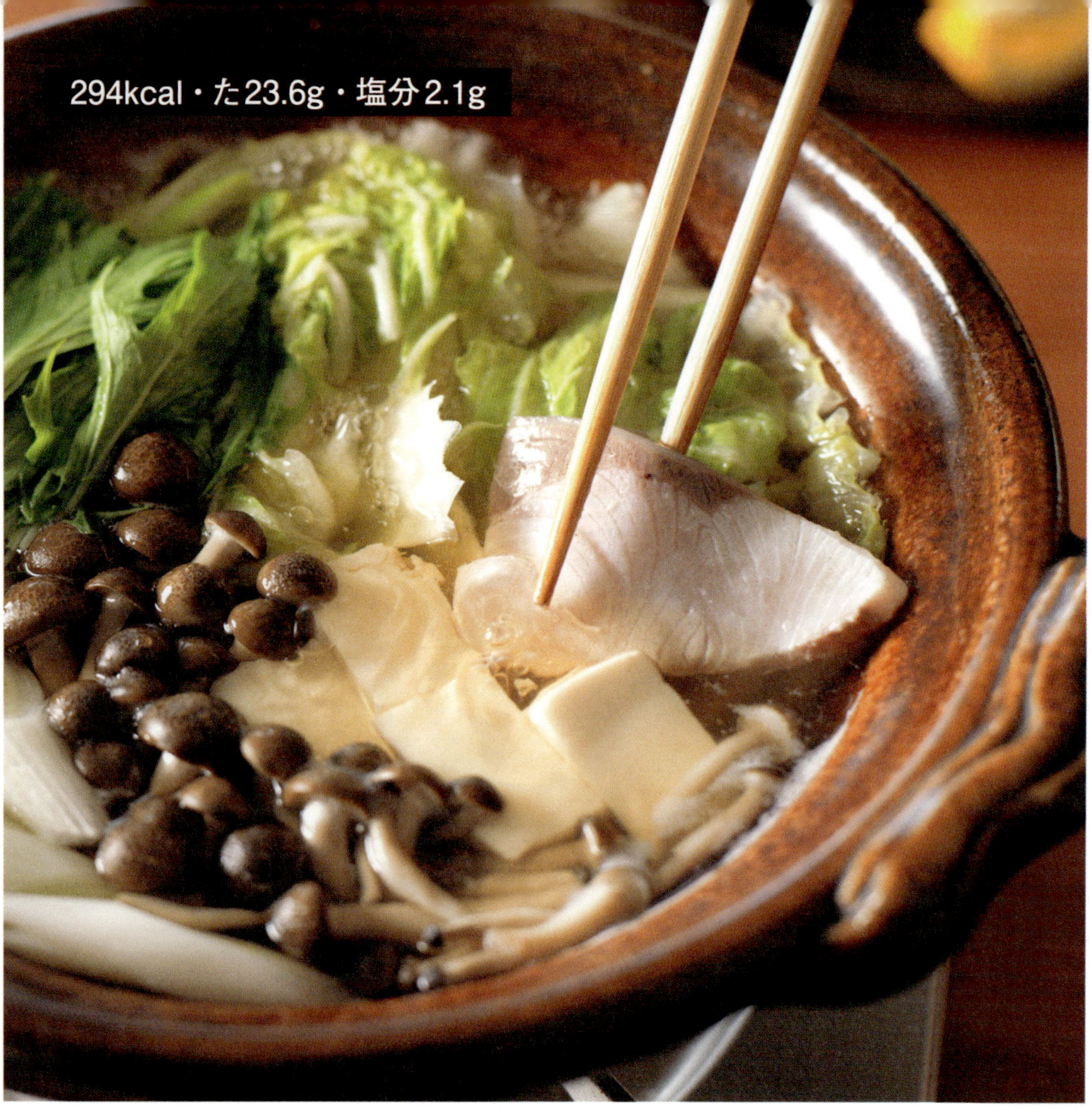


# 野菜たっぷり ぶりしゃぶ

## 材料［2人分］

ぶりの刺身（さく）…150g
ねぎ…1本
しめじ…1パック（100g）
水菜…100g
とうふ（絹）…½丁（150g）
A［水…800mℓ / こんぶ…10cm］
B［酒…50mℓ / しょうゆ…小さじ1］
〈薬味〉
だいこん（すりおろす）…100g
ゆずの皮と果汁・七味とうがらし・万能ねぎ…各少々
ぽん酢しょうゆ…大さじ2

＊野菜はほかに、しいたけやまいたけ、小松菜、はくさいなどでも。

## 作り方

①土鍋に**A**を入れて、30分以上おく。
②野菜ととうふは食べやすい大きさに切る。ぶりは薄切りにする。
③薬味とぽん酢しょうゆを用意する。
④土鍋を弱火にかけ、沸騰直前にこんぶをとり出す。**B**で調味する。
⑤食卓で土鍋を火にかけ、野菜ととうふを軽く煮る。ぶりを煮汁にさっとつけ、半生くらいで引きあげて③と一緒に食べる。

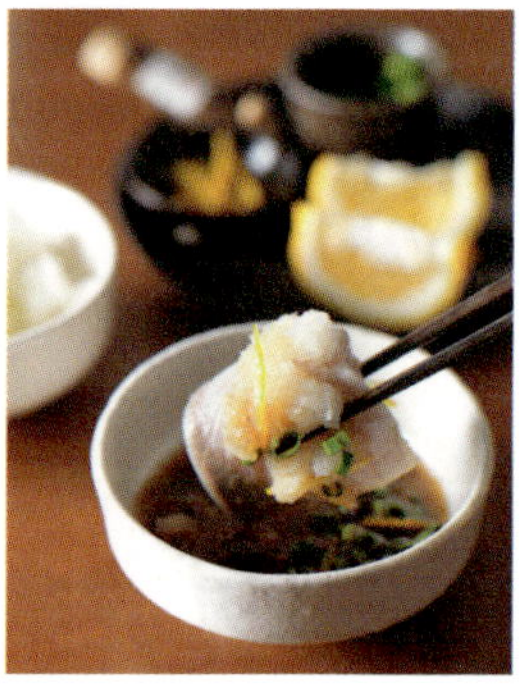

**ポイント**

刺身の利用で、鍋ものをもっともっとかんたんに。薬味を多めにすれば、ぽん酢（塩分）のつけすぎを予防できます。

**献立例**　かぶの中華あえ（p.78）　煮豆

60歳からの
定番料理

# 食べるは楽し
# 何歳だって
# 好きは好き

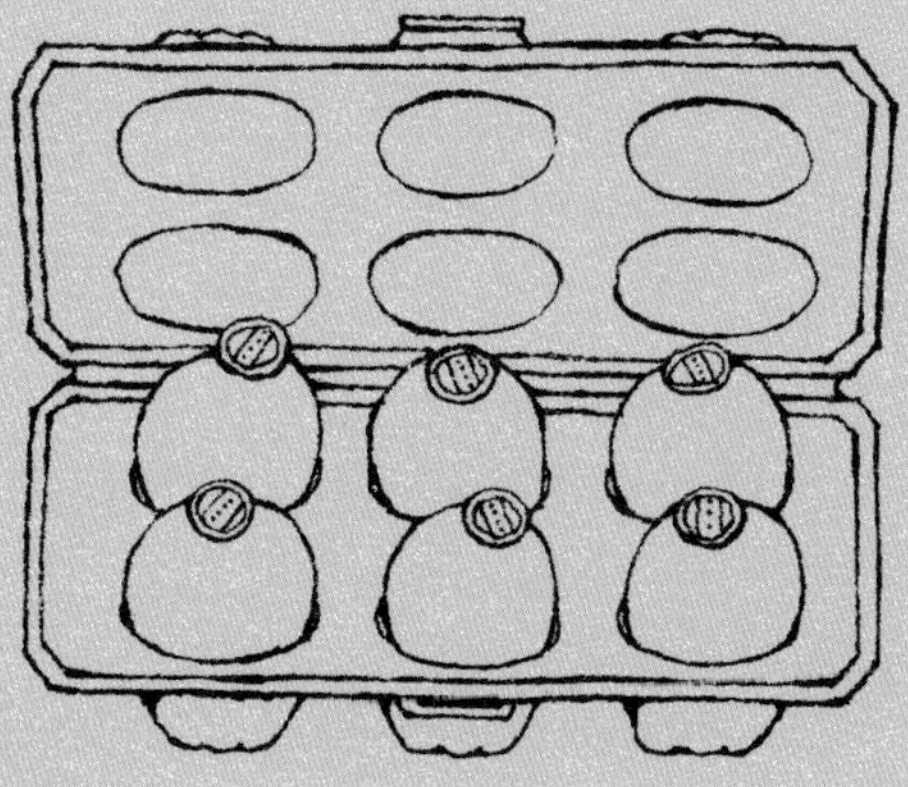

60歳からの

# 特製薄切り カツ丼

このとんカツは薄切り肉を重ねたもので、厚切り肉より断然食べやすい。カツ１個で２人分。卵も入るので、たんぱく質もとれておなかも満足です。

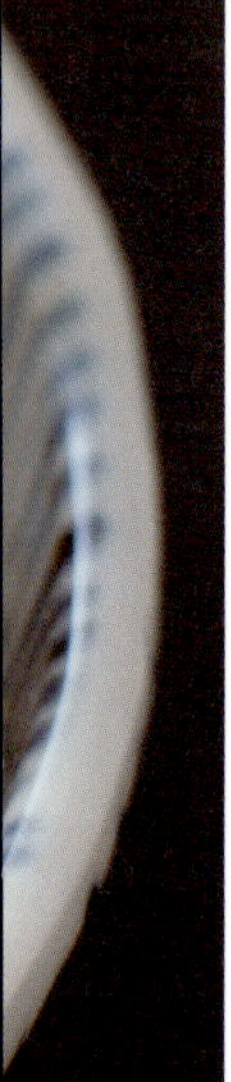

### 材料［２人分］

〈とんカツ〉

豚ロース肉（薄切り）…100g

A
- 小麦粉…小さじ１
- 卵水（とき卵大さじ１*＋水小さじ１）
- パン粉（細かいもの）…大さじ３～４

揚げ油…適量

〈カツ丼用〉

たまねぎ…½個（100g）

三つ葉…４本

卵…２個

B
- だし**…150mℓ
- みりん…大さじ１
- 酒…大さじ１
- しょうゆ…大さじ１

温かいごはん…300g

*とじる卵からとるとよい。

**だしは濃いめにとるとおいしい。

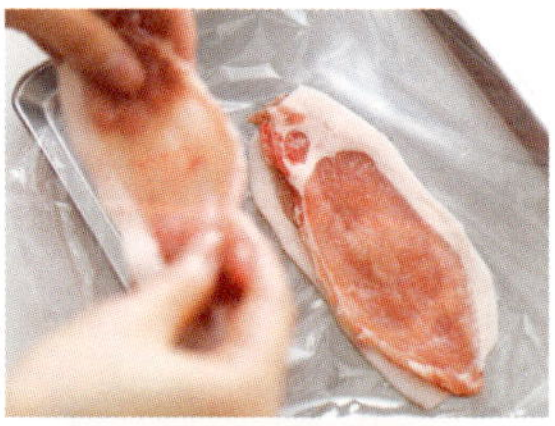

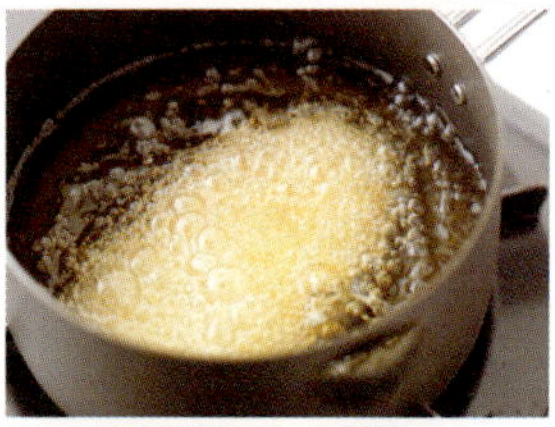

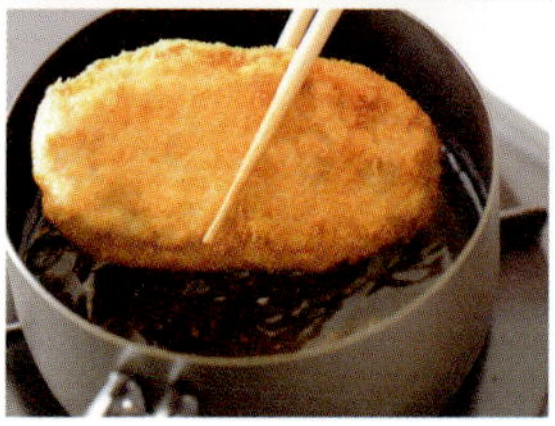

### 作り方

1 （とんカツを作る） 豚肉は脂身が交互になるように全部重ねる（１個作る）。１度ラップに包み、形をなじませる。

2 1にAの衣を順につける。

3 揚げ油を中温（170℃）に熱し、カツを揚げる。

4 （カツ丼を作る） たまねぎは繊維を断つ向きで薄切りにする。三つ葉は２cm長さに切り、飾り用に少しとりおく。

5 （以下、１人分ずつ作る場合は半量の材料で）フライパンに、Bとたまねぎを入れる。ふたをして弱火で約５分煮る。

6 カツをひと口大に切り、5に並べて加える。卵をほぐし、流し入れる。三つ葉を散らす。30秒ほどふたをして、半熟で火を止める。

7 丼にごはんをよそい、6を盛りつけて、飾り用の三つ葉をのせる。

※揚げたカツは冷凍保存できる。保存のめやすは約２週間。

献立例 だいこんのゆず茶あえ（p.77） 青菜のみそ汁

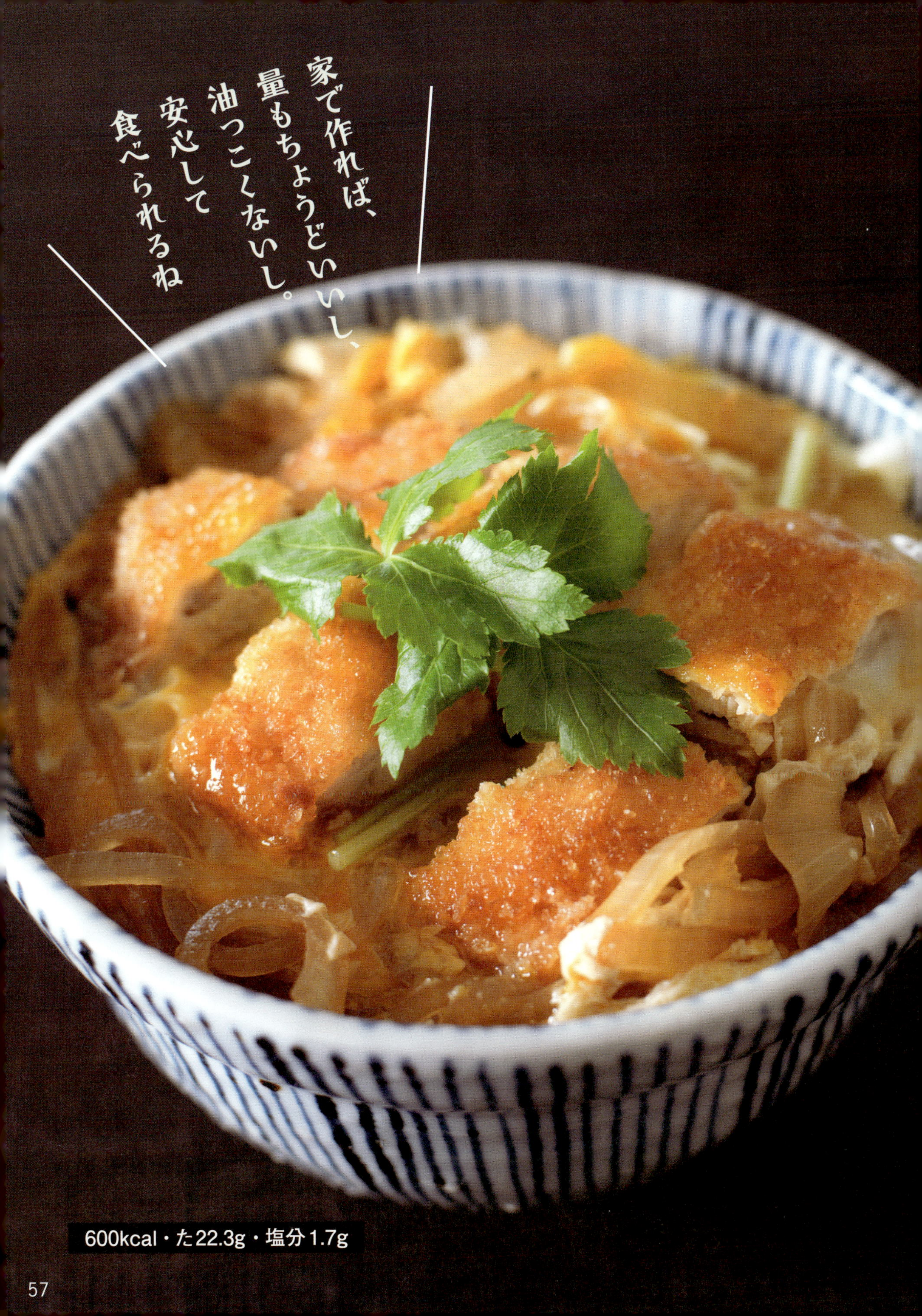

家で作れば、
量もちょうどいいし、
油っこくないし。
安心して
食べられるね

600kcal・た22.3g・塩分1.7g

60歳からの

# トマト力《ぢから》の とろ玉オムライス

ライスはケチャップではなくて、トマト缶詰を煮つめたもので作ります。ケチャップよりも塩分が控えられるうえに、あっさり味なので、ペロリと食べてしまいます。

### 材料［2人分］

〈トマトライス〉
たまねぎ…$\frac{1}{2}$個（100g）
ハム…2枚
サラダ油…小さじ1

A
- トマト水煮缶詰（カットタイプ）* …$\frac{1}{2}$缶（200g）
- スープの素…小さじ$\frac{1}{3}$
- 砂糖…小さじ1
- 塩…小さじ$\frac{1}{6}$
- しょうゆ…小さじ$\frac{1}{2}$
- こしょう…少々

温かいごはん…300g

〈とろ玉〉
卵…2個
牛乳…大さじ2
バター…10g

*ホールタイプなら、実をへらでよくつぶしてから使う。トマト缶詰の残りは、ポリ袋などにあけて冷凍できる（使う料理例p.97マカロニミネストローネ）。

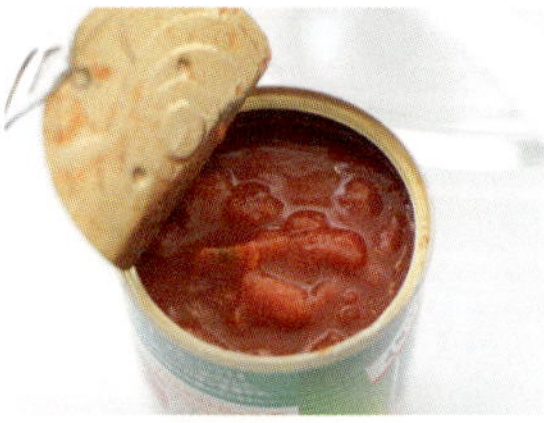
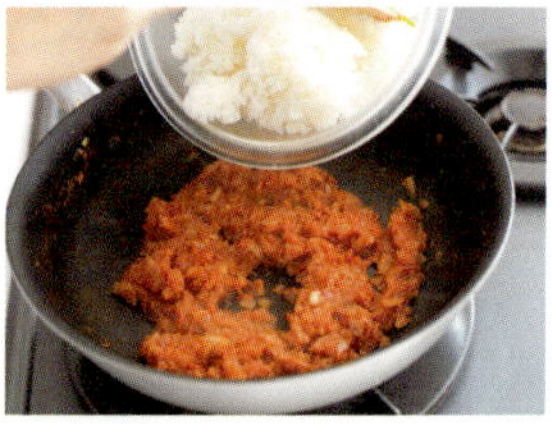

### 作り方

1　（トマトライスを作る）　たまねぎは粗みじんに切る。ハムは1cm角に切る。

2　大きめのフライパンに油を温め、たまねぎを中火で炒める。しんなりしたら**A**を加え、弱めの中火にして7～8分じっくりと煮つめる。

3　**2**に、ごはんとハムを加え、混ぜる。器2つに盛りつける。

4　（とろ玉を1人分ずつ作る）　卵1個をほぐして牛乳大さじ1を混ぜる。

5　フライパンにバター5gを中火で溶かし、卵液を流す。大きく混ぜ、半熟になったら、ライスにのせる。もう1つ作る。ケチャップを少量（材料外）かけても。

**献立例**　ブロッコリーのレンジ蒸し（p.73）　コーン入りスープ

ライスは
トマトを食べてる
っていう感じで
パクパク食べちゃう。
とろりとした卵が
なんとも絶妙

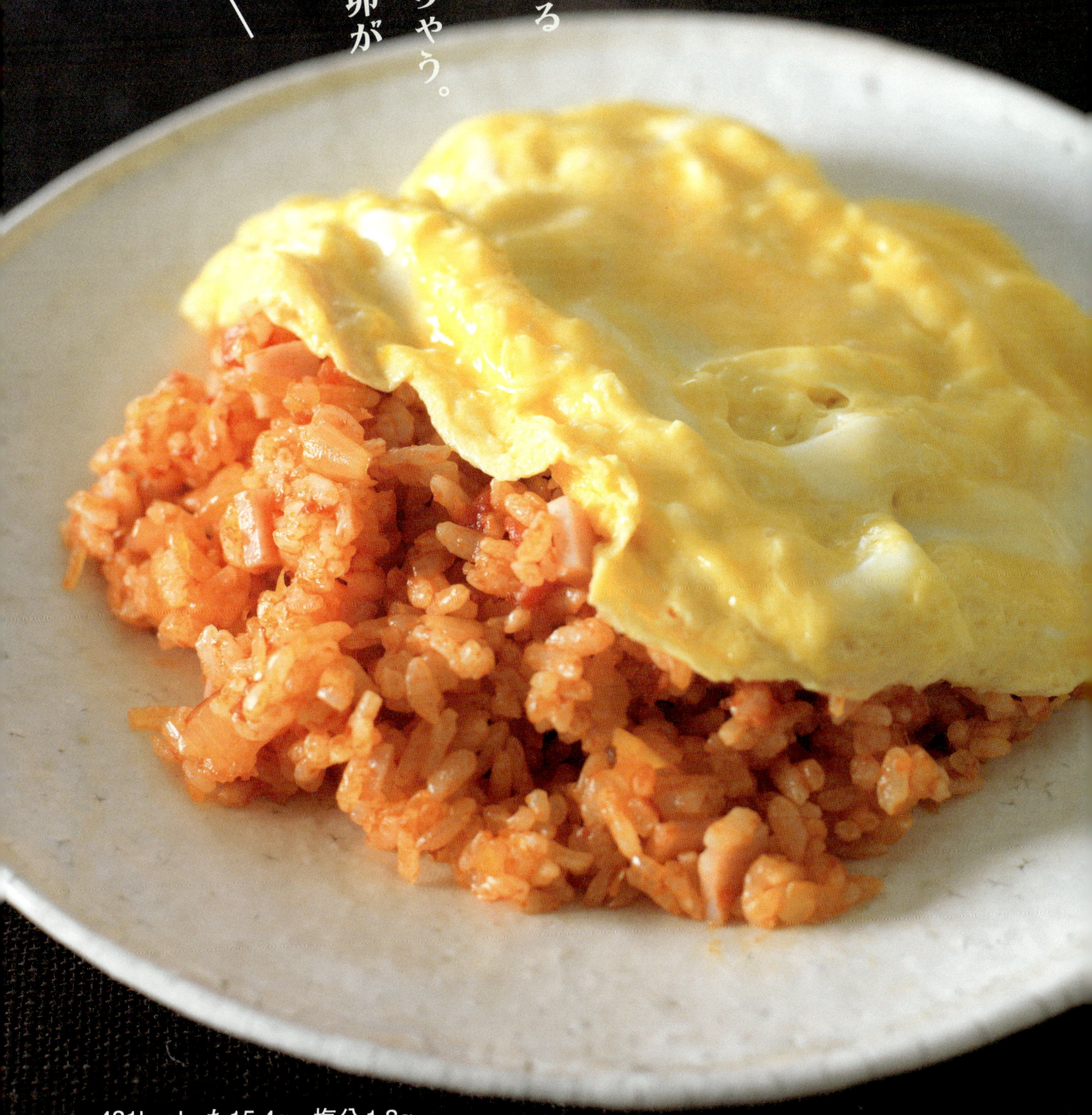

481kcal・た15.4g・塩分1.8g

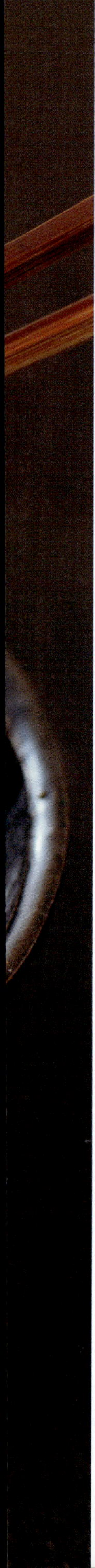

60歳からの

# 懐かし旨し カレーうどん

めんつゆとカレー粉でかんたんに作れます。牛乳が味をマイルドにするかくし味。カレーの香りで食欲もわきます。塩分が多くなるときは、献立のほかのおかずや1日の食事全体で調整しましょう。

## 材料［2人分］

ゆでうどん…2食分（400g）
ねぎ（小口切り）…10㎝

〈つゆ〉
豚ばら肉（しゃぶしゃぶ用）…100g
たまねぎ…½個（100g）
にんじん…30g
A ┌ めんつゆ（3倍濃縮）…60㎖
　│ 水…600㎖
　└ カレー粉…小さじ2
B ┌ かたくり粉…小さじ2
　└ 水…小さじ4
牛乳…大さじ1

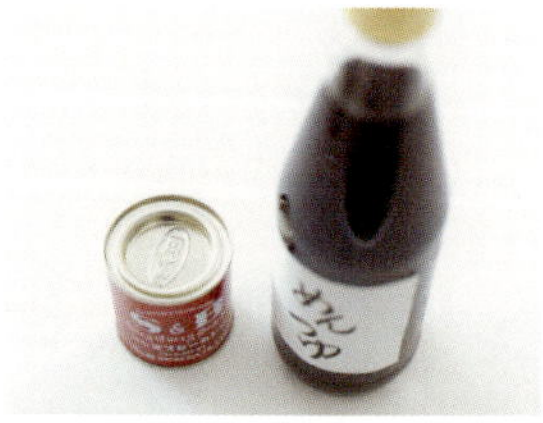

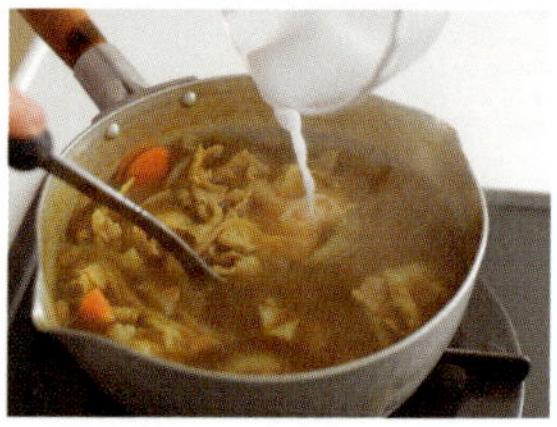

## 作り方

1　たまねぎは繊維を断つ向きで、3～4㎜幅に切る。にんじんは2～3㎜厚さの半月切りにする。豚肉は4～5㎝長さに切る。

2　鍋に**A**を合わせ、**1**を入れる。強火にかけ、肉をほぐす。沸騰したらアクをとり、ふたをして中火で5分ほど、野菜をやわらかく煮る。

3　**B**を合わせ、**2**に加えて混ぜる。とろみがついたら、牛乳とうどんを加える。弱めの中火で3～4分煮る。

4　丼によそい、ねぎをのせる。

※うどんをより食べやすくするには、短く切り、水を少し多くして長めに煮る。

**献立例**　ほうれんそうの海苔《のり》あえ（p.72）　みかん

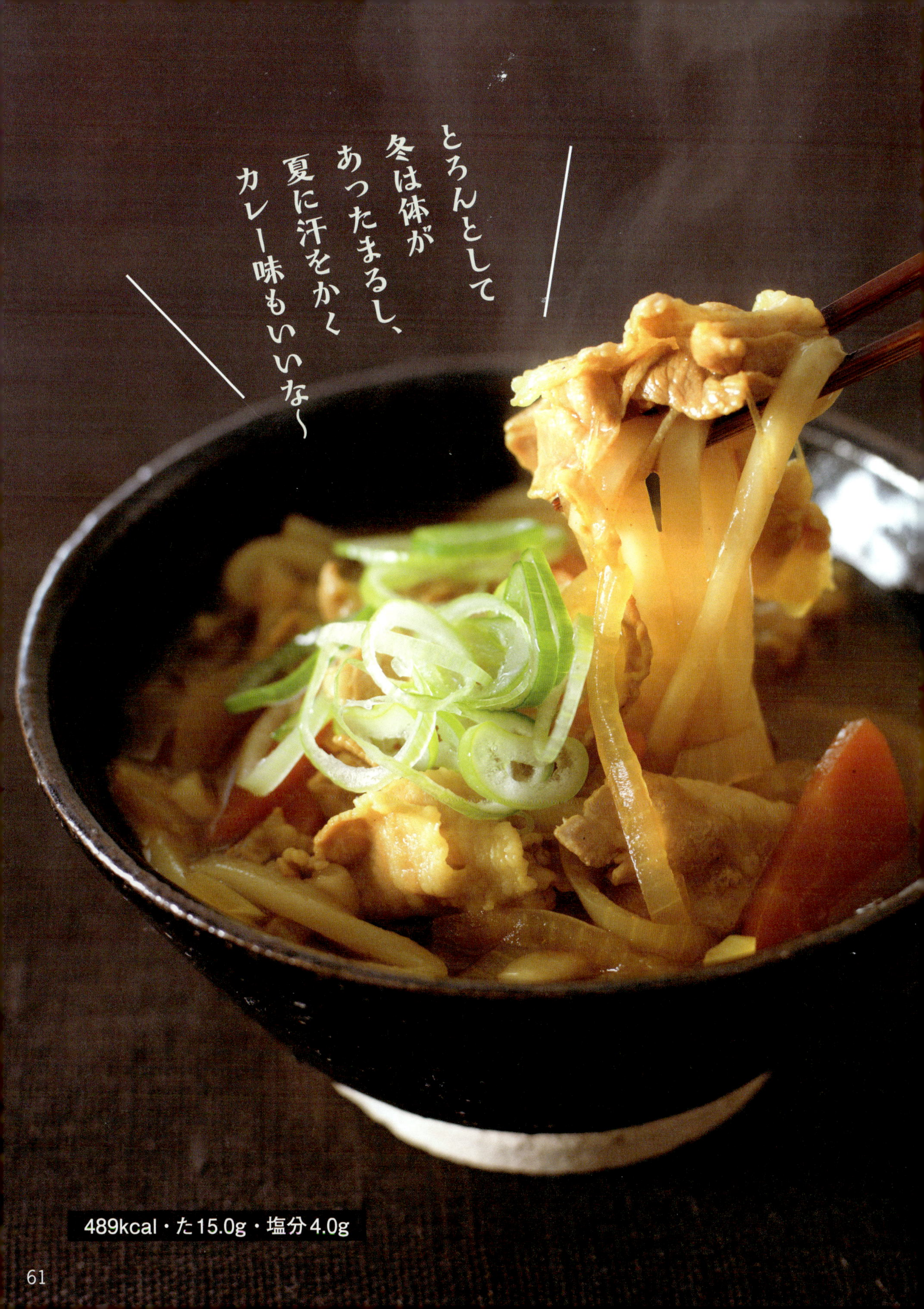

とろんとして
冬は体が
あったまるし、
夏に汗をかく
カレー味もいいな〜

489kcal・た15.0g・塩分4.0g

60歳からの

# 肉野菜がちな
# お好み焼き

たっぷりの野菜を、レンジにかけてかさを減らしてから生地の中に入れます。ひき肉もしっかり入って栄養満点。

### 材料［2人分］

キャベツ…150g
もやし…½袋（100g）
ねぎ…20cm
桜えび（乾燥）…5g
豚ひき肉…100g
ソース（ウスターまたは中濃）…大さじ2

A
- 卵…1個
- 水…100mℓ
- 小麦粉…60g
- けずりかつお*…3g
- 塩…小さじ⅙

B
- 青のり…小さじ½
- けずりかつお…3g

〈だしつゆ〉
だし…50mℓ
みりん…小さじ¼
しょうゆ…小さじ½
塩…少々

*だし用の大きなけずりかつおなら、中に入れる分は、手でもんで砕いて加える。

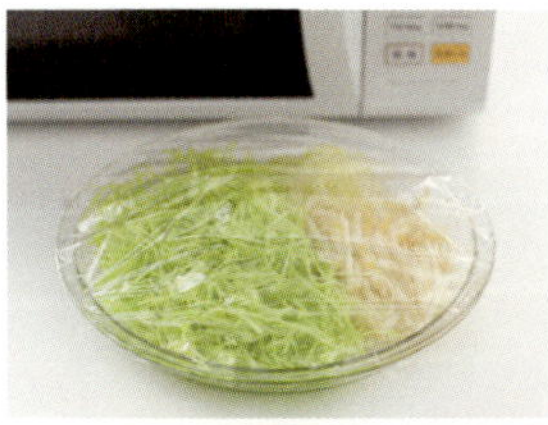

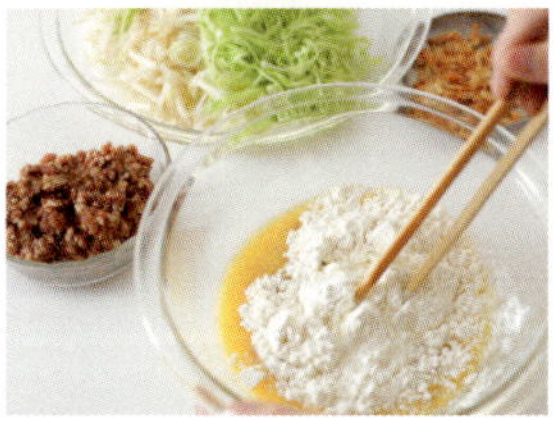

### 作り方

1　キャベツはせん切りに、もやしはざく切りに、ねぎは小口切りにする。合わせて耐熱皿に入れ、ラップをして電子レンジで約2分30秒（500W）加熱する。そのままさます。

2　桜えびは粗くきざむ。

3　ひき肉にソースを混ぜて下味をつける。

4　大きめのボールに卵をほぐし、**A**のほかの材料を順に加えて混ぜる。**1**、**2**、**3**を加えて、さっくりと混ぜる。

5　（生地を半量ずつにして2枚焼く）フライパンにサラダ油小さじ½（材料外）を温め、生地を入れる。ふたをして中火で両面を約3分ずつ焼く。もう1枚焼く。皿に盛り、**B**をのせる。

6　小鍋にだしつゆの材料を合わせ、ひと煮立ちさせる。お好み焼きをつゆにつけて食べる。

**献立例**　長いもの煮もの（p.79）　トマトのしそのせ

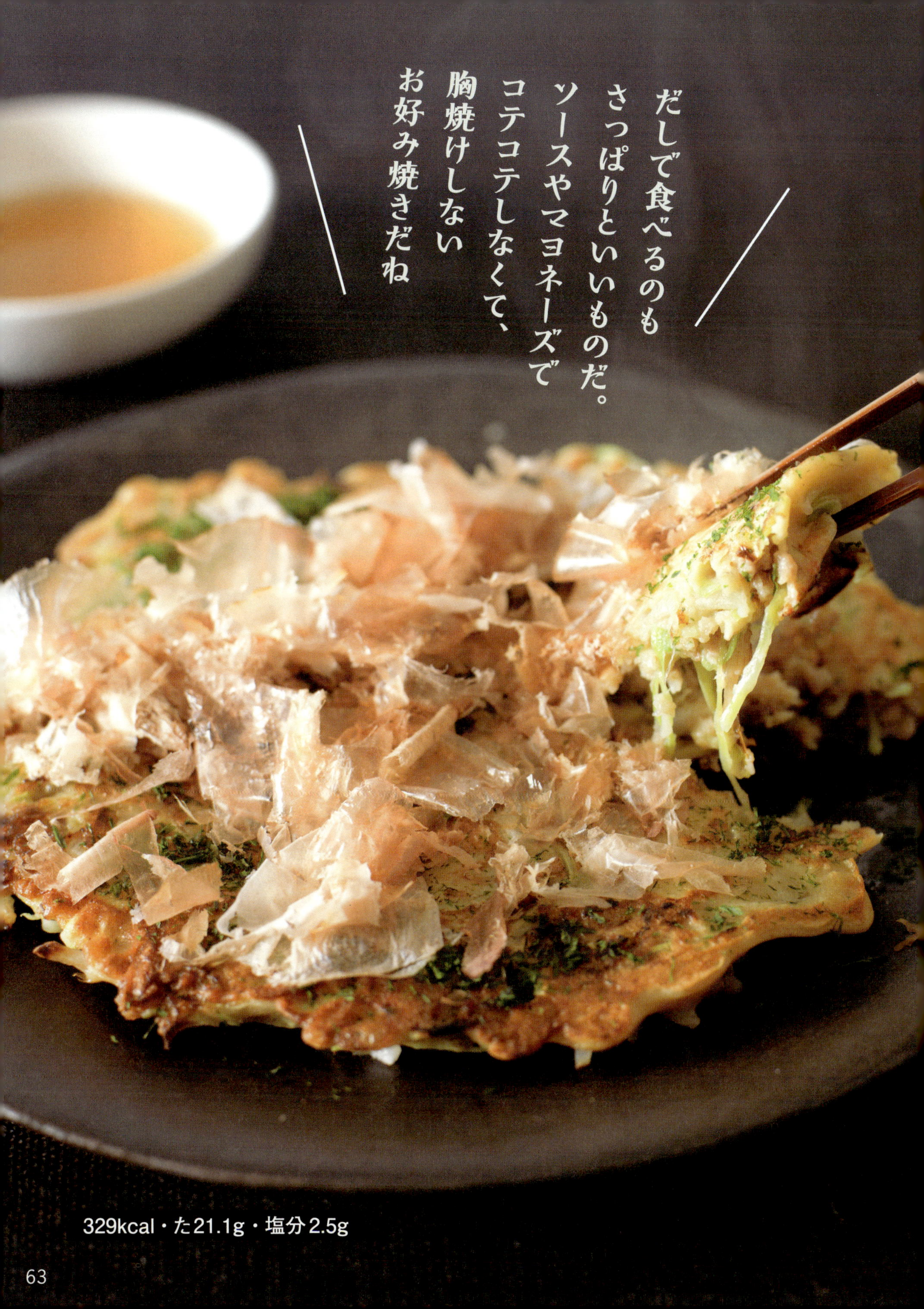

だしで食べるのも
さっぱりといいものだ。
ソースやマヨネーズで
コテコテしなくて、
胸焼けしない
お好み焼きだね

329kcal・た21.1g・塩分2.5g

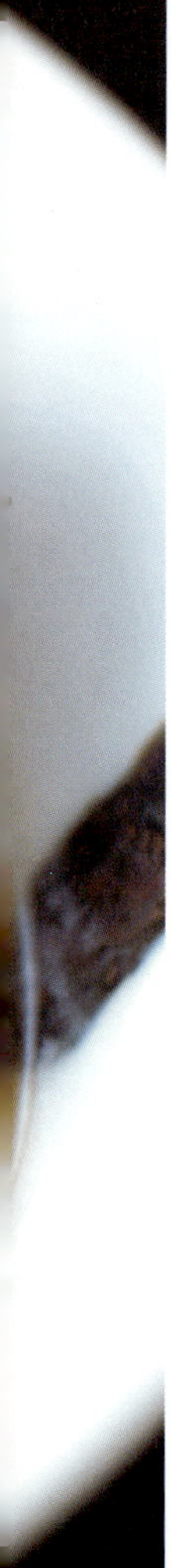

60歳からの

# ガッツな
# 肉もやしラーメン

市販のラーメンに、レンジにかけたもやしと肉をのせます。肉は油をまぶしているので口あたりがソフト。ラーメンやそばだけでは栄養不足です。肉や野菜も一緒に食べましょう。

### 材料［2人分］

ラーメン（市販・好みのもの）…2食分
もやし…1袋（200g）
豚肉（薄切り）…80g
A［しょうゆ…大さじ½
　ごま油…大さじ½
こしょう…少々

＊野菜はキャベツ、はくさい、きのこに代えても。肉は、切り落としやしゃぶしゃぶ用でも。

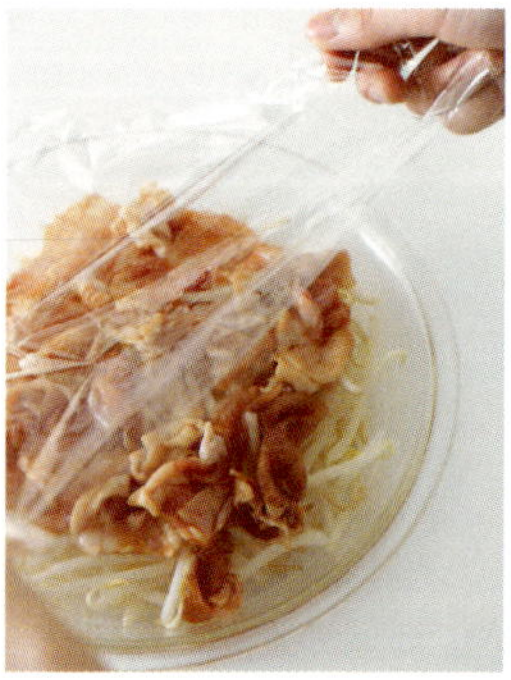

### 作り方

**1**　もやしは、長ければ半分に切る。耐熱皿にのせる。

**2**　豚肉は3～4㎝長さに切り、**A**をもみこむ。

**3**　もやしの上に、肉を広げてのせる。ラップをして、電子レンジで4～5分（500W）加熱する。

**4**　ラーメンを作り、**3**をのせる。こしょうをふる。

※左ページの栄養表記は具の分のみの数値。市販のラーメンは商品によって栄養価が大きく異なるため、袋の表示を確認し、左記に加える。なお、ラーメンの汁は塩分が多いので、残すようにする。

**献立例**　ほうれんそうの中華おひたし（p.72）　りんごの甘煮

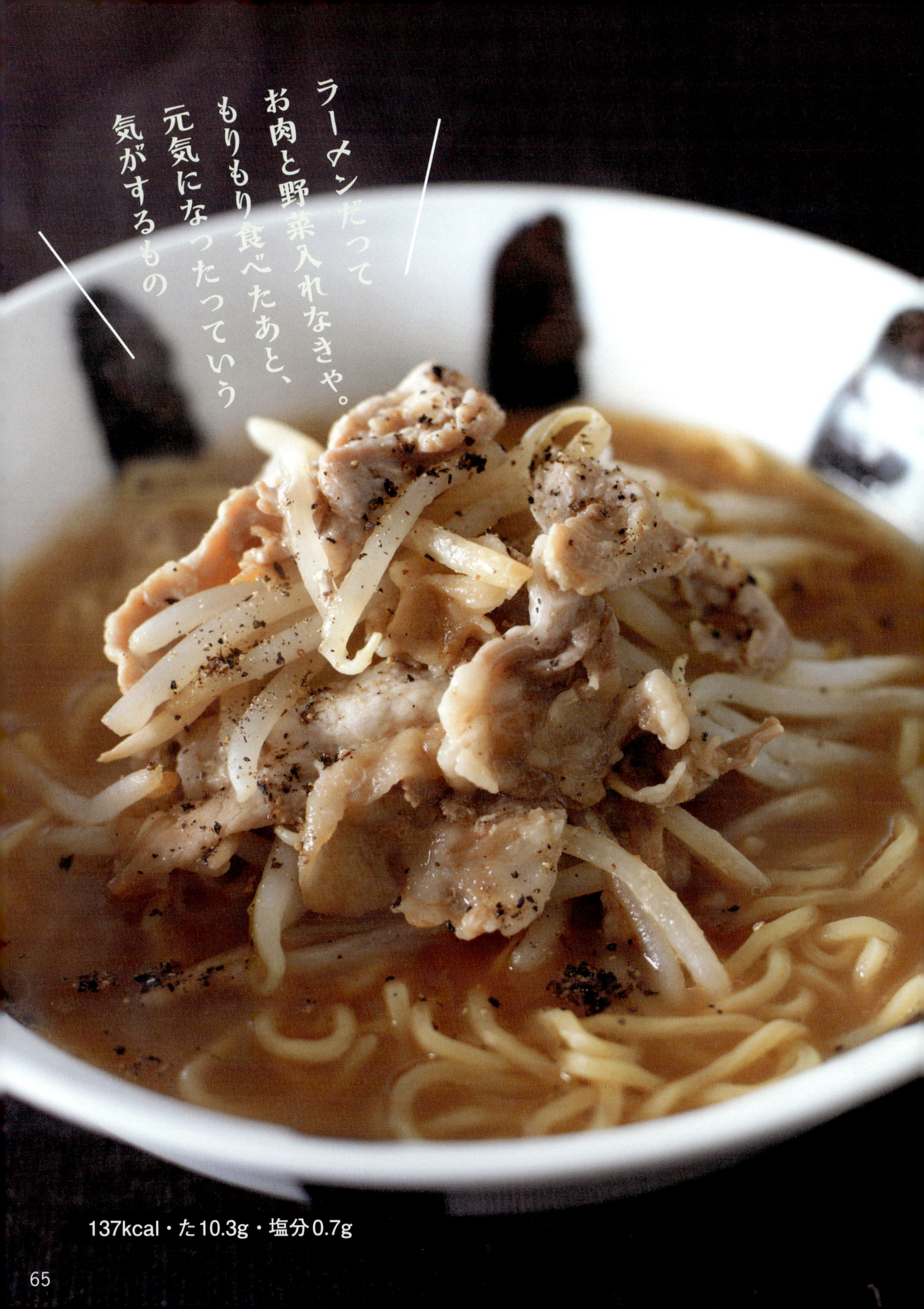

ラーメンだって
お肉と野菜入れなきゃ。
もりもり食べたあと、
元気になったっていう
気がするもの

137kcal・た10.3g・塩分0.7g

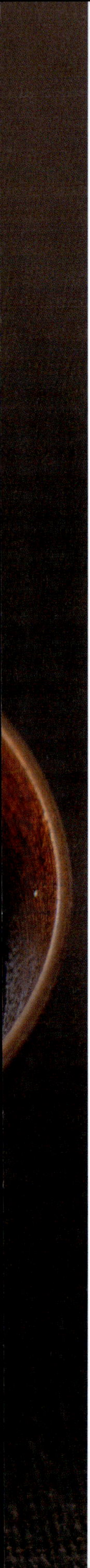

60歳からの

# 具がやわらかな モリモリとん汁

湯通しでさっぱりさせた肉と、たっぷりの野菜で具だくさん。その分、汁の量は少なめになり、塩分セーブにもつながります。

### 材料［2人分］

豚ばら肉（しゃぶしゃぶ用*）…80g
だいこん…100g
にんじん…30g
じゃがいも…小1個（100g）
ねぎ…5cm
だし…400mℓ
みそ…大さじ1強（20g）
七味とうがらし…少々

*薄切りや切り落とし肉でも。

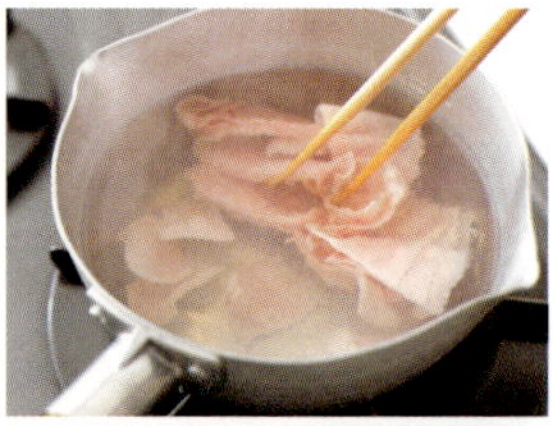

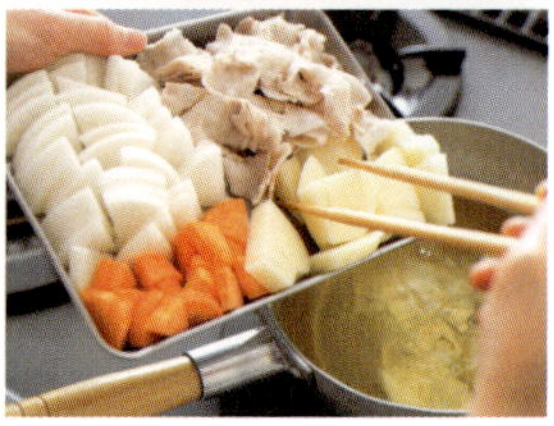

### 作り方

1　豚肉は3cm長さに切る。湯を沸かして、沸騰したら火を止め、肉をまとめて入れてほぐす。白っぽくなったらすぐにとり出す。

2　だいこん、にんじん、じゃがいもは薄めのいちょう切りや半月切りにする。ねぎは小口切りにする。

3　鍋にだし、だいこん、にんじん、じゃがいも、肉を入れる。ふたをして火にかけ、沸騰したら中火で7～8分煮る。

4　野菜がやわらかく煮えたら、ねぎを加え、みそを溶き入れる。椀によそい、七味をふる。

献立例　あじの干もの　なすの田舎煮（p.83）

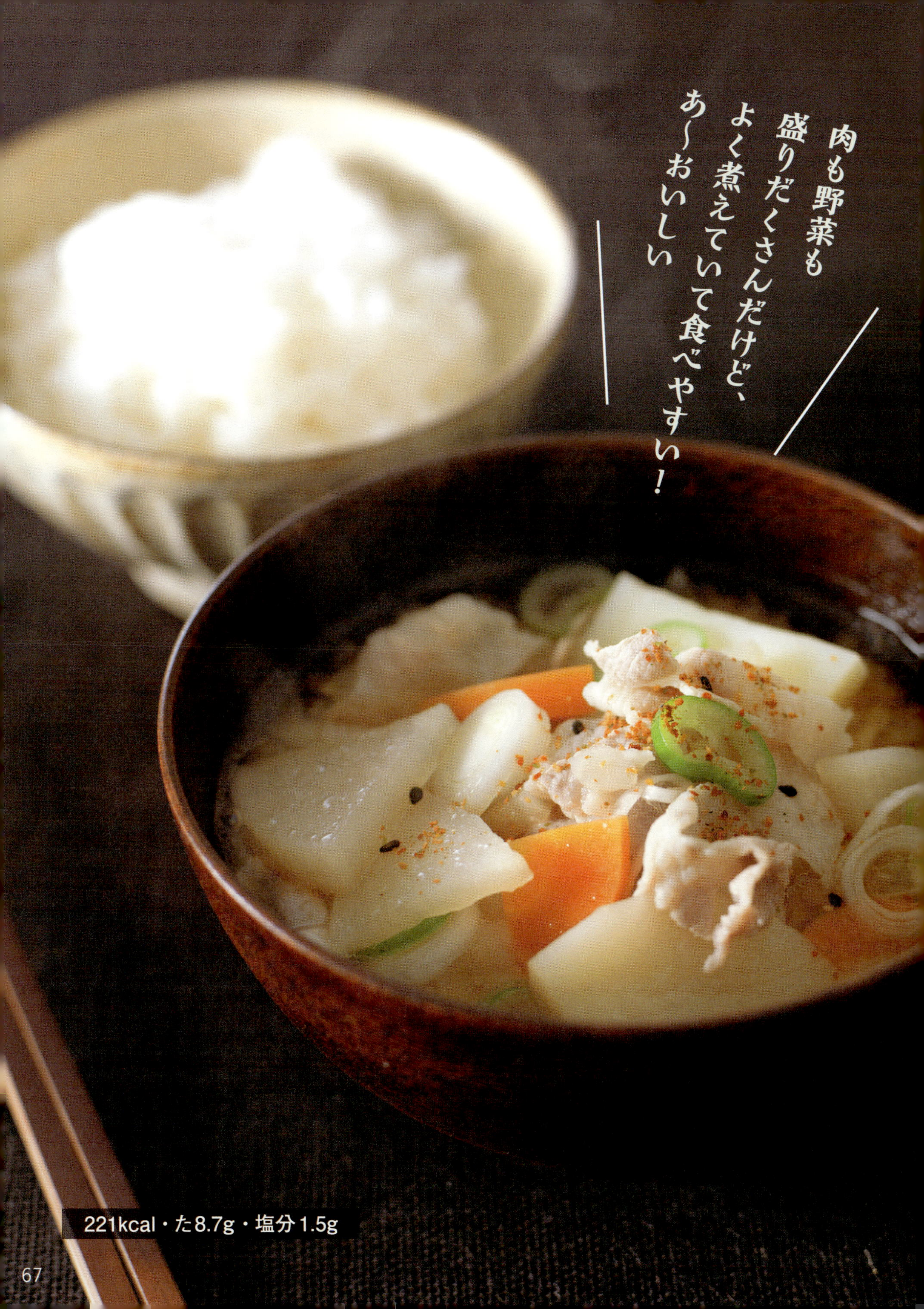

肉も野菜も
盛りだくさんだけど、
よく煮えていて食べやすい！
あ〜おいしい

221kcal・た8.7g・塩分1.5g

野菜の小さな
ビタミン・ミネラル
おかずレシピ

# ちょくちょくと
# 野菜つまんで
# 良い体調

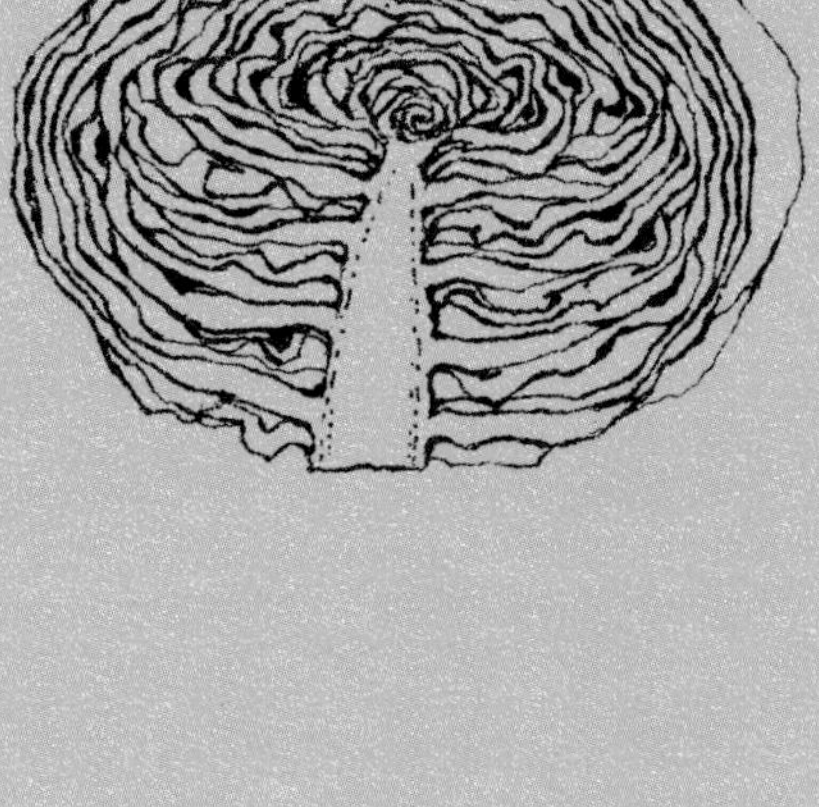

【野菜の効能】

一、ビタミンやミネラルは体の機能を調節して整える。

一、カロテン、ビタミンＣ・Ｅには抗酸化作用があり、体のサビを防ぐ。野菜やくだものの機能性成分、ポリフェノールなども同様。

一、野菜に多く含まれるカリウムは、体の余分なナトリウムの排出を促し、高血圧予防。

一、青菜に多い葉酸（ビタミンＢ群の一種）は、認知症・動脈硬化予防。食物繊維は体の老廃物を出し、便秘予防。

【用法・用量】

一、野菜は１日３５０ｇ以上、くだものは２００ｇがめやす。

一、色の濃いものや淡いものなど、いろいろな種類を食べる。

# つるかめさんの　野菜を食べるコツ

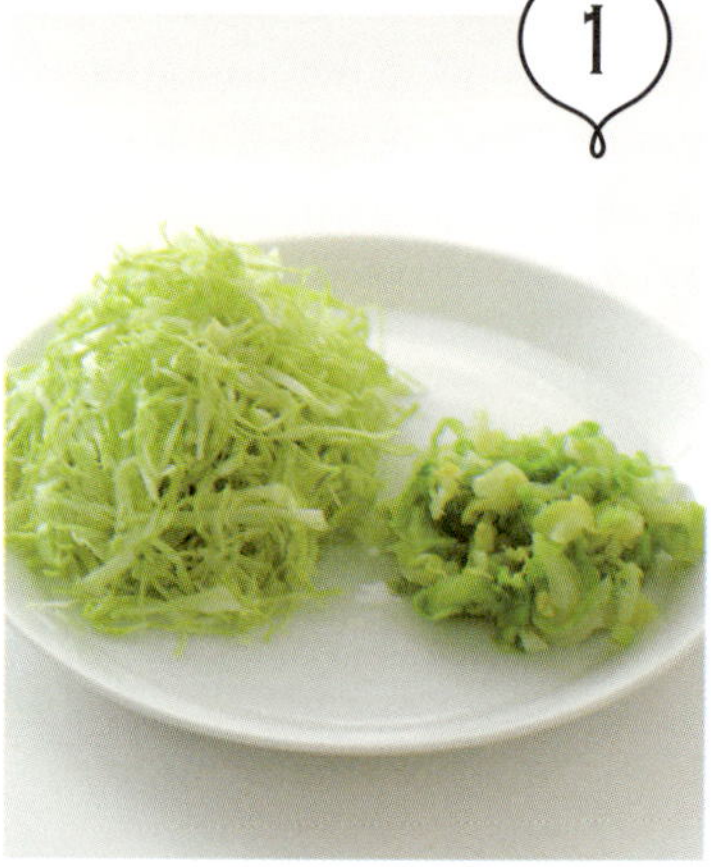

## 1 加熱する

かさが減って、たくさん食べられます。生のように口の中でモソモソしない。

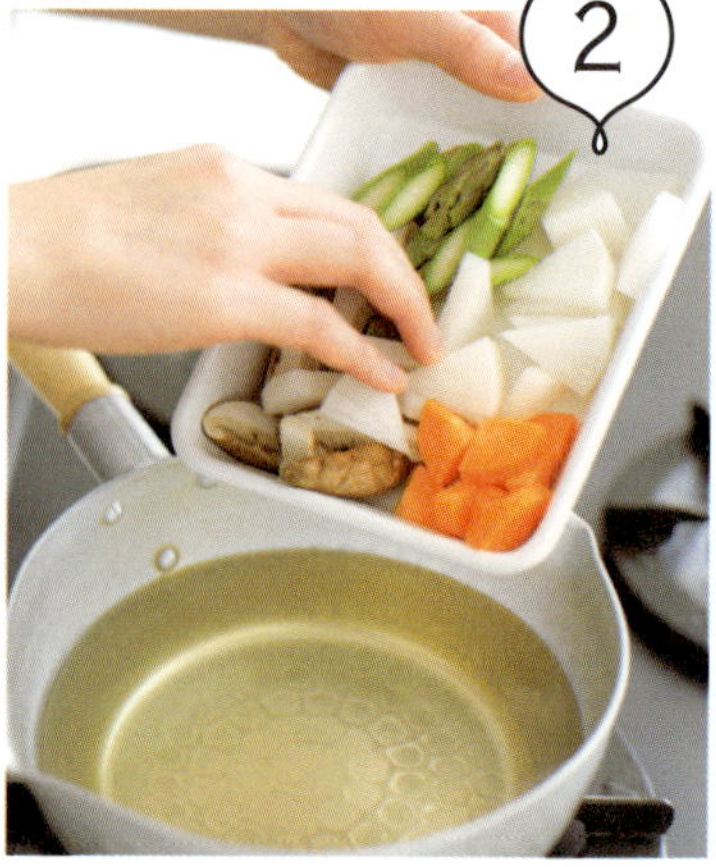

## 2 汁の具にする

残り野菜を集めて、みそ汁やスープに。かんたんで、野菜をムダなく使いきれます。

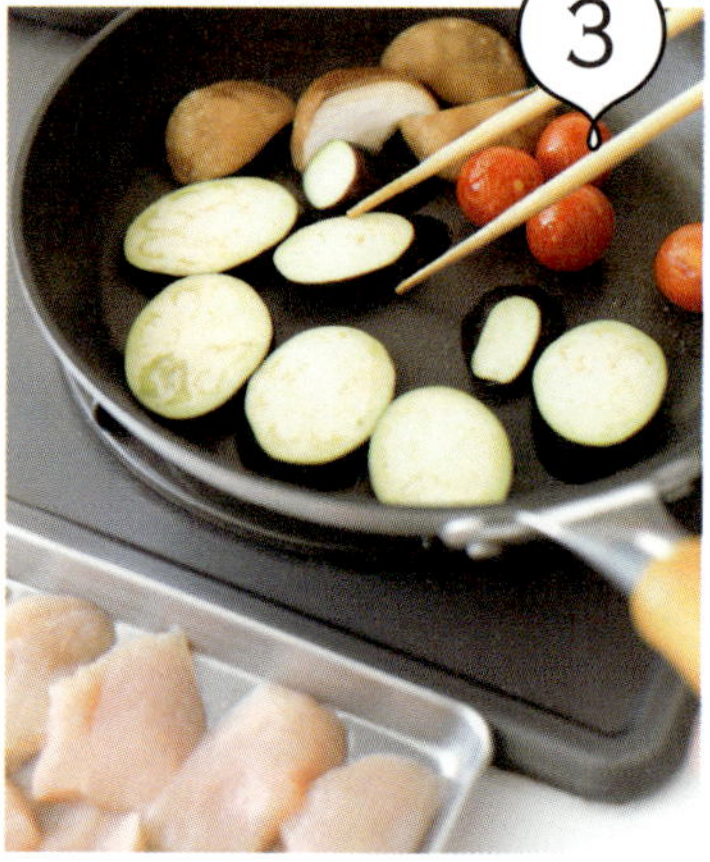

## 3 主菜に加える

肉や魚を焼くときなどに、野菜も一緒に焼いて調理。

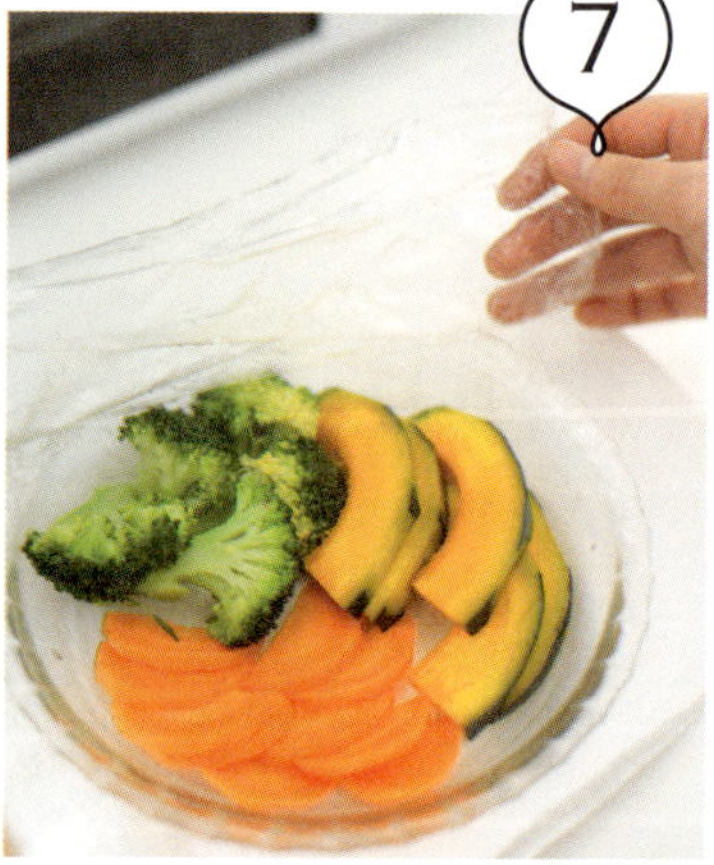

## 7 電子レンジ加熱

野菜を切ってまとめてチンが手軽です。水分がたりなそうなら少し水をふり、加熱したら少しむらすと余熱でやわらかく。

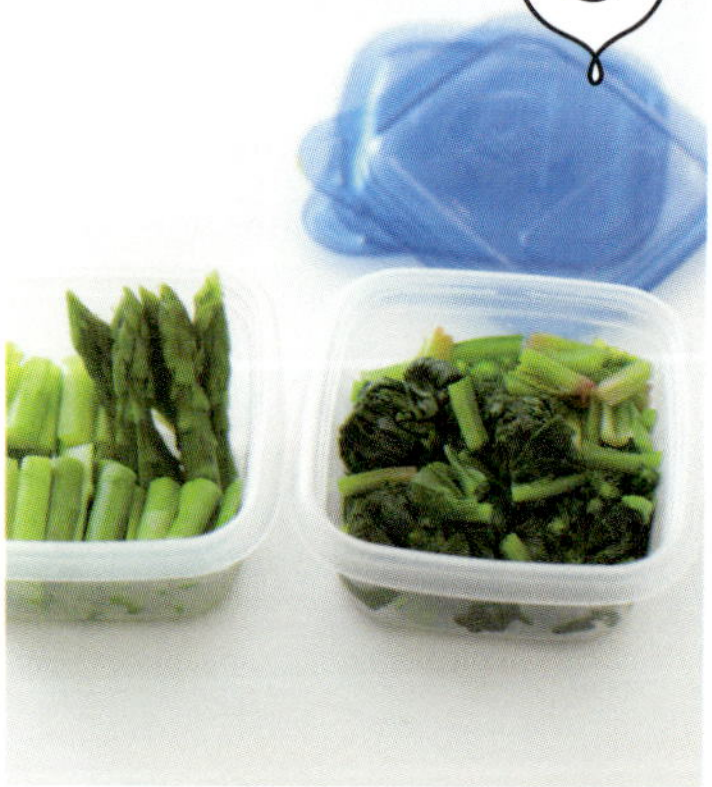

## 8 ゆで野菜ストック

ほうれんそうなどは、1束まとめてゆでるのがおすすめ。冷蔵しておくと重宝します。

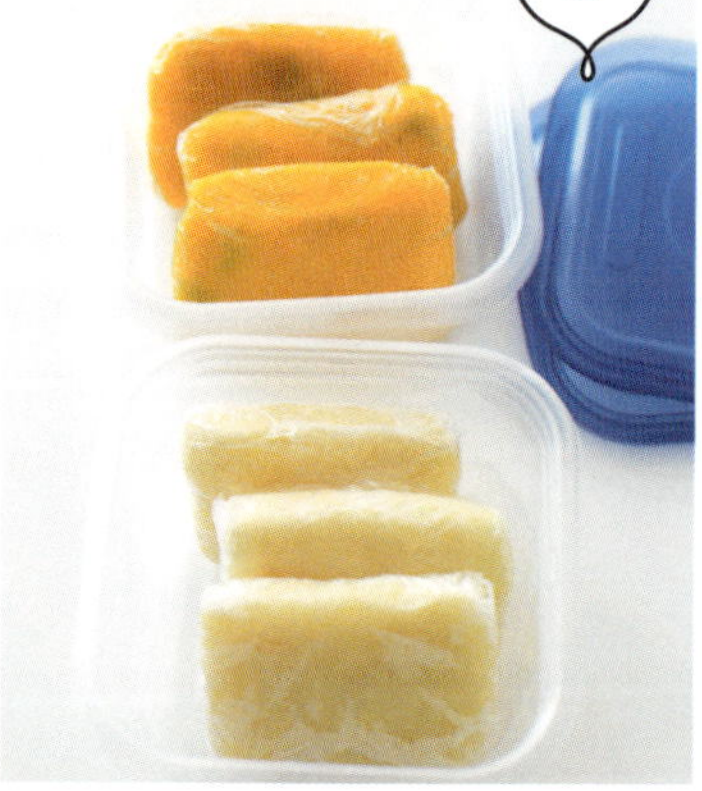

## 9 つぶしてストック

かぼちゃやじゃがいもは、ゆでてつぶしたものを冷凍しておくと便利。サラダやスープに。じゃがいもは加熱解凍で使用。

4

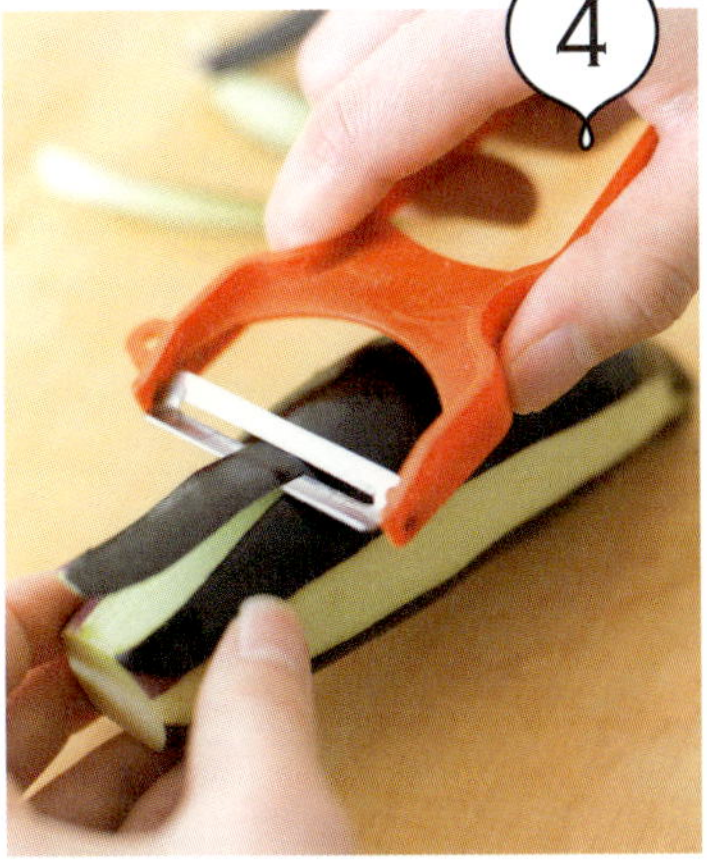

## 皮をむく

なすやトマトなどは、ところどころ皮をむくだけで、かみやすくなります。

5

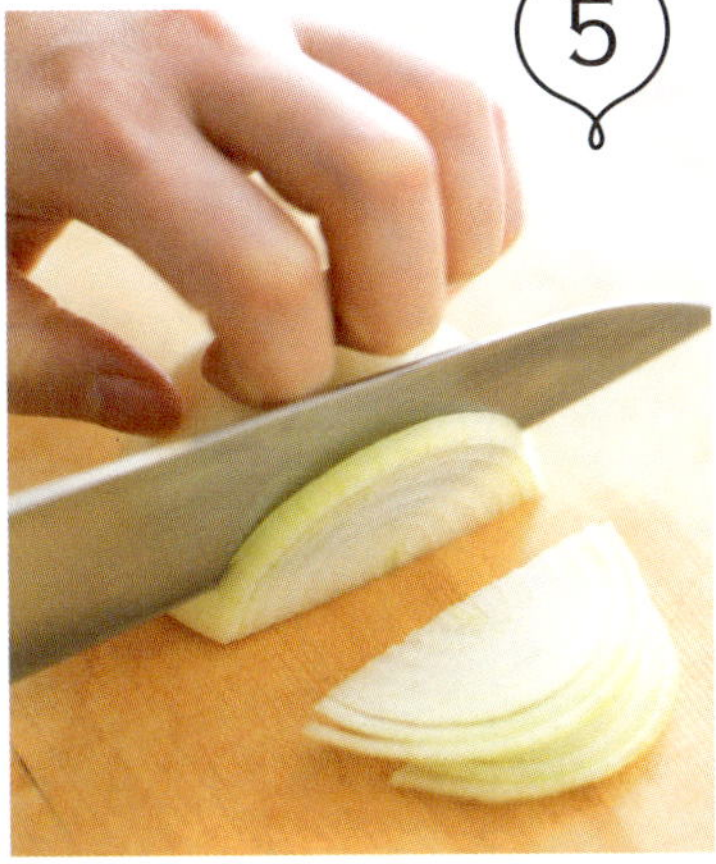

## 筋を断ち切る

筋ばっている野菜は、繊維を短く断ち切る向きで切ると、歯にさわらない。

6

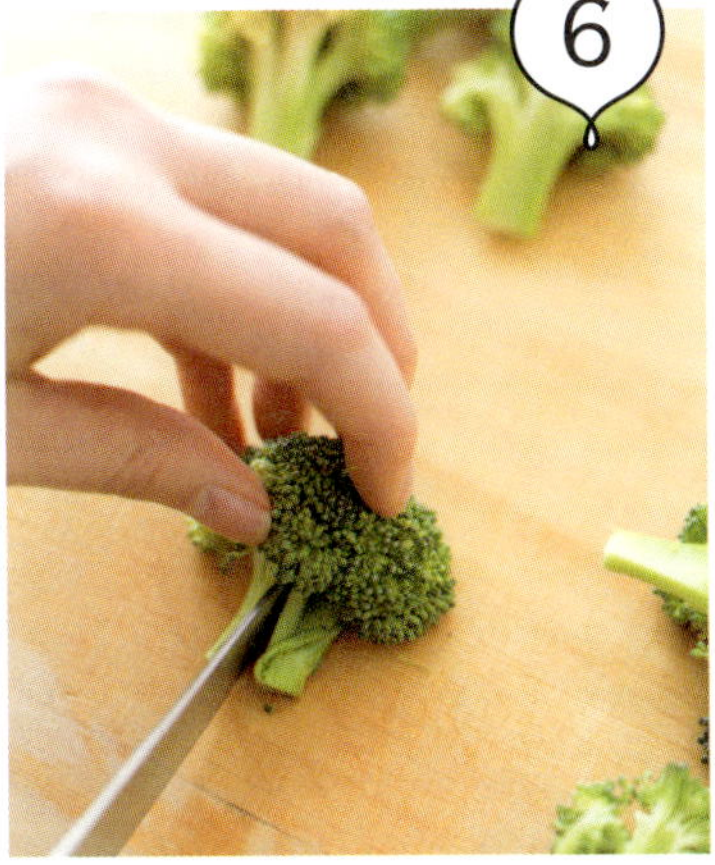

## 小さく切る

少し細かく切るだけで、火がよく通ってやわらかく、食べやすくなります。

10

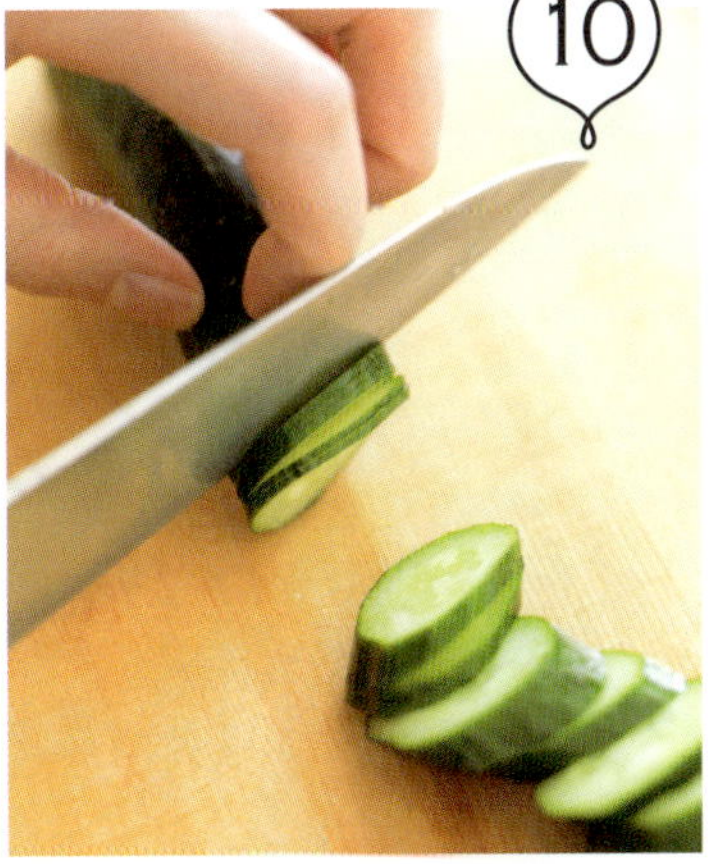

## 切り目を入れる

歯ざわりを楽しむ野菜も、切り目があると食べやすい。味もしみます。

11

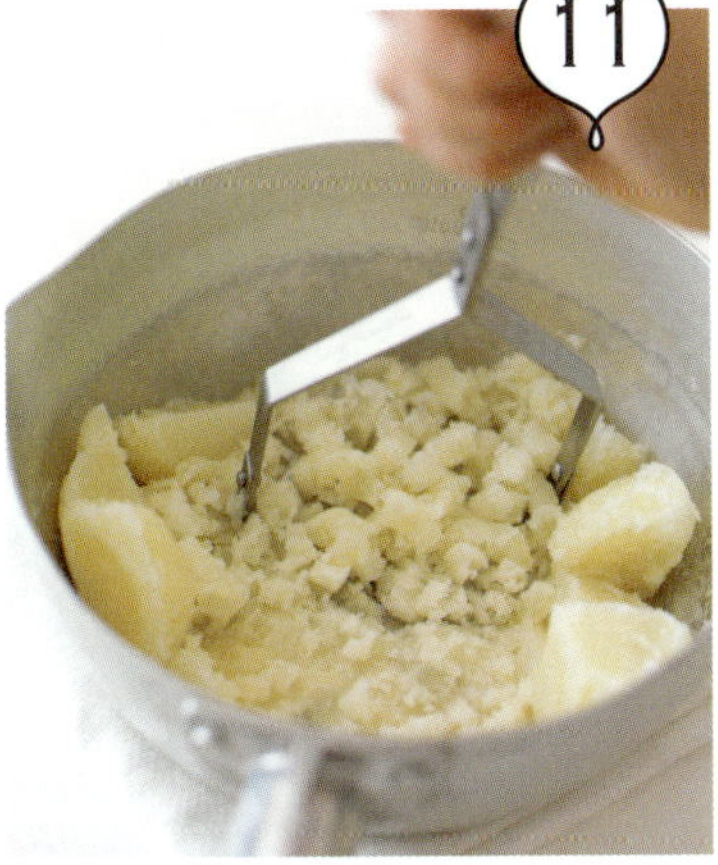

## つぶす

つぶしてあると、のどにつまらず、食べやすい。

12

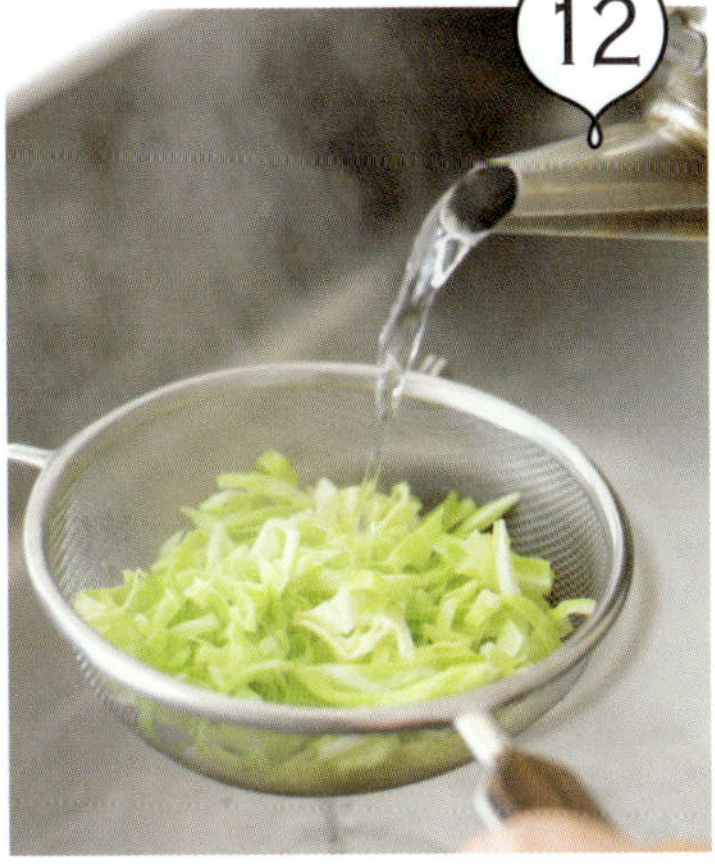

## 湯をかける

サラダの葉野菜などは、湯をかけて少ししんなりさせるだけで、食べやすくなります。

くたくたにゆでる変わりおひたし

## ほうれんそうの中華おひたし

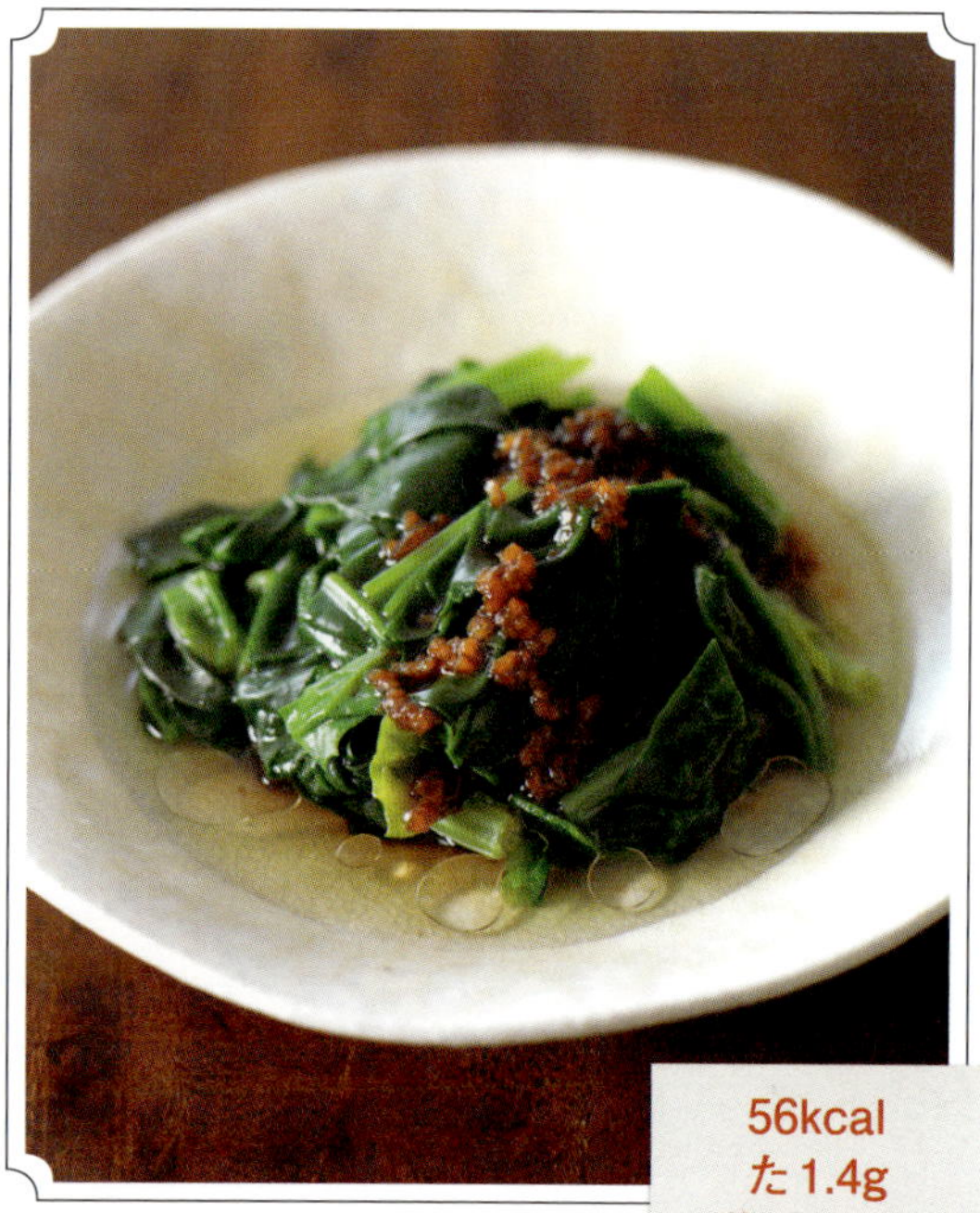

56kcal
た 1.4g
塩分 0.5g

### 材料［2人分］

ほうれんそう…100g
サラダ油…大さじ1
にんにく（みじん切り）…1片（5g）
しょうゆ…大さじ½

### 作り方

①小鍋に油とにんにくを入れ、弱火にかける。香りが出たら火を止める。しょうゆを加える。
②ほうれんそうは2cm長さに食べやすく切る。
③湯を沸かして、ほうれんそうを3～4分ゆでる。くたくたにゆだったら、ざるにとって水気をざっときり、しぼらずに器に盛りつける。①をかける。温かいうちに食べる。

のりが入るだけでおいしい！

## ほうれんそうの海苔《のり》あえ

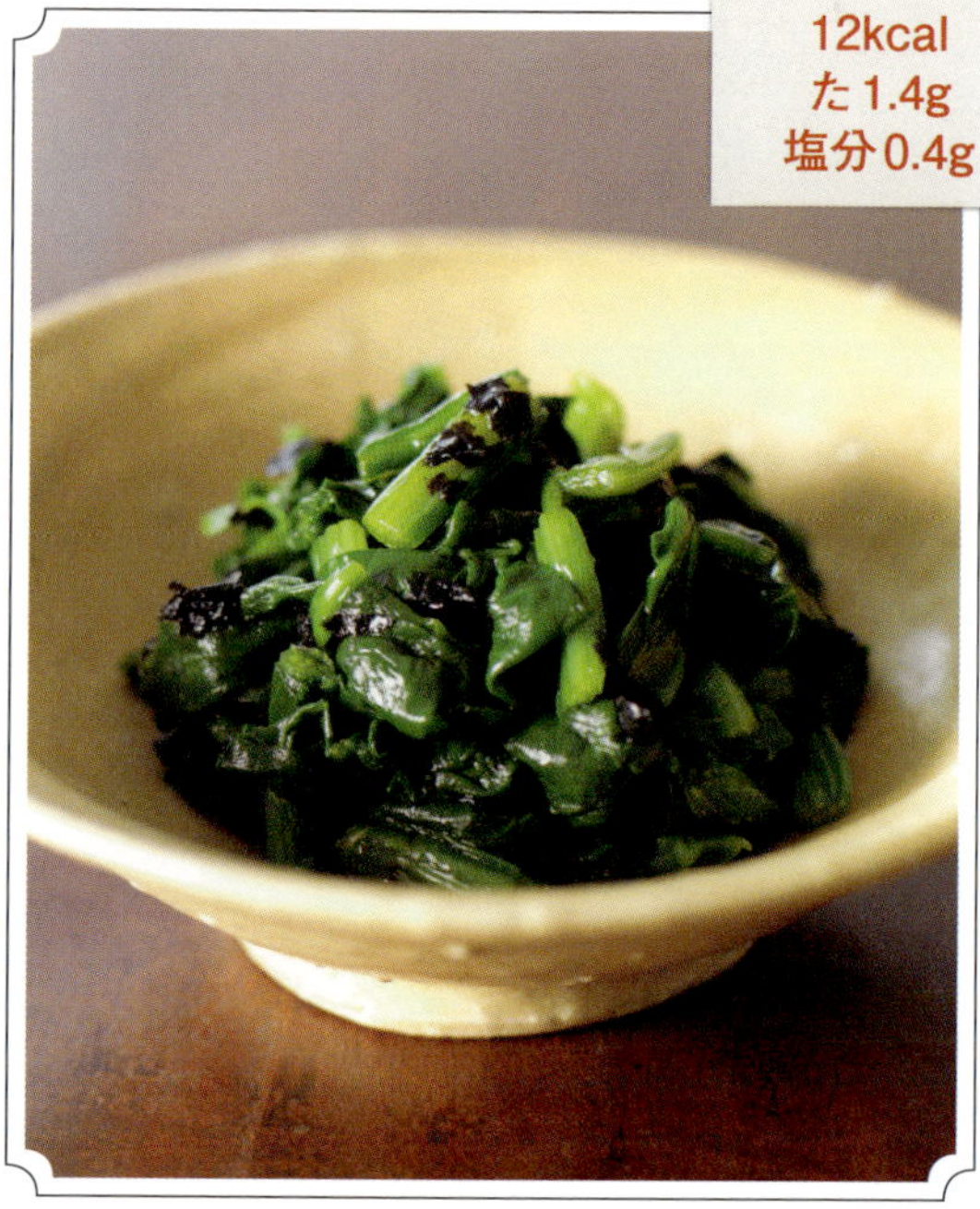

12kcal
た 1.4g
塩分 0.4g

### 材料［2人分］

ほうれんそう…100g
焼きのり（ちぎる）…¼枚
しょうゆ…小さじ1

### 作り方

①ほうれんそうは熱湯でゆで、水にとって水気をしぼる。2～3cm長さに切り、ボールに入れる。
②のり、しょうゆを加えてあえる。

小さく切ってレンジ加熱

## ブロッコリーのレンジ蒸し

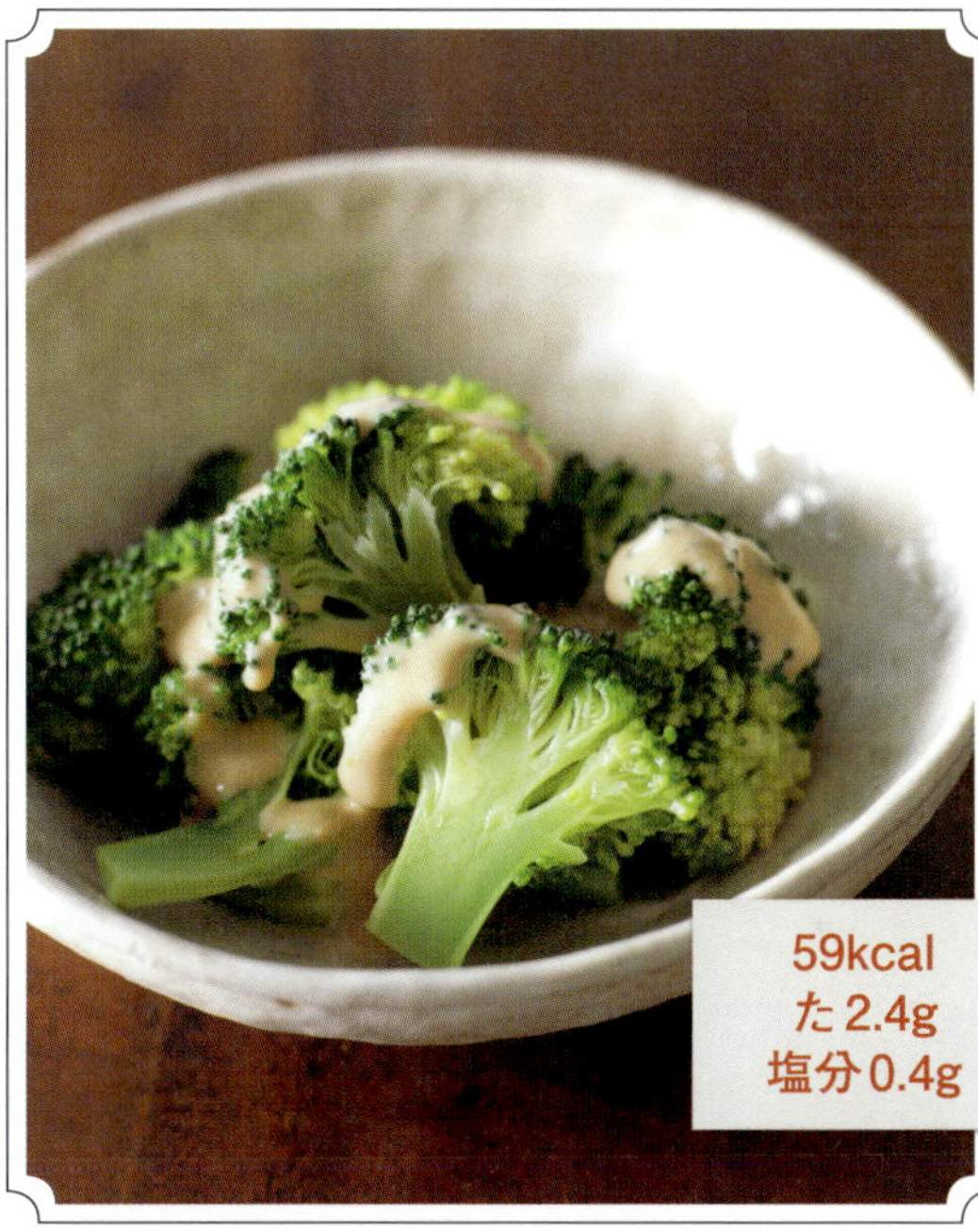

59kcal
た 2.4g
塩分 0.4g

### 材料［2人分］

ブロッコリー…½株（120g）

A
- マヨネーズ…大さじ1
- 練りわさび…小さじ⅙
- しょうゆ…小さじ½

### 作り方

①ブロッコリーは小房に分け、さらに房を2～4つ割りにする。茎は皮をむき、食べやすく切る。

②①を耐熱皿に並べ、ラップをして電子レンジで2分～2分30秒（500W）加熱する。器に盛る。

③Aを合わせて、ブロッコリーにかける。

とうふで味も舌ざわりもソフト

## ほうれんそうの白あえ

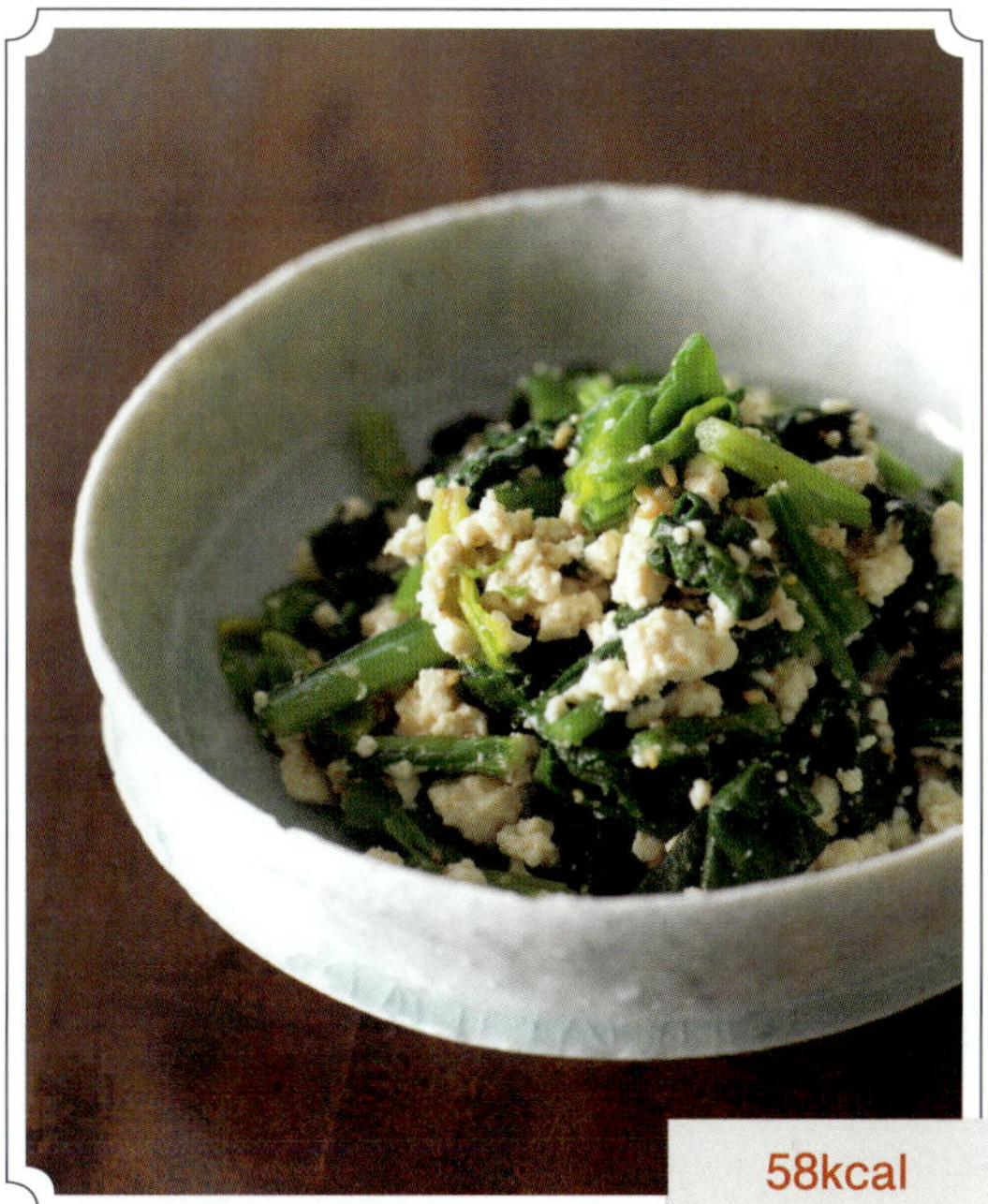

58kcal
た 4.2g
塩分 0.6g

### 材料［2人分］

ほうれんそう…100g

とうふ（もめん）…80g

A
- すりごま（白）…大さじ1
- 砂糖…小さじ1
- しょうゆ…小さじ½
- 塩…少々

### 作り方

①ほうれんそうは熱湯でゆで、水にとって水気をしぼる。2㎝長さに切る。しょうゆ小さじ½（材料外）をかけて再度しぼる。

②とうふは耐熱皿にのせ、ラップなしで電子レンジで約1分（500W）加熱する。水気をきり、さます。

③とうふを泡立器（またはゴムべら）でつぶし、Aを加えて混ぜる。ほうれんそうを入れてあえる。

しっとりとしてのどごしよい

## ブロッコリーのスープあん

45kcal
た2.3g
塩分0.9g

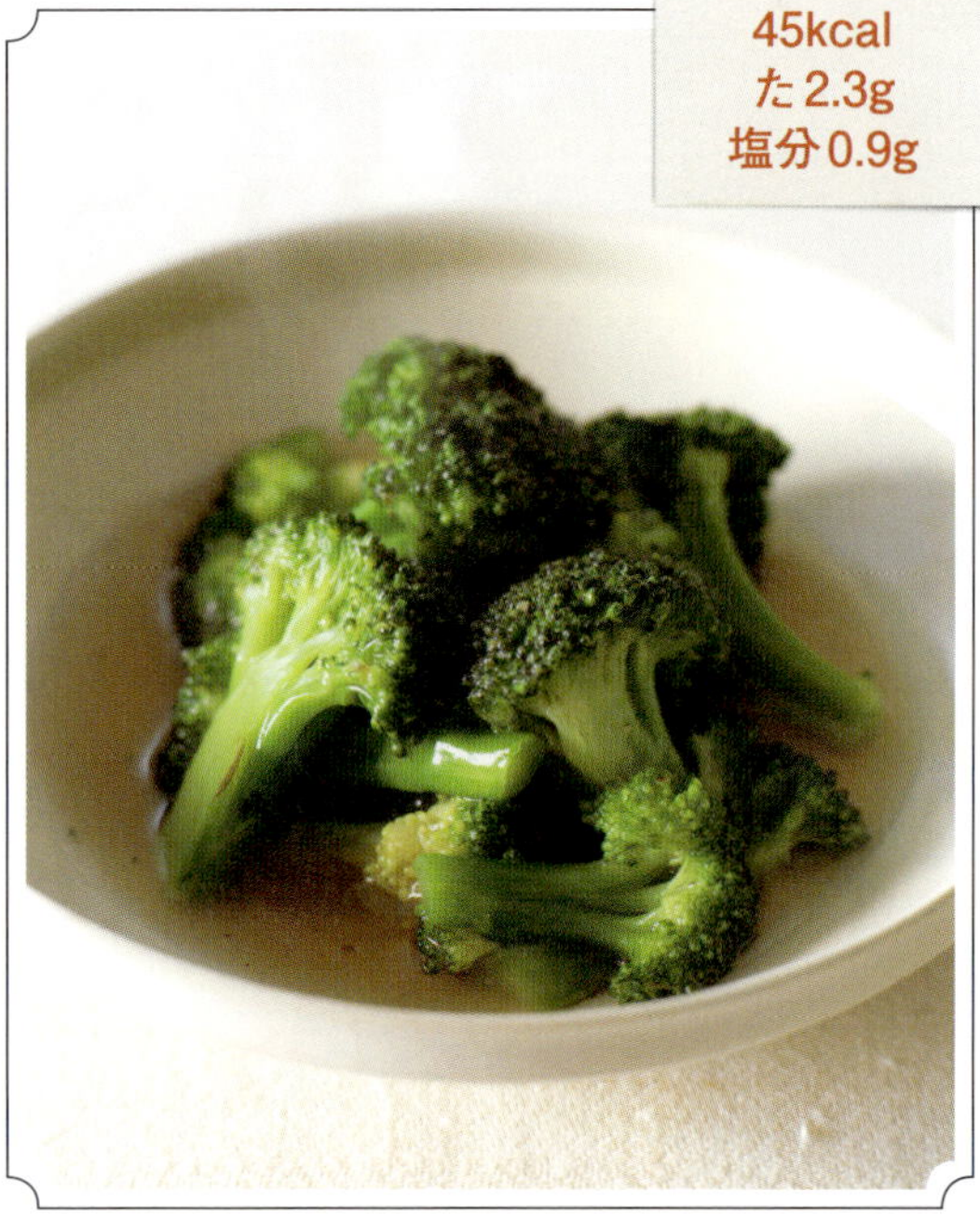

### 材料［2人分］

ブロッコリー…½株（120g）
サラダ油…小さじ1

A
- 水…200mℓ
- スープの素…小さじ1
- しょうゆ…小さじ½
- かたくり粉…大さじ½
- こしょう…少々

### 作り方

①ブロッコリーは小房に分け、さらに房を2〜4つ割りにする。茎は皮をむき、食べやすく切る。
②**A**は合わせる。
③フライパンに油を温め、①を中火で1分ほど炒める。**A**を混ぜてから加え、混ぜながら加熱する。煮立ったら弱火にして1分ほど煮る。

スプーンで食べる新鮮おかず

## ブロッコリーのマカロニサラダ

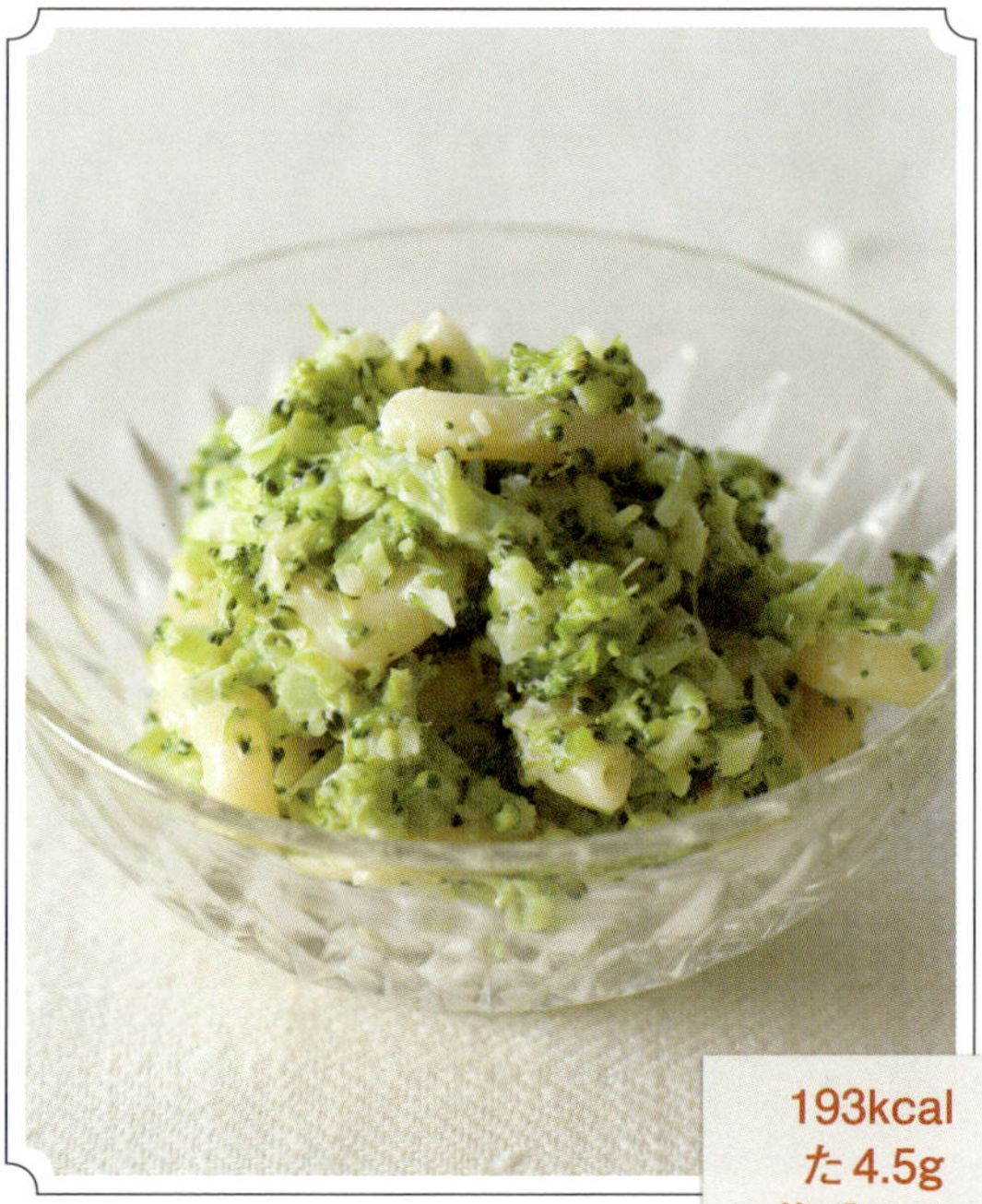

193kcal
た4.5g
塩分0.7g

### 材料［2人分］

ブロッコリー…½株（120g）
マカロニ…30g
マヨネーズ…大さじ3
塩・こしょう…各少々

### 作り方

①ブロッコリーは粗みじん切りにする。
②鍋に湯を沸かし、マカロニとブロッコリーを入れ、マカロニの表示の時間ゆでる。ざるにとってさます。
③②をマヨネーズであえ、塩、こしょうで味をととのえる。

モリモリ食べられる

## キャベツの蒸し煮

25kcal
た 0.9g
塩分 0.2g

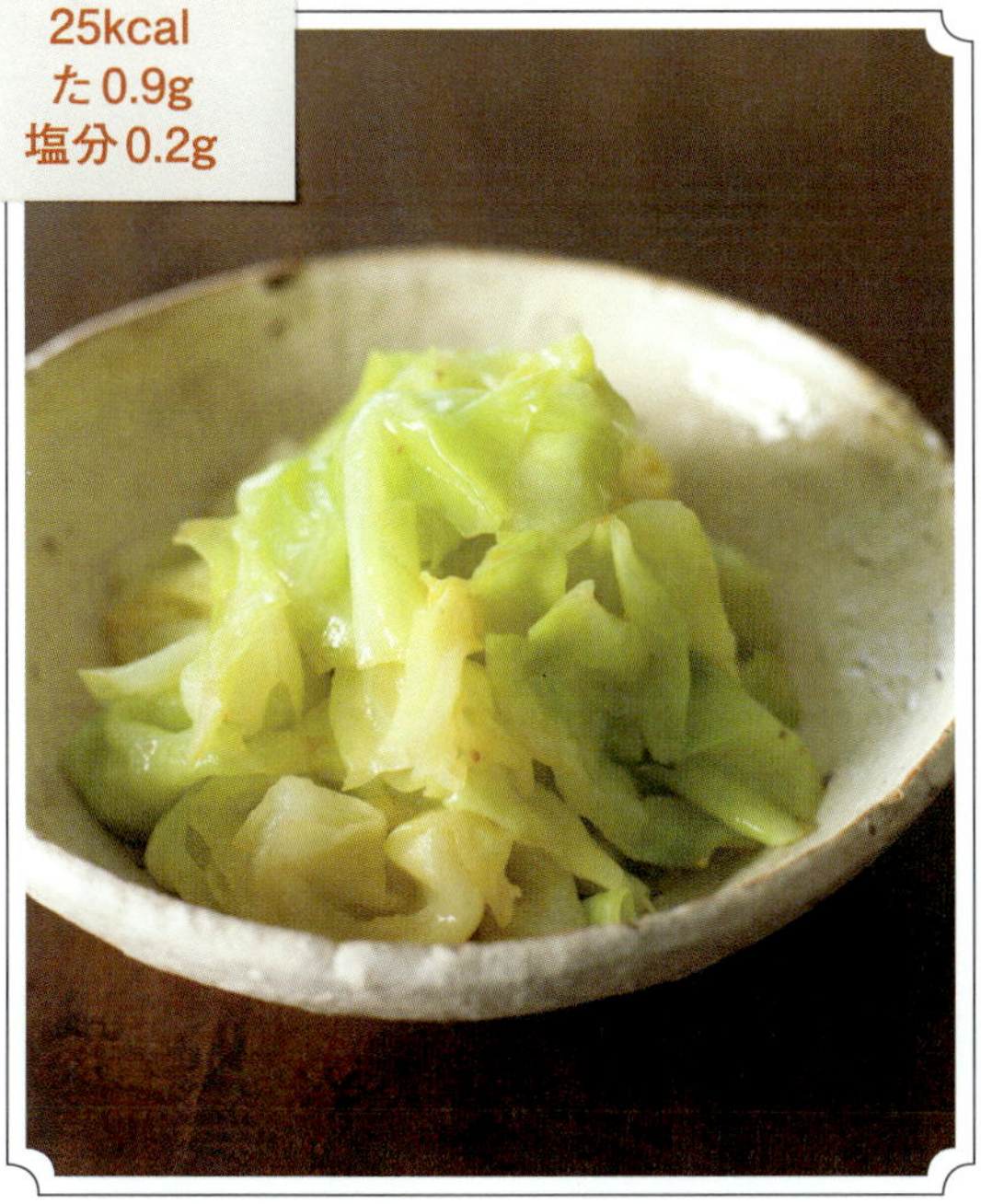

### 材料［2人分］

キャベツ…150g
サラダ油…小さじ½
水…大さじ1
塩・こしょう…各少々

### 作り方

①キャベツは食べやすい大きさのざく切りにする。
②フライパンに油を中火で温め、キャベツをざっと炒める。分量の水を加え、弱火にしてふたをし、1分ほど蒸し煮にする。
③ふたをとって水気をとばし、塩、こしょうをふる。

湯をかけ、しんなりと

## キャベツのごま酢あえ

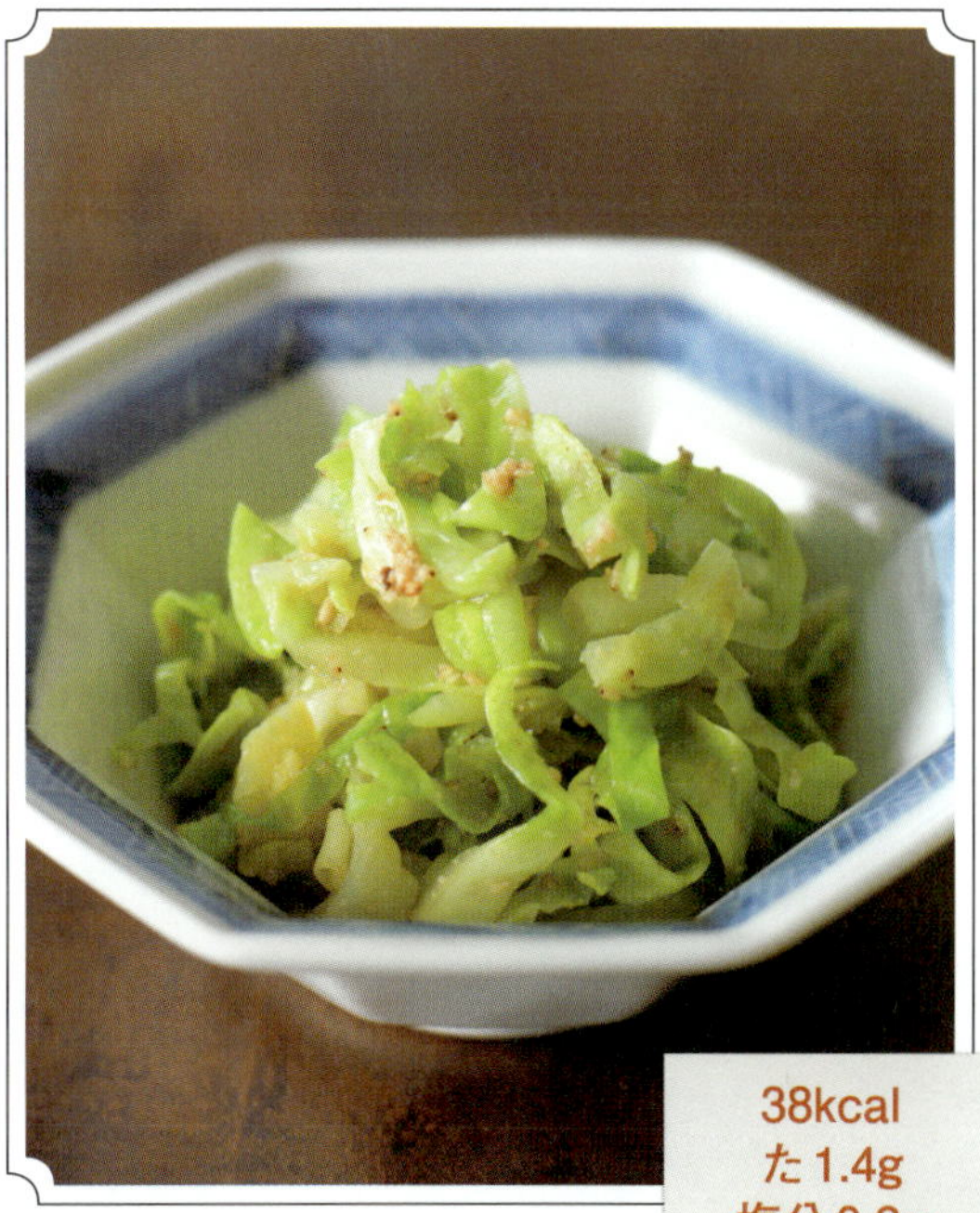

38kcal
た 1.4g
塩分 0.2g

### 材料［2人分］

キャベツ…150g
A
すりごま（白）…大さじ1
砂糖…大さじ½
酢…大さじ1
しょうゆ…小さじ½

### 作り方

①キャベツは4～5㎝長さの細切りにする。ざるに入れ、熱湯を回しかける。粗熱がとれたら、水気をしぼる。
②ボールに**A**を合わせ、キャベツを入れてあえる。

薄く切ってゆで時間短縮

## ミニ ふろふきだいこん

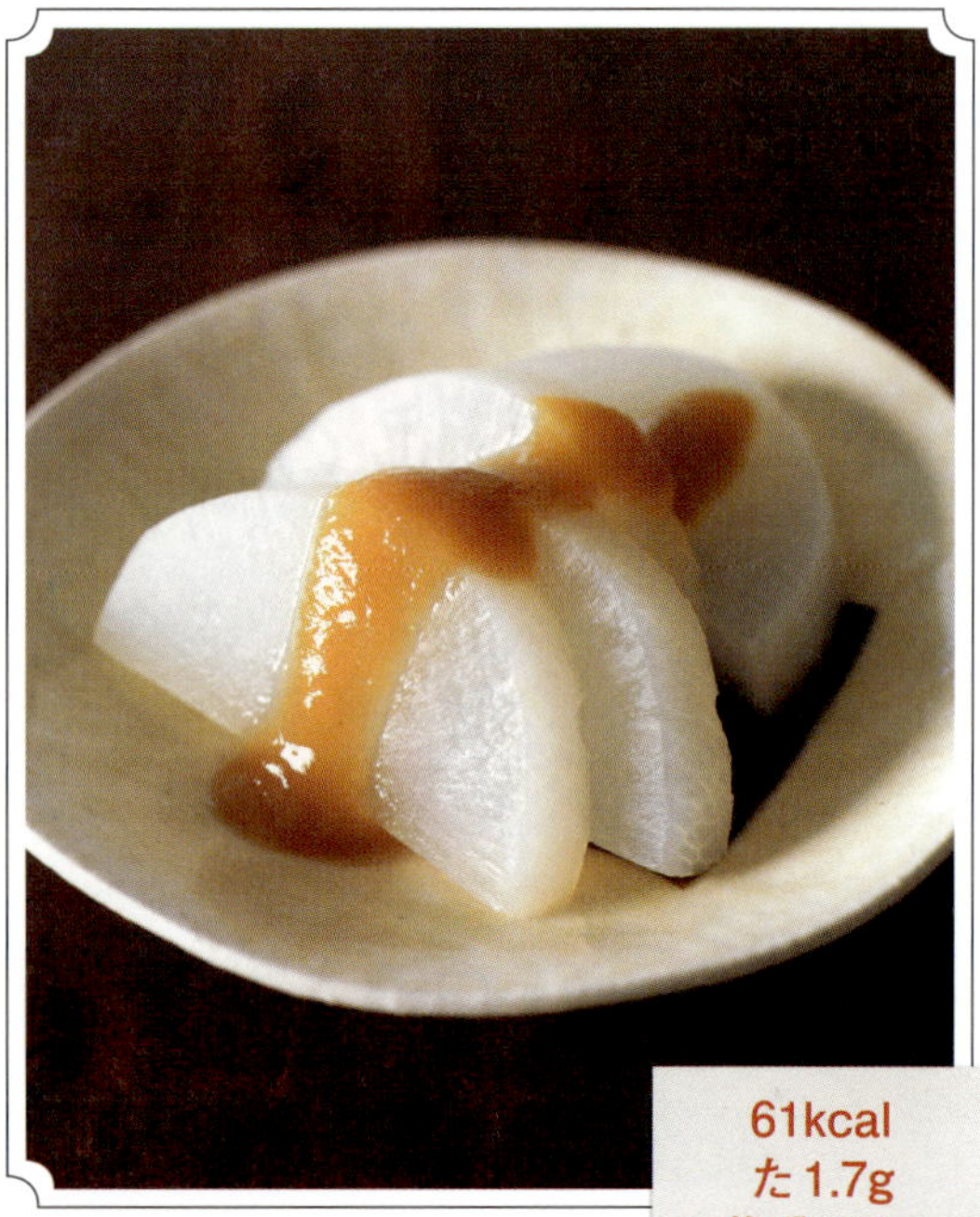

61kcal
た1.7g
塩分1.2g

### 材料［2人分］

だいこん…250g
こんぶ…5㎝
〈練りみそ〉
砂糖…大さじ½
みそ…大さじ1
みりん…大さじ1
水…大さじ1

### 作り方

①だいこんは皮を厚めにむき、1㎝厚さの半月切りにする。
②鍋に、こんぶとだいこん、かぶるくらいの水を入れ、ふたをして火にかける。沸騰したら弱火にして約15分、だいこんをやわらかく煮る。
③小鍋に練りみその材料を合わせて弱火にかけ、混ぜながらひと煮立ちさせる。
④だいこんを盛りつけ、練りみそをかける。

肉を増やせば主菜にもなる

## だいこんの炒め煮

113kcal
た5.5g
塩分1.2g

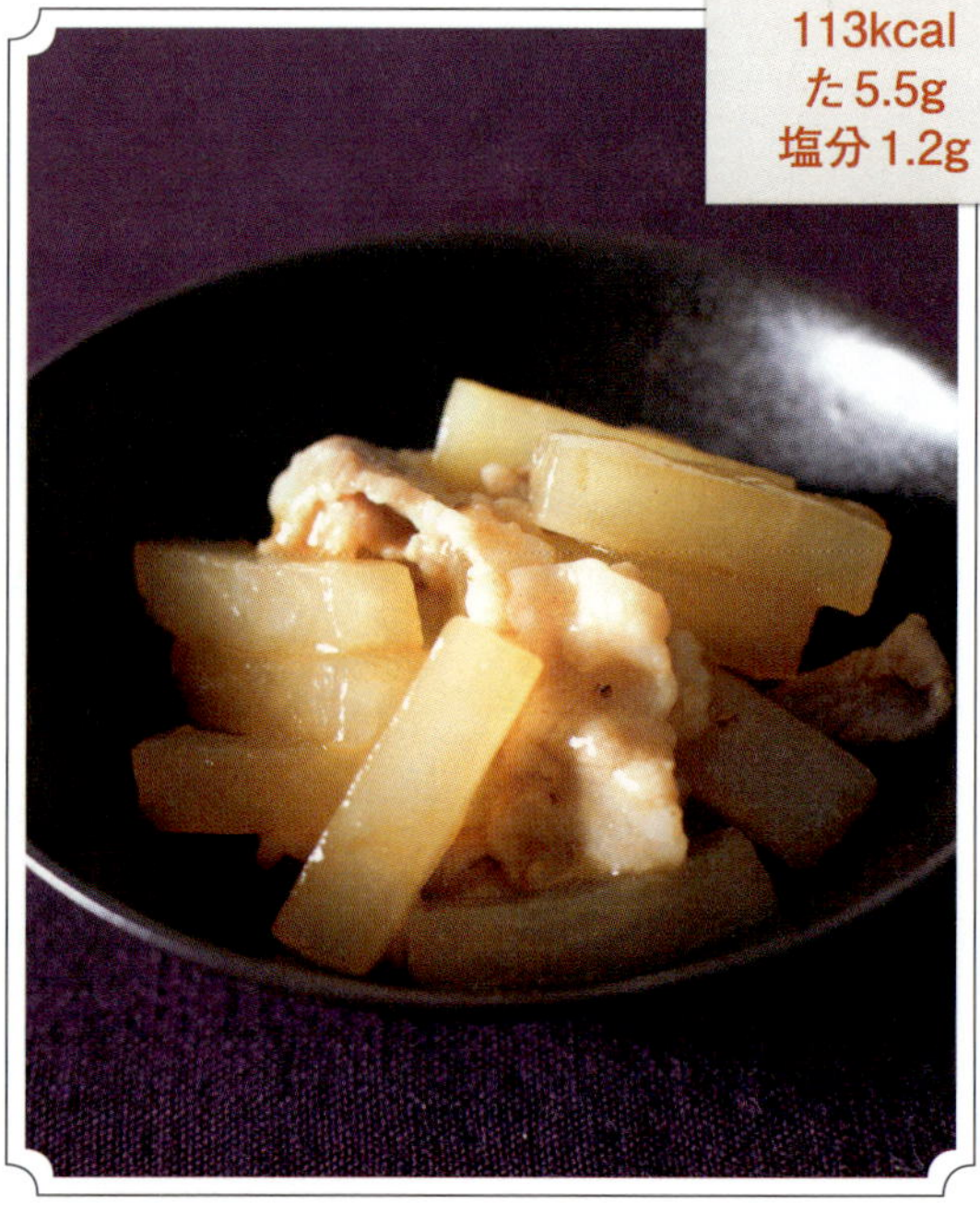

### 材料［2人分］

だいこん…150g
豚肉（こま切れ）…50g
ごま油…大さじ½
A
水…100㎖
砂糖…小さじ½
スープの素…小さじ½
オイスターソース…小さじ2
こしょう…少々
B
かたくり粉…小さじ½
水…小さじ1

### 作り方

①だいこんは3㎝長さ、7～8㎜角の拍子木切りにする。豚肉は1㎝幅に切る。
②フライパンにごま油を温め、①を中火で炒める。弱火にし、**A**を加え、ふたをして7～8分煮る。
③だいこんがやわらかくなったら、**B**を合わせて加え、とろみをつける。

シャキシャキ感がおいしい

## だいこんのゆかり風味

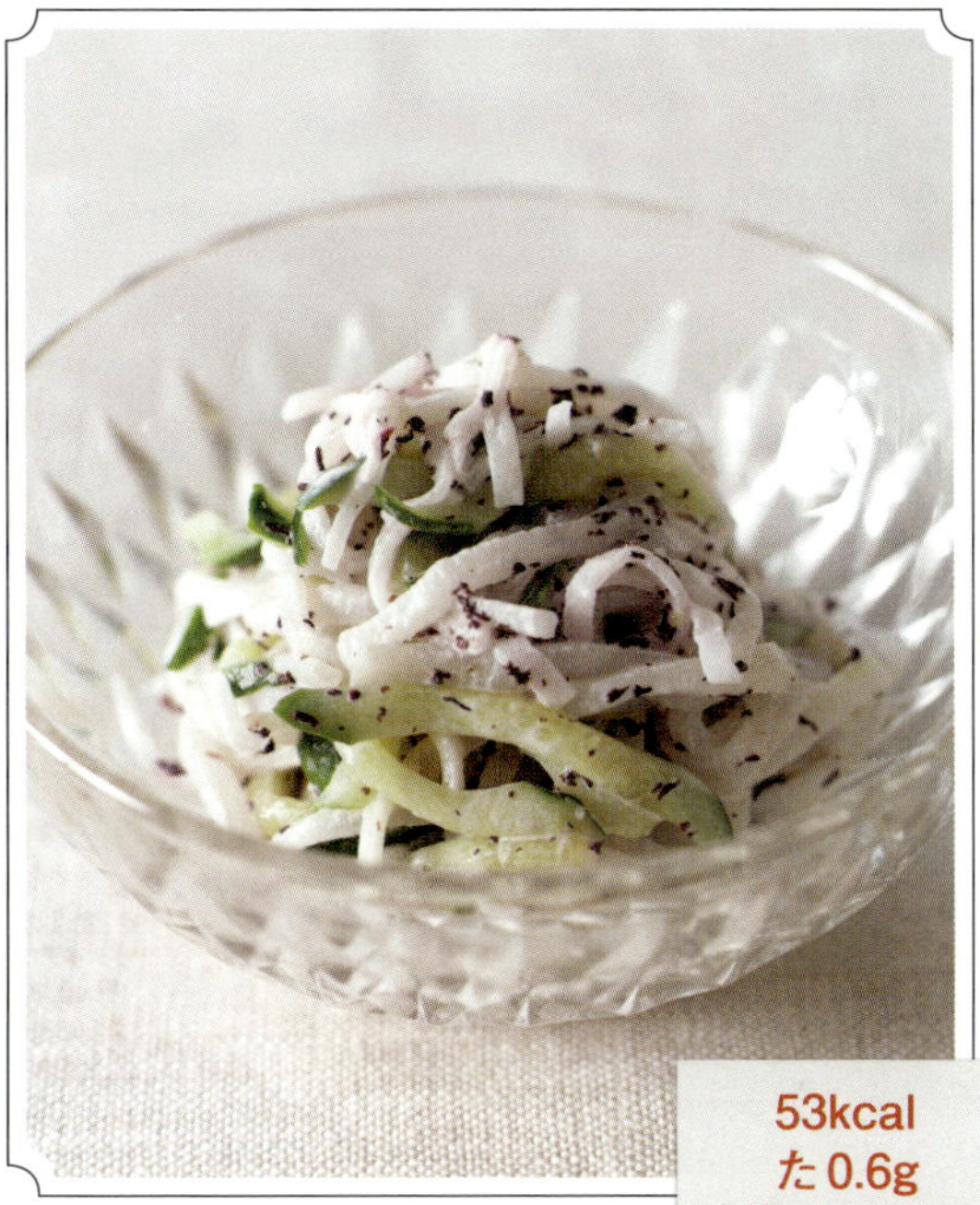

53kcal
た 0.6g
塩分 0.5g

### 材料［2人分］

だいこん…100g
きゅうり…½本
　塩…小さじ⅛
A［ マヨネーズ…大さじ1
　　ゆかり…小さじ½

### 作り方

①だいこんは細切りにする。きゅうりは斜め薄切りにしてから、細切りにする。ボールに合わせ、塩をふってもみ、5分ほどおく。
②①の水気をしぼり、**A**であえる。

さっぱりとおいしい浅漬け風

## だいこんのゆず茶あえ

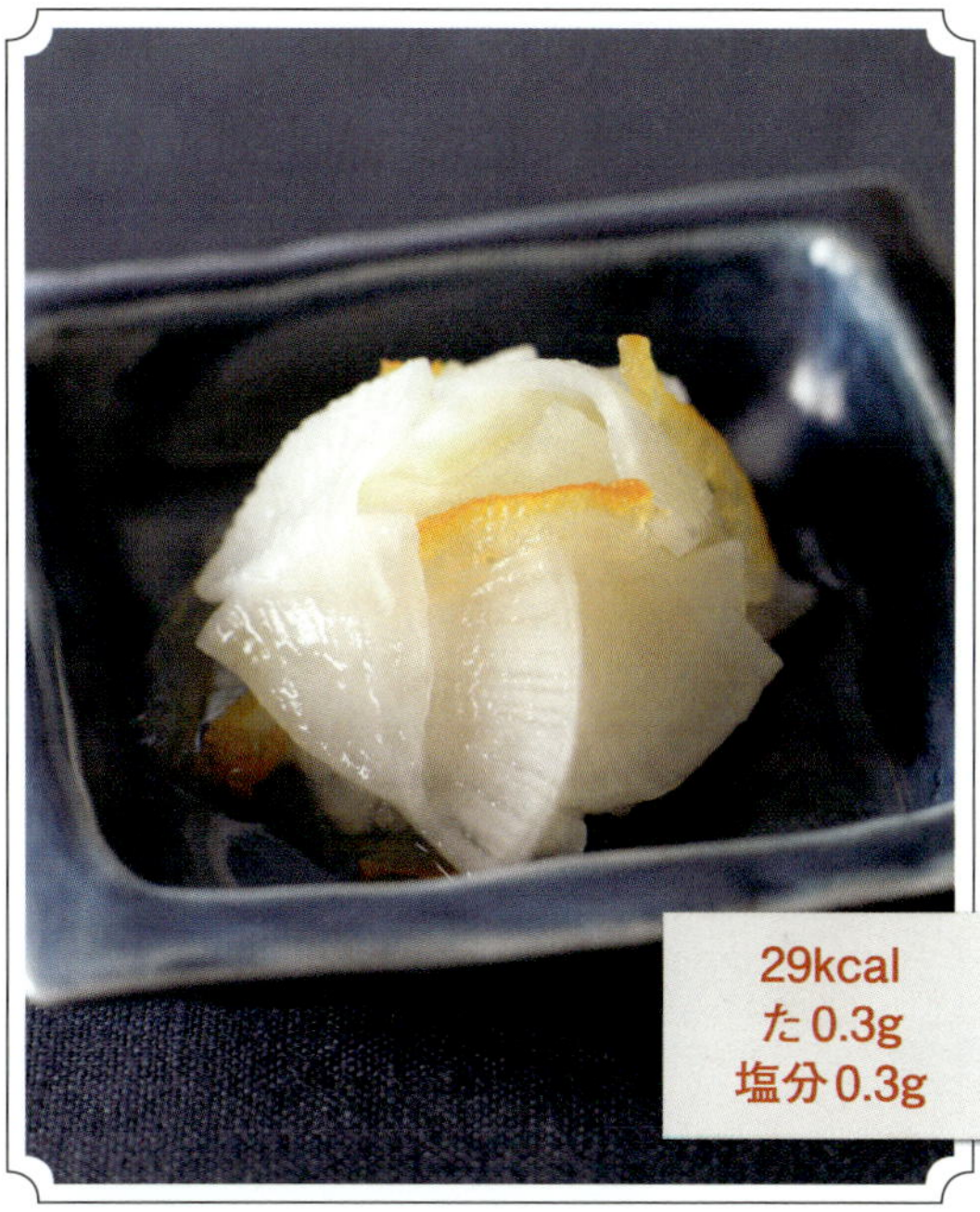

29kcal
た 0.3g
塩分 0.3g

### 材料［2人分］

だいこん…150g
　塩…小さじ¼
ゆず茶*…小さじ2
酢…大さじ1

*ジャムのようなゆずの砂糖漬け。マーマレードでも。

### 作り方

①だいこんは薄いいちょう切りにし、塩をふって5分ほどおく。
②だいこんの水気をしぼり、ゆず茶と酢であえる。

かぶは炒め調理もありです

## かぶのベーコン炒め

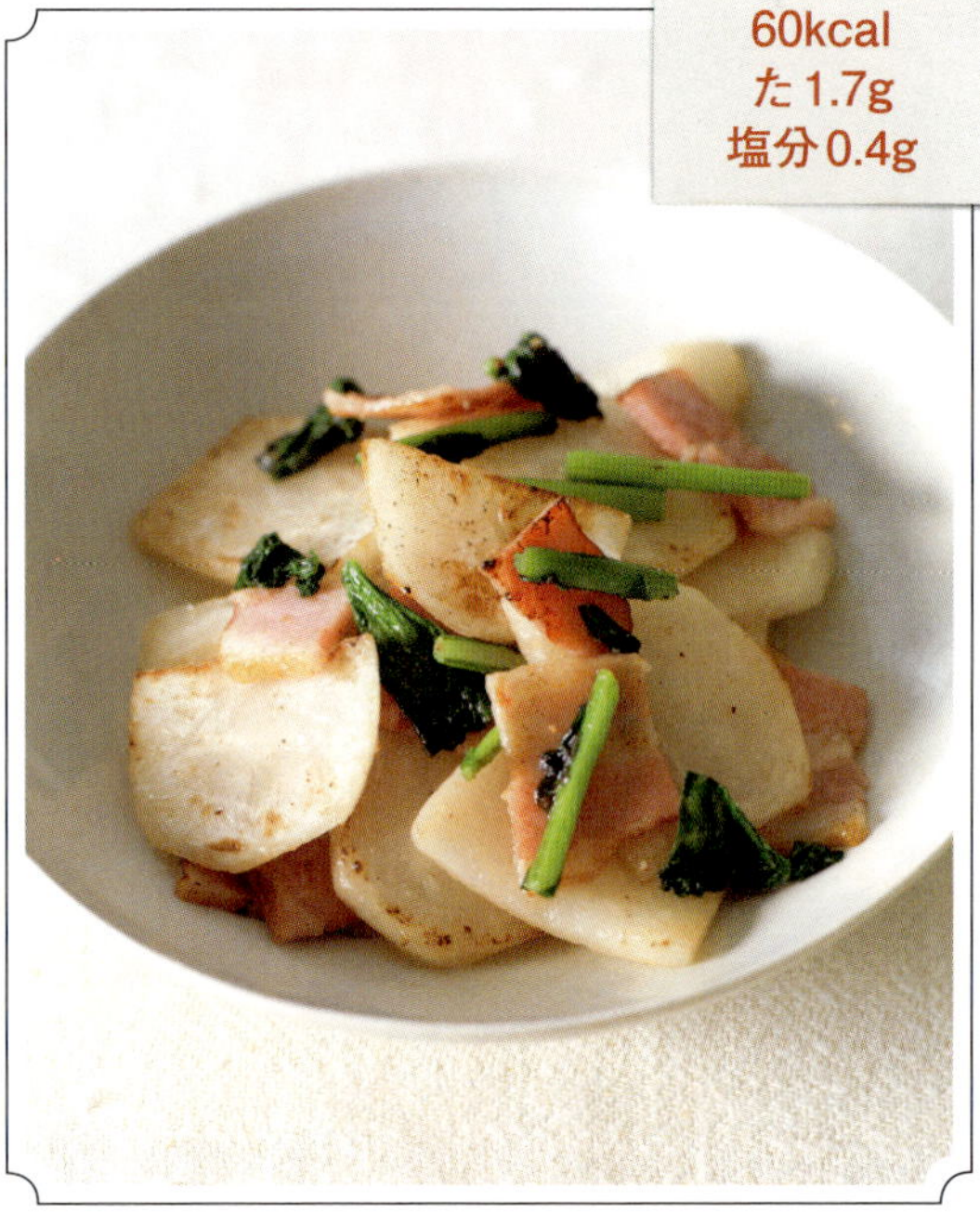

60kcal
た 1.7g
塩分 0.4g

### 材料［2人分］

かぶ…小2個（100g）
かぶの葉…10g
ベーコン…1枚
サラダ油…小さじ½
塩・こしょう…各少々

### 作り方

①かぶは皮をむき、縦半分に切って端から5㎜厚さに切る。かぶの葉は約2㎝長さに切る。
②ベーコンは1.5㎝角に切る。
③フライパンに油を温める。ベーコンを中火で軽く炒め、かぶと葉を加え、1分半ほど炒める。塩、こしょうをふる。

しょうががきいた一品

## かぶの中華あえ

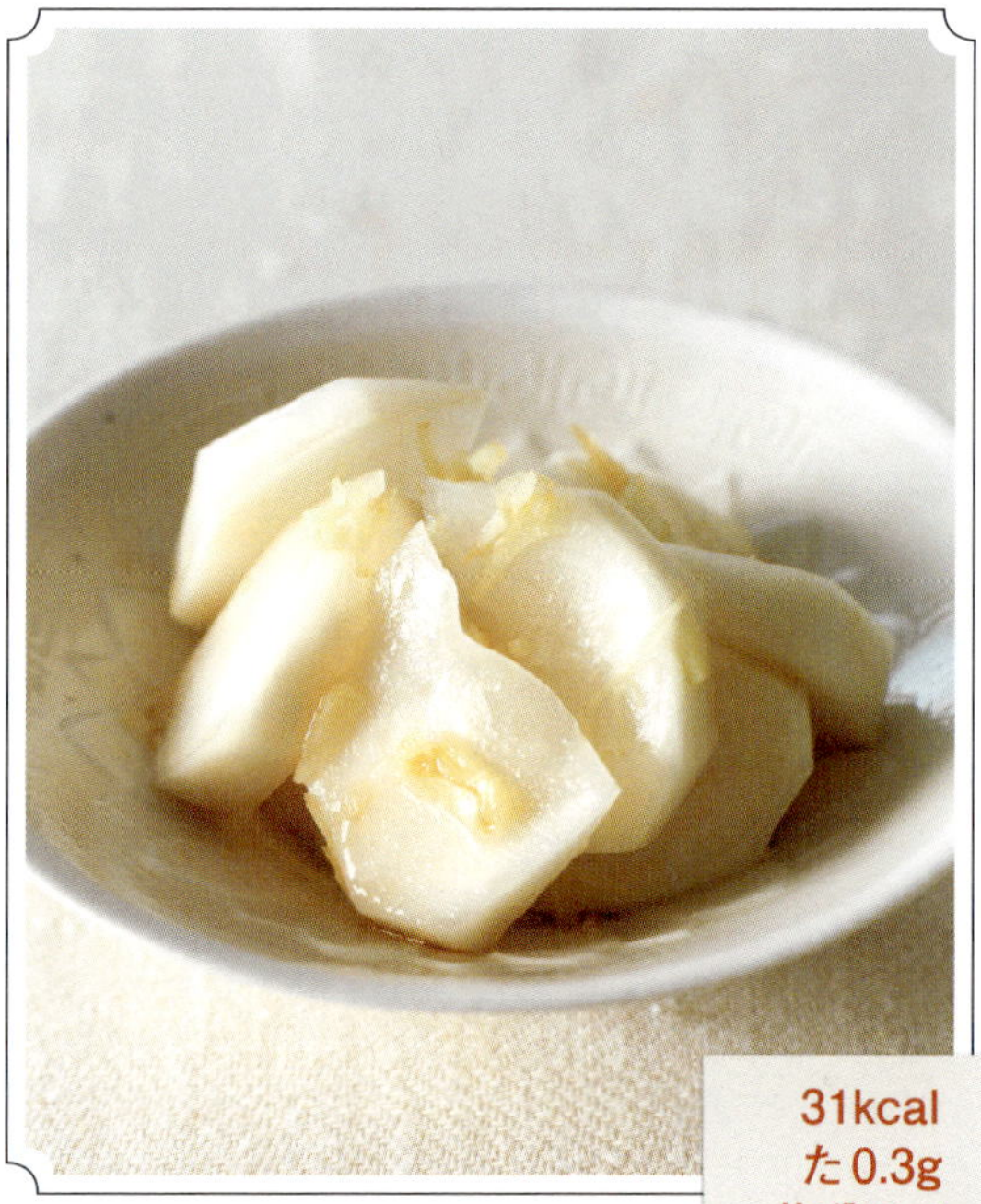

31kcal
た 0.3g
塩分 0.4g

### 材料［2人分］

かぶ…小2個（100g）
　塩…少々
しょうが…小1かけ（3g）
A
　酢…大さじ½
　砂糖…小さじ¼
　塩…少々
　ごま油…小さじ1

### 作り方

①かぶは皮をむき、7～8㎜厚さのくし形に切る。塩をふってもみ、5分ほどおく。水気をしぼる。
②しょうがはせん切りにする。
③ボールにAを合わせ、①と②を入れてあえる。

ごはんに合うほっこり味

# 長いもの 煮もの

104kcal
た 4.2g
塩分 0.4g

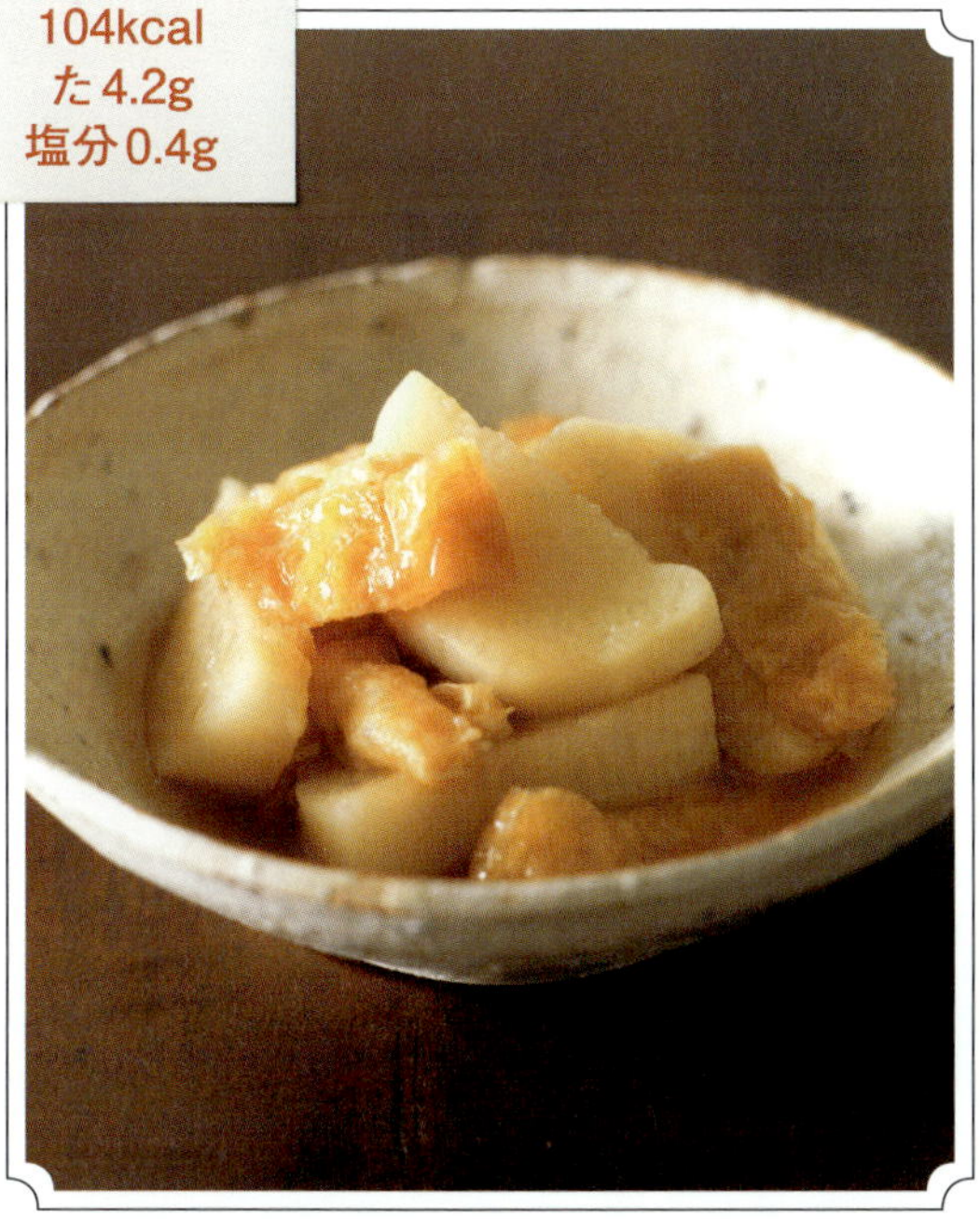

### 材料［2人分］

長いも…150g
油揚げ…１枚（25g）

A
- だし…150㎖
- みりん…小さじ２
- しょうゆ…小さじ１

### 作り方

①長いもは皮をむいて７～８㎜厚さの半月切りにする。油揚げは１㎝幅に切る。
②鍋に①と**A**を入れて火にかけ、ふたをして弱めの中火で５～６分煮る。

チーズが香ばしく、おやつにも

# 長いもの 落とし焼き

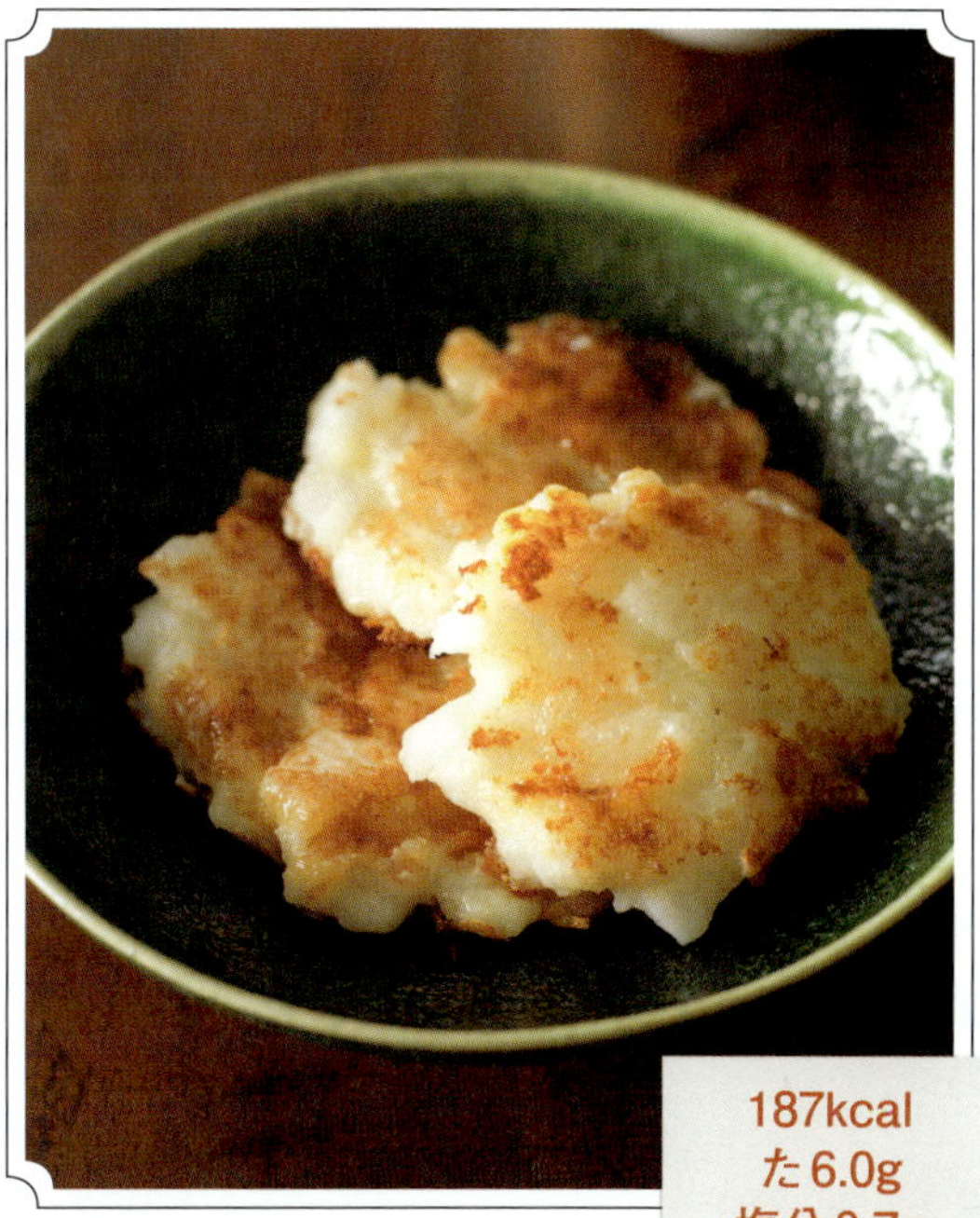

187kcal
た 6.0g
塩分 0.7g

### 材料［2人分］

長いも…150g
スライスチーズ…２枚
小麦粉…大さじ１・½
サラダ油…大さじ１
しょうゆ…少々

### 作り方

①長いもは皮をむいて６つくらいに切り、ポリ袋に入れる。袋の上からめん棒などでたたいて長いもを細かくつぶす。
②チーズは１㎝角ほどにちぎり、チーズと小麦粉を①の袋に加える。もんで混ぜる。
③フライパンに油を温める。袋の隅を少し切って中身をフライパンに約６個に落とし入れる。中火で約３分焼き、焼き色がついたら返し、裏も３分焼く。
④しょうゆをつけて食べる（のりで巻いてもおいしい）。

あんの汁気で食べやすい

## かぼちゃの生《しょう》姜《が》あん

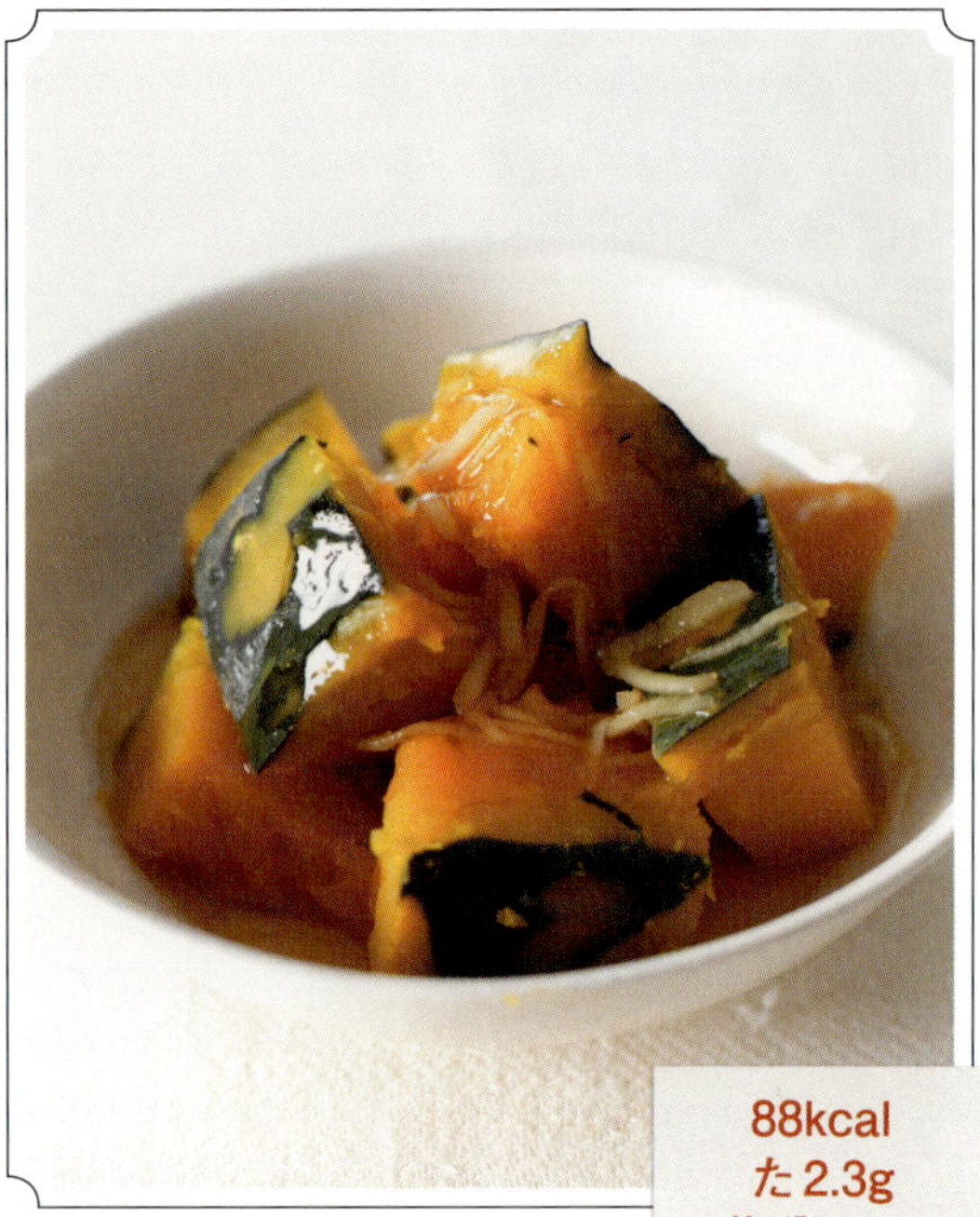

88kcal
た 2.3g
塩分 0.7g

### 材料［2人分］

かぼちゃ…200g
しょうが…小1かけ（5g）

A
- だし…200mℓ
- しょうゆ…小さじ1
- みりん…小さじ½
- 塩…少々

B
- かたくり粉…小さじ½
- 水…小さじ1

### 作り方

①かぼちゃはところどころ皮をむく。2cm角くらいに切る。しょうがはせん切りにする。
②鍋に**A**とかぼちゃを入れ、ふたをして火にかける。沸騰したら弱火にし、かぼちゃがやわらかくなるまで5～6分煮る。
③**B**は混ぜる。鍋の煮汁にしょうがを加え、**B**を加えてとろみをつける。

かぼちゃはレンジ加熱向き

## かぼちゃのレンジ蒸し

98kcal
た 2.8g
塩分 0.3g

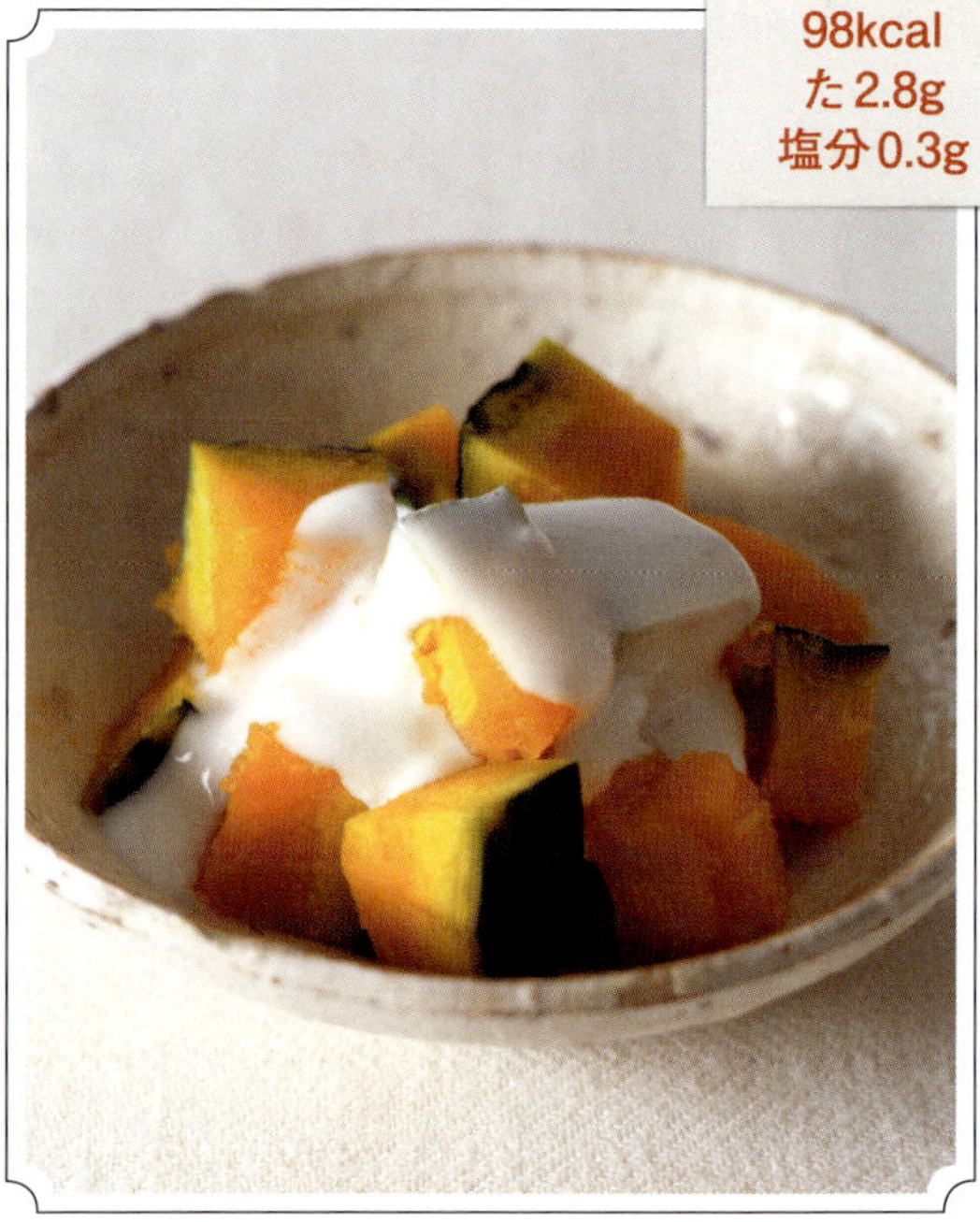

### 材料［2人分］

かぼちゃ…200g

A
- プレーンヨーグルト…大さじ4
- レモン汁…小さじ½
- 砂糖・塩…各少々
- こしょう…少々

### 作り方

①かぼちゃはところどころ皮をむく。1.5cm角くらいに切る。耐熱皿に並べ、ラップをして電子レンジで2分30秒～3分（500W）加熱する。ラップをしたままむらし、器に盛りつける。
②**A**を合わせ、かける。

マヨネーズは油と味の二役

# かぼちゃのマヨネーズ焼き

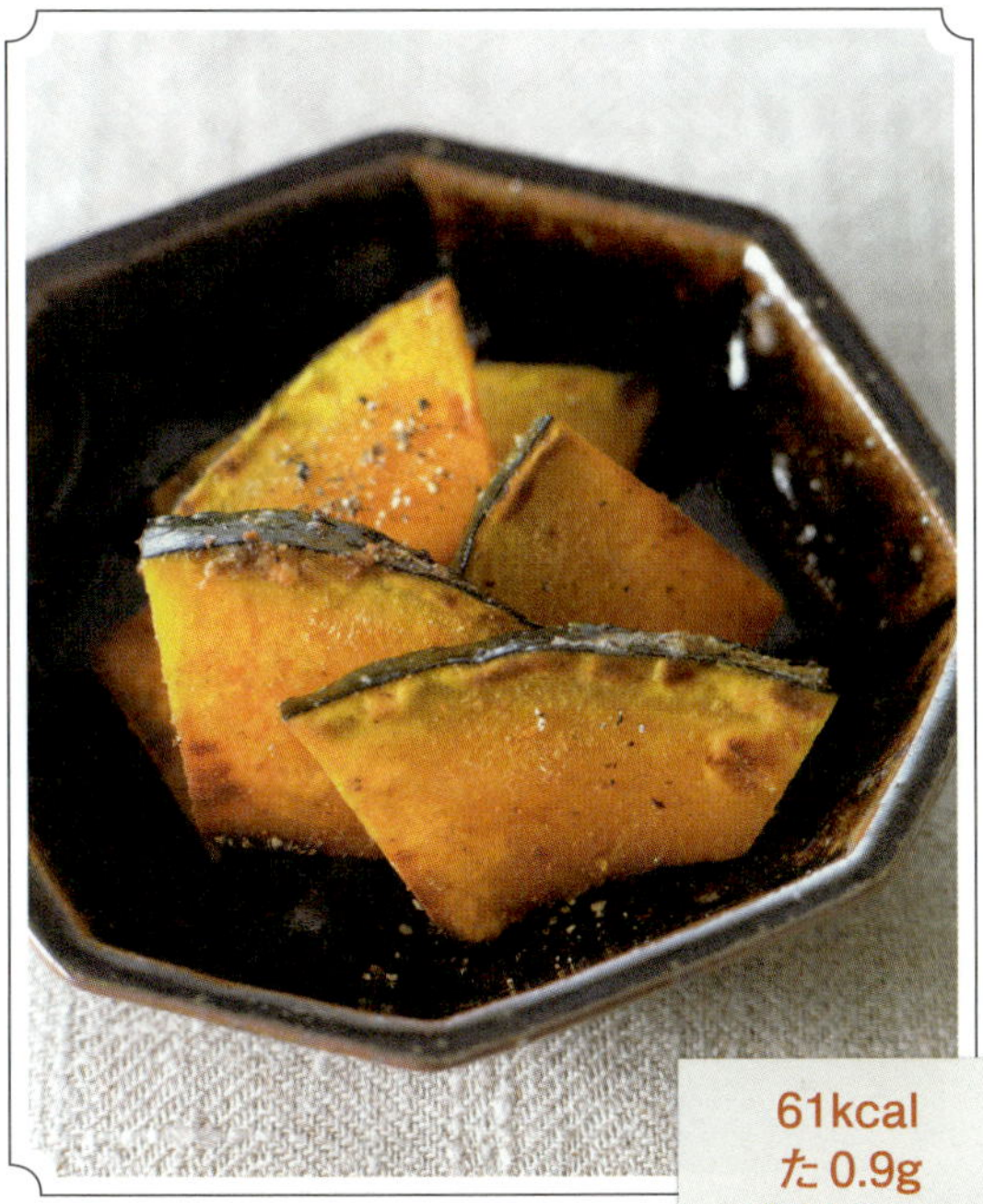

61kcal
た 0.9g
塩分 0.1g

### 材料［2人分］

かぼちゃ…100g
マヨネーズ…大さじ½
こしょう…少々

### 作り方

①かぼちゃは、約5㎝長さ、7～8㎜厚さのくし形に切る。
②フライパンにマヨネーズを入れ、弱めの中火で4～5分、かぼちゃの両面を焼く。焼き色がついたら、こしょうをふる。

つぶしやすいかぼちゃならではの

# つぶしかぼちゃの牛乳スープ

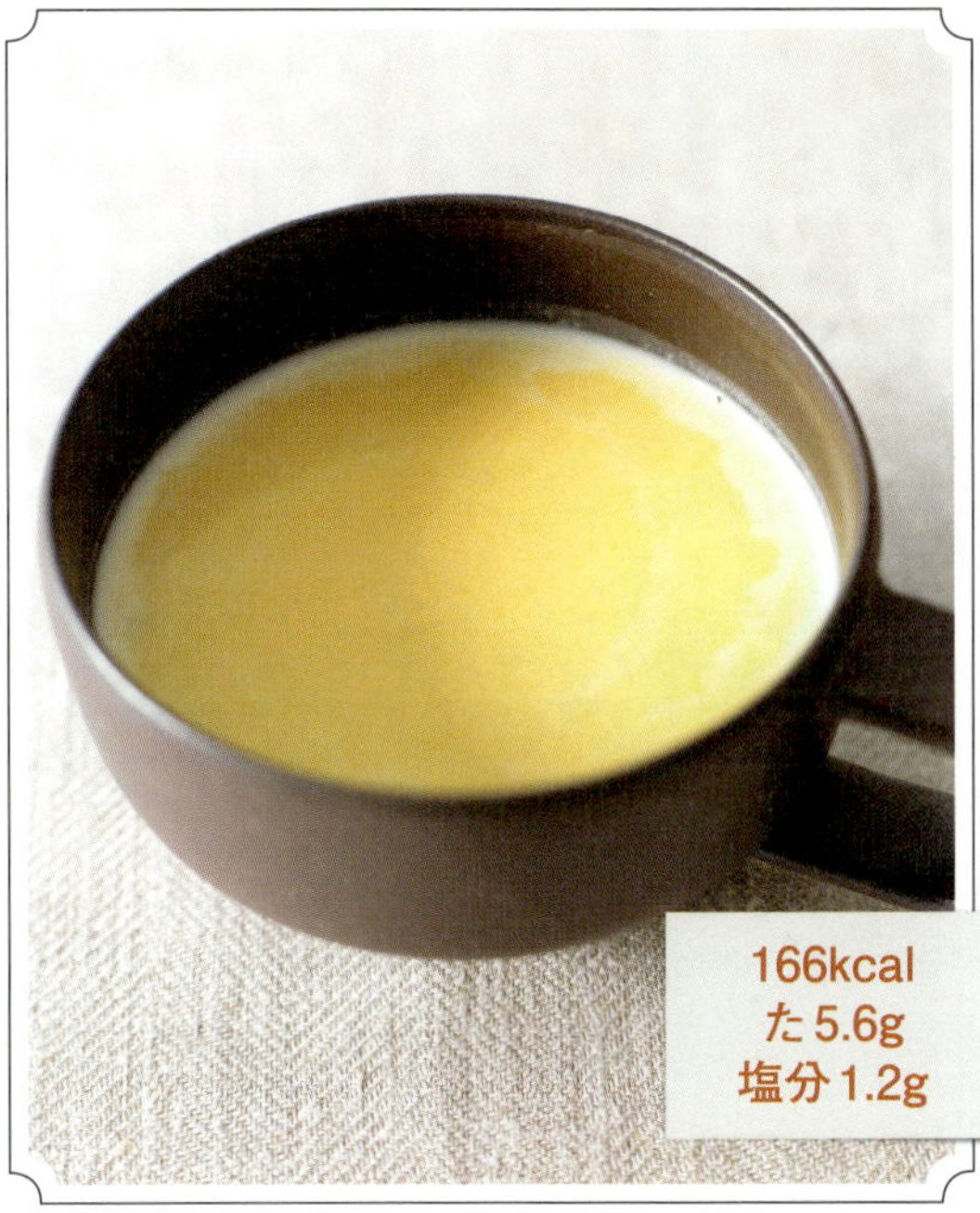

166kcal
た 5.6g
塩分 1.2g

### 材料［2人分］

かぼちゃ…270g
（またはかぼちゃのマッシュ*200g）
A ┌ 水…50mℓ
　 └ スープの素…小さじ1
牛乳…200mℓ
こしょう…少々

＊かぼちゃは、ゆでたものをつぶして（マッシュして）冷凍しておくと、便利に使える。サラダやスープ、おやつ（→p.105）などに。

### 作り方

①かぼちゃは皮を切り落とし、2～3㎝角に切る。熱湯でゆで、熱いうちにマッシャーやフォークなどでつぶす（つぶし具合はお好みで）。
②鍋に①を入れ、**A**を加えてほぐし、牛乳を加えて中火にかける。
③混ぜながら加熱し、熱くなったら、こしょうをふって火を止める。

ごはんの友になるおなじみ味

## なす味《み》噌《そ》

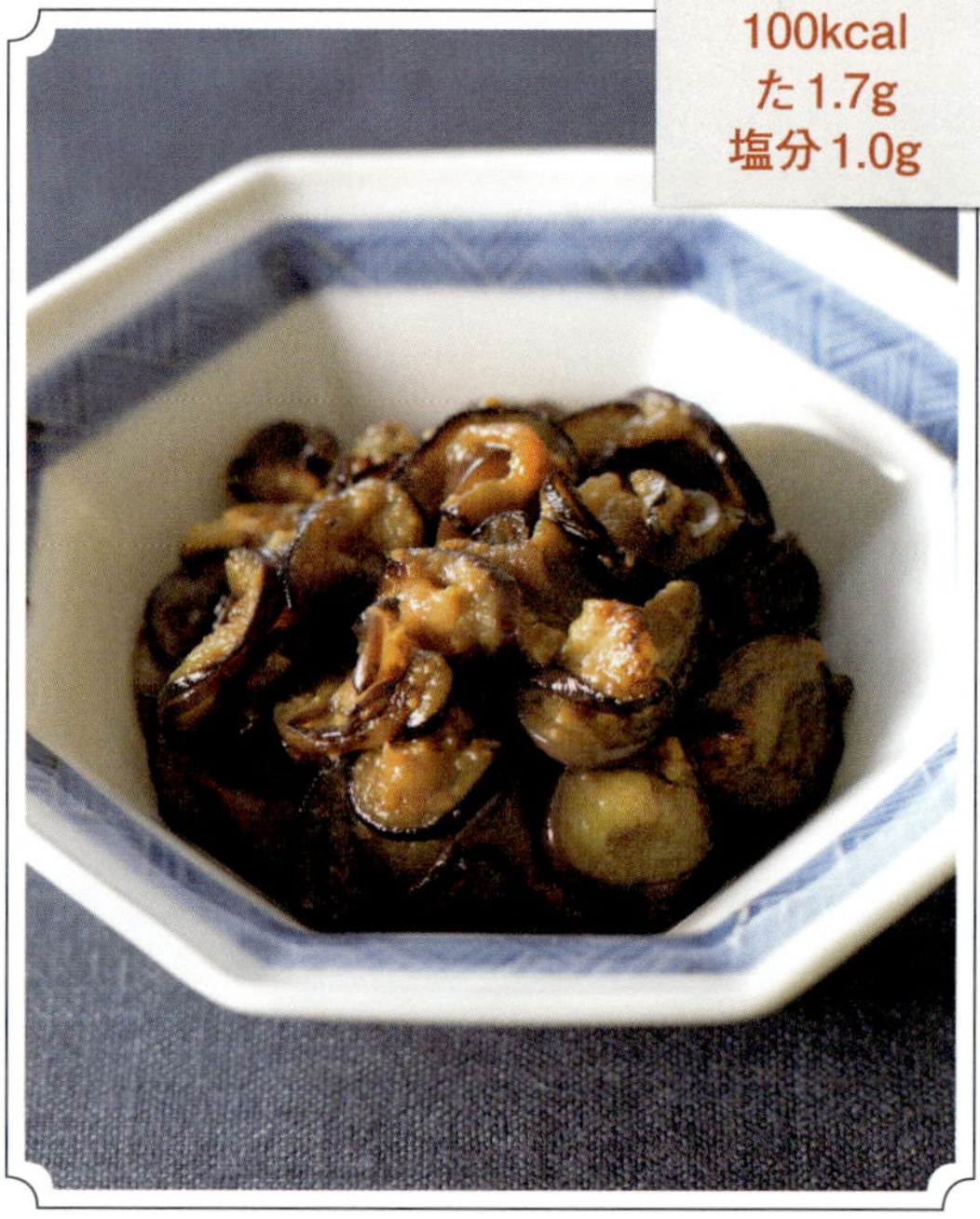

100kcal
た 1.7g
塩分 1.0g

**材料［2人分］**

なす…2個
サラダ油…大さじ1
A
- みそ…大さじ1
- 水…大さじ½
- 砂糖…小さじ⅔
- みりん…小さじ1

**作り方**

①なすは薄い半月切りにする。
②**A**は合わせる。
③フライパンになすを入れ、油をかけて全体になじませる。中火にかけて軽く炒める。薄く焼き色がついたら、**A**を加え、なすにからめながら、煮つめる。

加熱前に油をからめて使いすぎ防止

## フライパン焼きなす

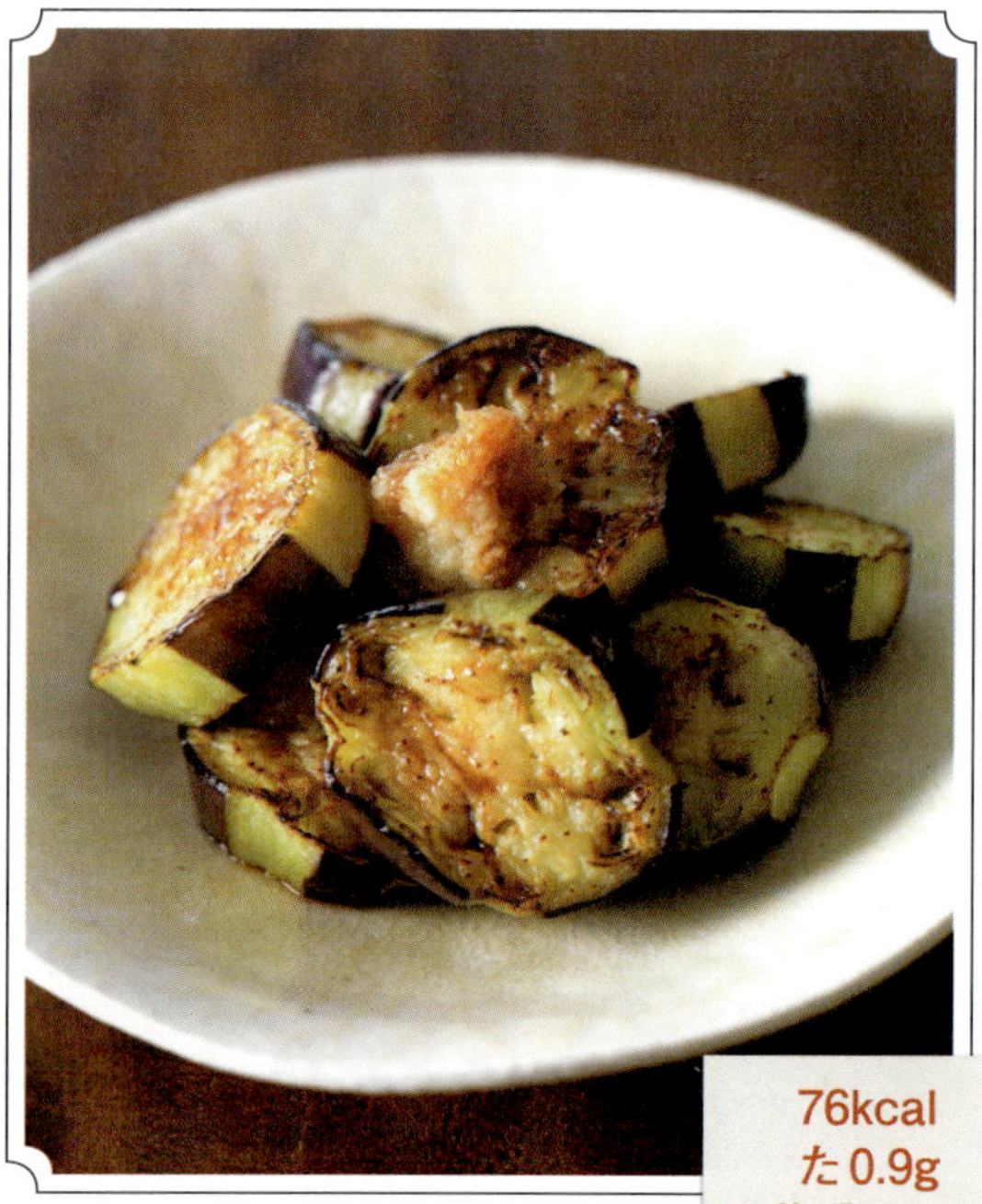

76kcal
た 0.9g
塩分 0.4g

**材料［2人分］**

なす…2個
サラダ油…大さじ1
しょうが（すりおろす）…小1かけ（5g）
しょうゆ…小さじ1

**作り方**

①なすは皮をしまもようにむく。1.5㎝厚さの輪切りにする。
②フライパンになすを入れ、油をかけて全体になじませる。中火にかけて4～5分焼き、両面に焼き色をつける。
③盛りつけて、おろししょうがをのせ、しょうゆをかけて食べる。

だしがしみこんでおいしい

## なすの田舎煮

23kcal
た 1.2g
塩分 0.5g

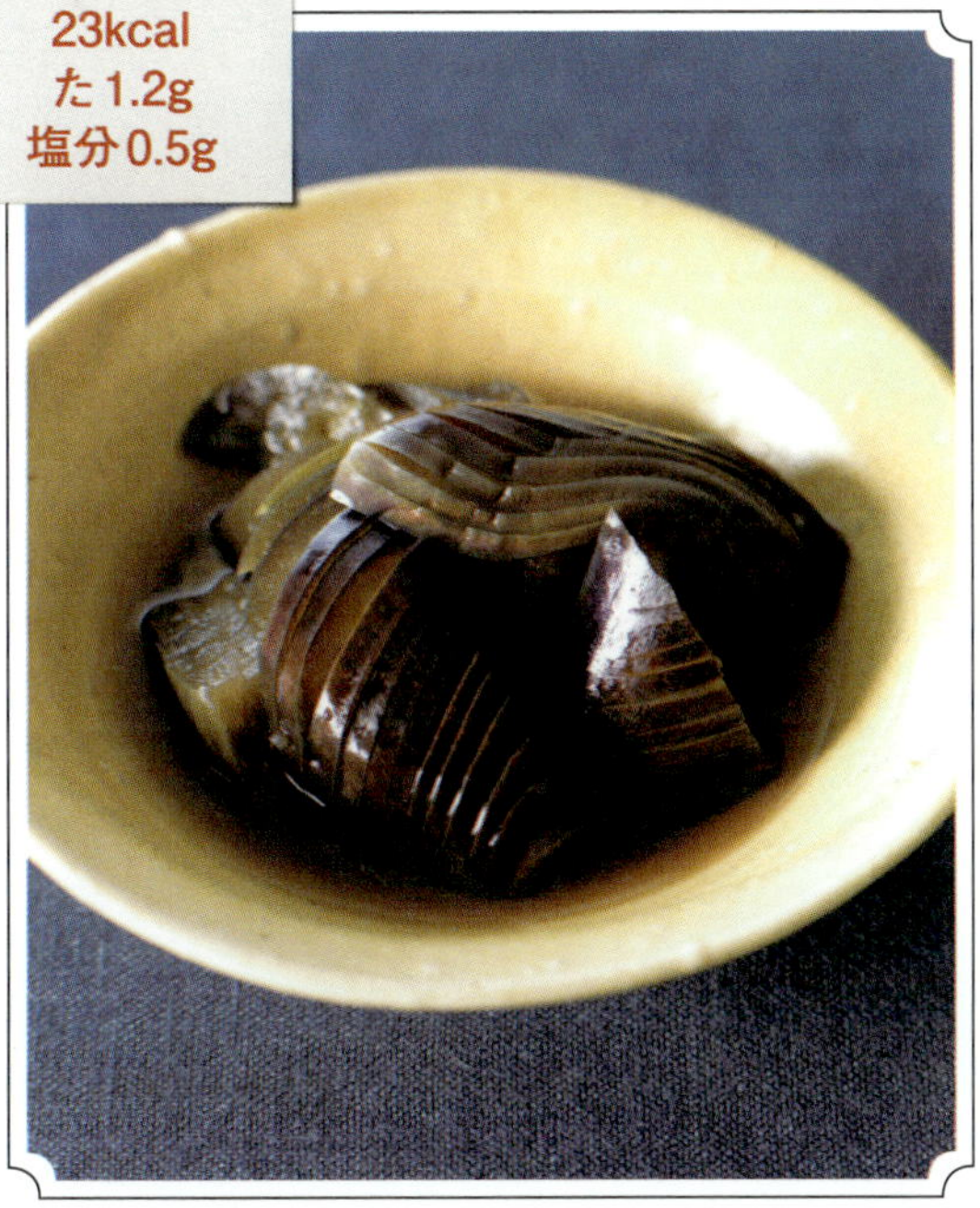

### 材料［2人分］

なす…2個

A
- だし…200mℓ
- みりん…大さじ½
- しょうゆ…大さじ½

### 作り方

①なすは縦半分に切り、皮に細かく切りこみを入れてから、食べやすい大きさに切る。

②鍋に**A**となすを入れ、ふたをして火にかける。沸騰したら弱火にし、10分ほど煮る。火を止め、そのままさまして味を含ませる。

レンジ蒸しを中華酢で食べる

## なすのレンジ蒸し

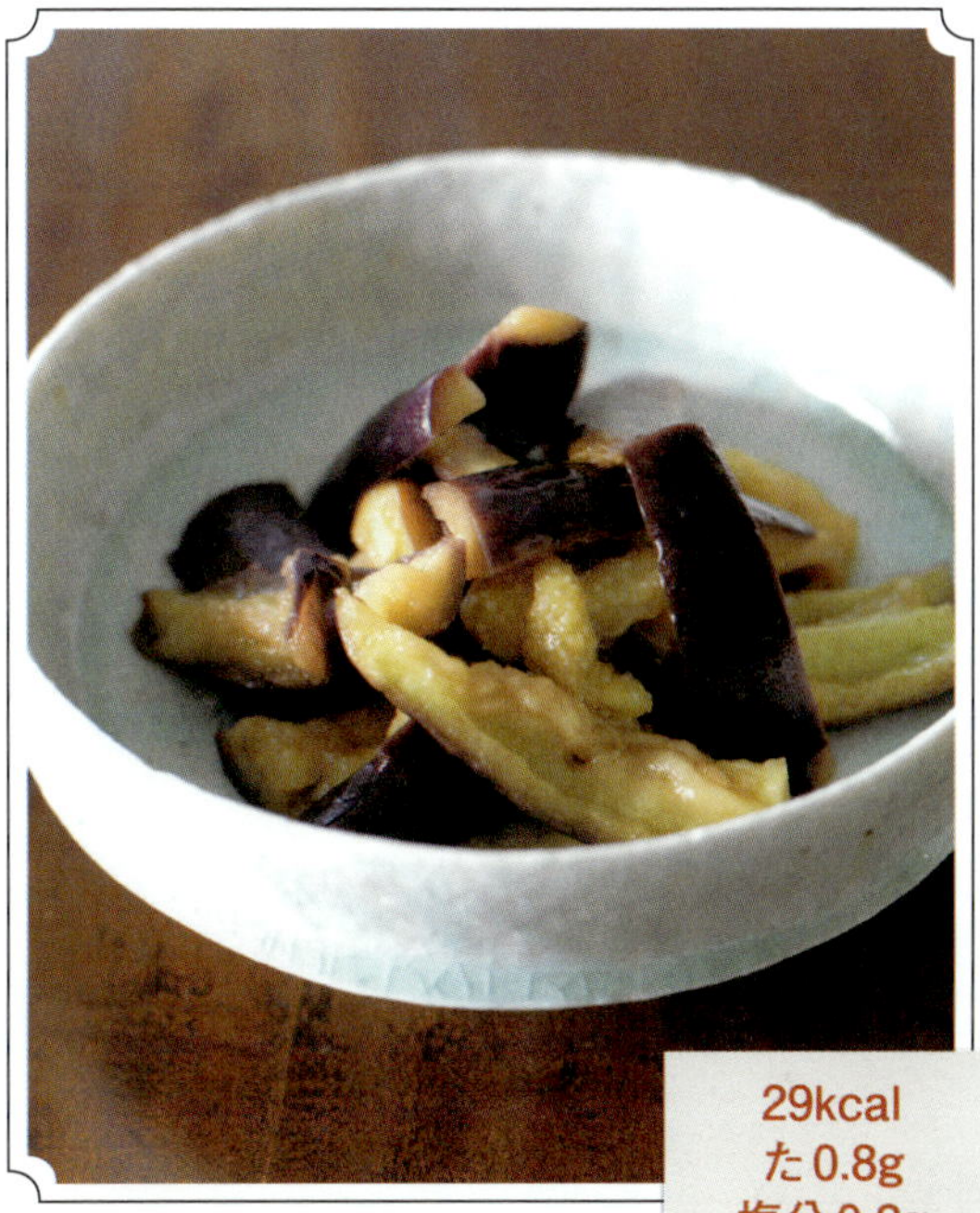

29kcal
た 0.8g
塩分 0.2g

### 材料［2人分］

なす…2個

A
- 酢…小さじ2
- しょうゆ…小さじ½
- 砂糖…少々
- ごま油…小さじ1

### 作り方

①なすはへたをとり、ラップで包む。電子レンジで約2分（500W）加熱する。そのまま粗熱をとる。

②ボールに**A**を順に合わせる。なすを裂き、長さを半分に切って、**A**につける。

ほっとする味わいが好評

## じゃがいもの バターしょうゆ煮

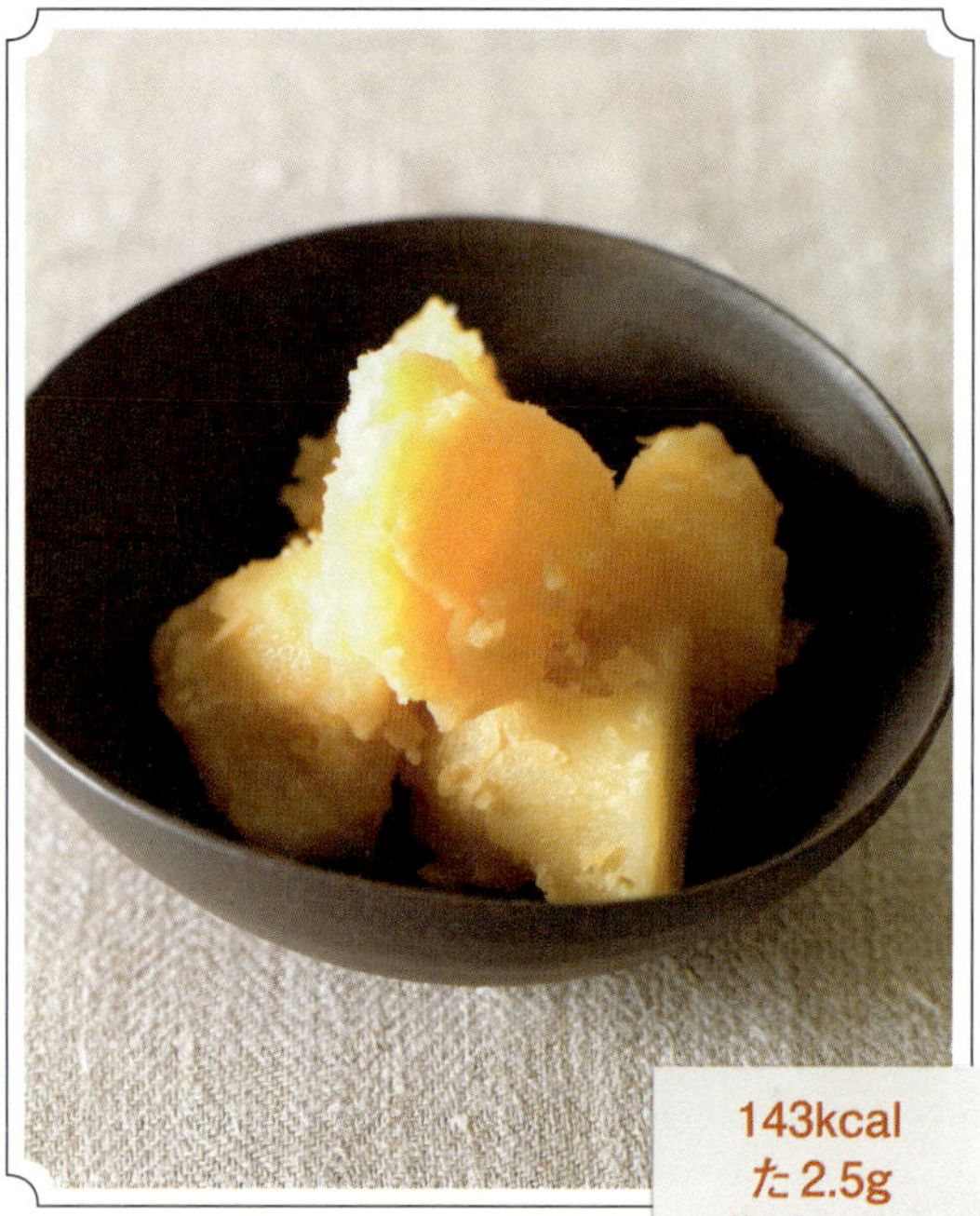

143kcal
た 2.5g
塩分 0.7g

### 材料［2人分］

じゃがいも…2個（300g）
水…200mℓ
バター…10g
しょうゆ…大さじ½

### 作り方

①じゃがいもはひと口大に切る。鍋に入れ、ほかの材料を全部加える。
②ふたをして火にかけ、沸騰したら弱火にして約15分、汁気がほとんどなくなるまで煮る。

力の素、いもを手軽に食卓に

## 粉ふきいも サラダ

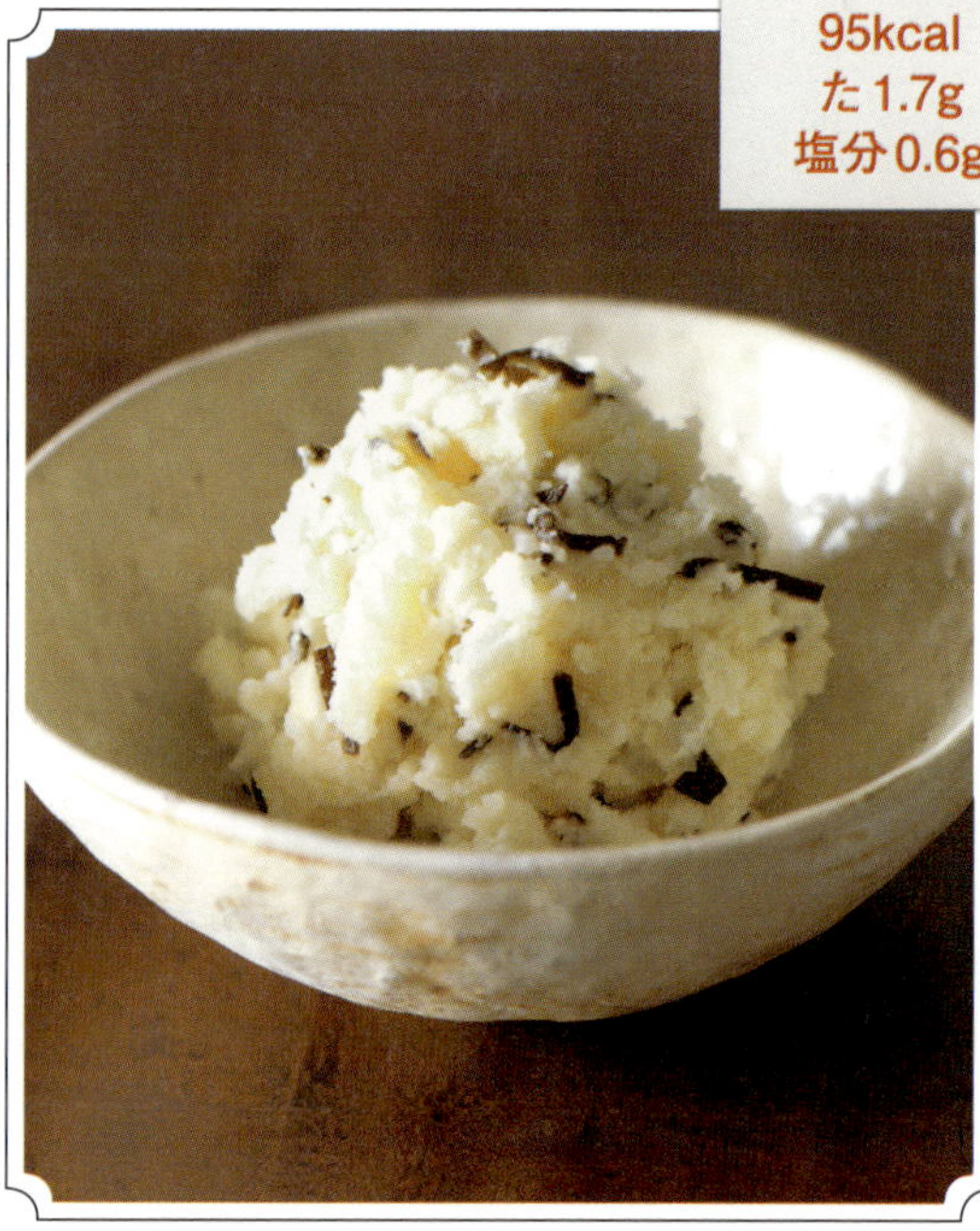

95kcal
た 1.7g
塩分 0.6g

### 材料［2人分］

じゃがいも…1個（150g）
マヨネーズ…大さじ1
塩こんぶ（短かく切る）…大さじ1

### 作り方

①じゃがいもはひと口大に切る。鍋に入れ、頭が出るくらいの水を加えてふたをし、火にかける。沸騰したら、弱めの中火で約10分ゆでる。
②やわらかくなったらふたをとり、火を強めて水分をとばす。粗熱をとる。
③②をマヨネーズであえ、へらなどで粗くつぶし、塩こんぶを加えてざっと混ぜる。

カレー味で食がすすむ

## 細切り じゃが炒め

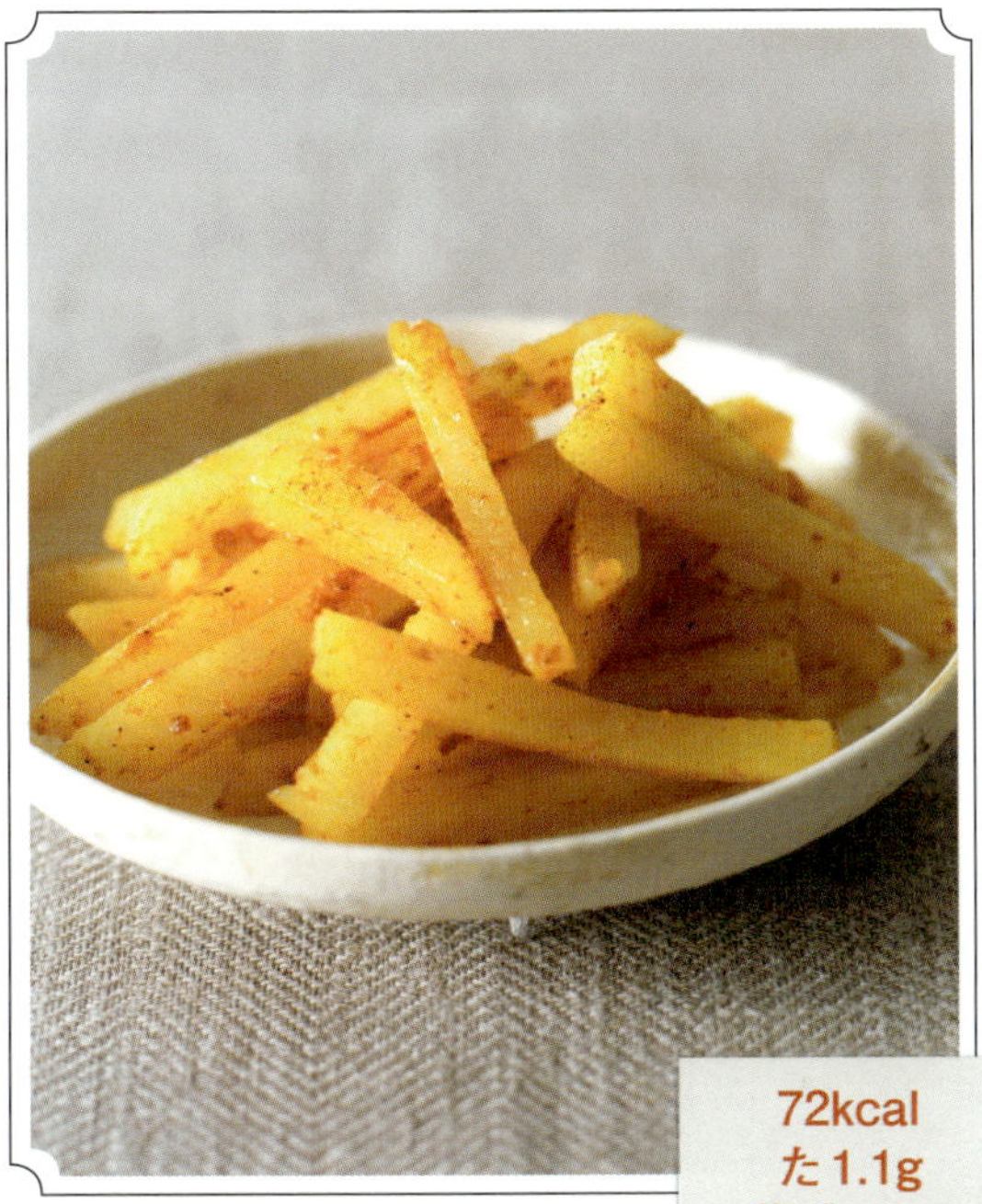

72kcal
た 1.1g
塩分 0.2g

### 材料［2人分］

じゃがいも…1個（150g）
サラダ油…小さじ1
A［ カレー粉…小さじ⅓～½
塩…少々 ］

### 作り方

①じゃがいもは細切りにし、水にさらして水気をきる。
②フライパンに油を温め、①を強めの中火で炒める。油がまわったら弱火にし、水大さじ2（材料外）を加えてふたをし、約2分蒸し焼きにする。
③ふたをとって水分をとばし、**A**を加えて混ぜる。

力がわくスープ。冷たくしても

## ポテト 豆乳スープ

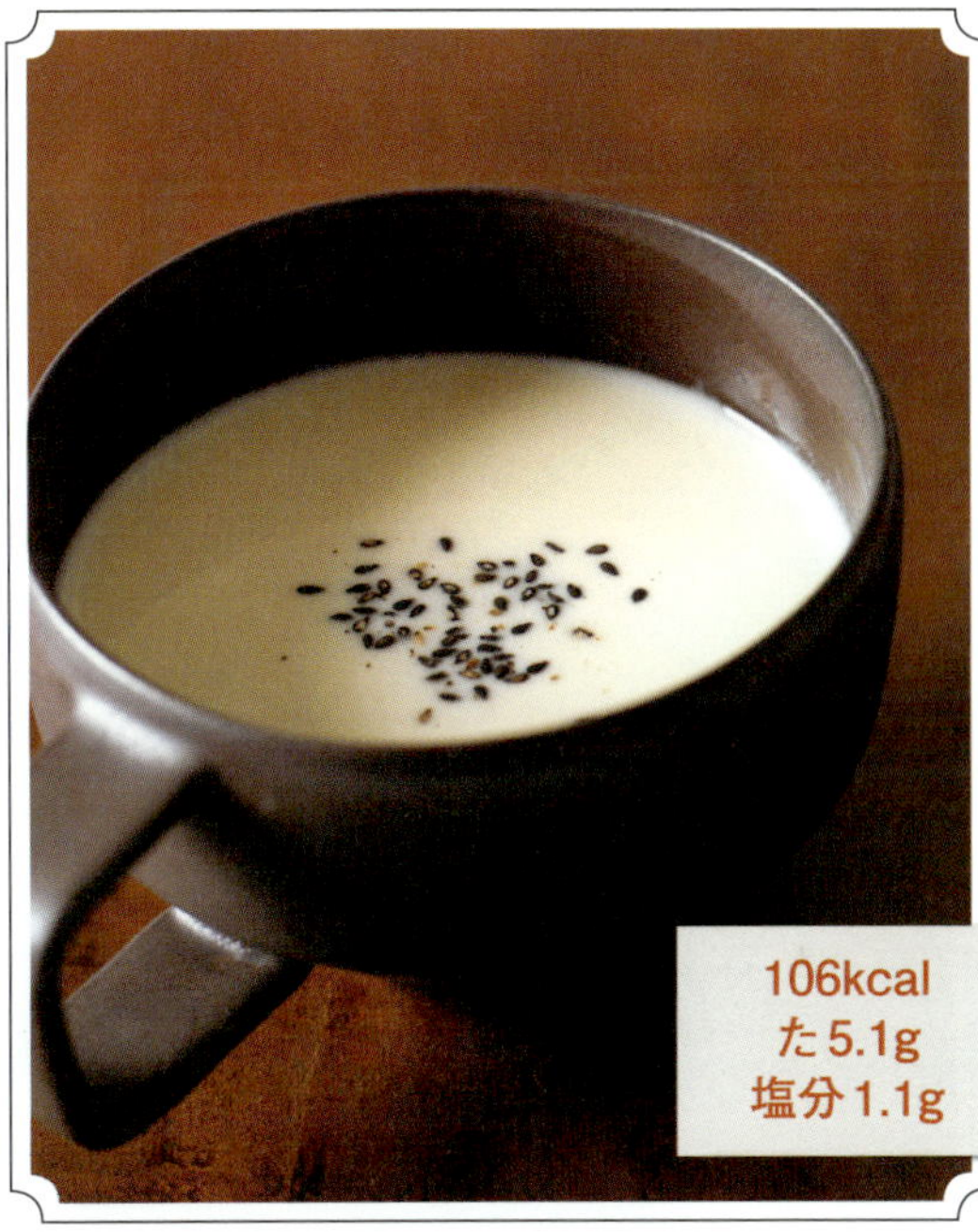

106kcal
た 5.1g
塩分 1.1g

### 材料［2人分］

じゃがいも…1個（150g）
水…200mℓ
スープの素…小さじ1
豆乳…200mℓ
（あれば）いりごま…少々

### 作り方

①じゃがいもは半分に切ってから薄切りにする。鍋に入れ、分量の水、スープの素を加える。
②ふたをして火にかける。沸騰したら弱火にし、約10分、いもがやわらかくなるまで煮る。
③鍋を火からおろし（汁気が残っていてよい）、マッシャーやフォークで鍋のいもをつぶす。豆乳を加えて混ぜ、再び火にかけて温める。
④器によそい、いりごまをふる。

水煮大豆をそのまま使う

# 大豆
# トマトサラダ

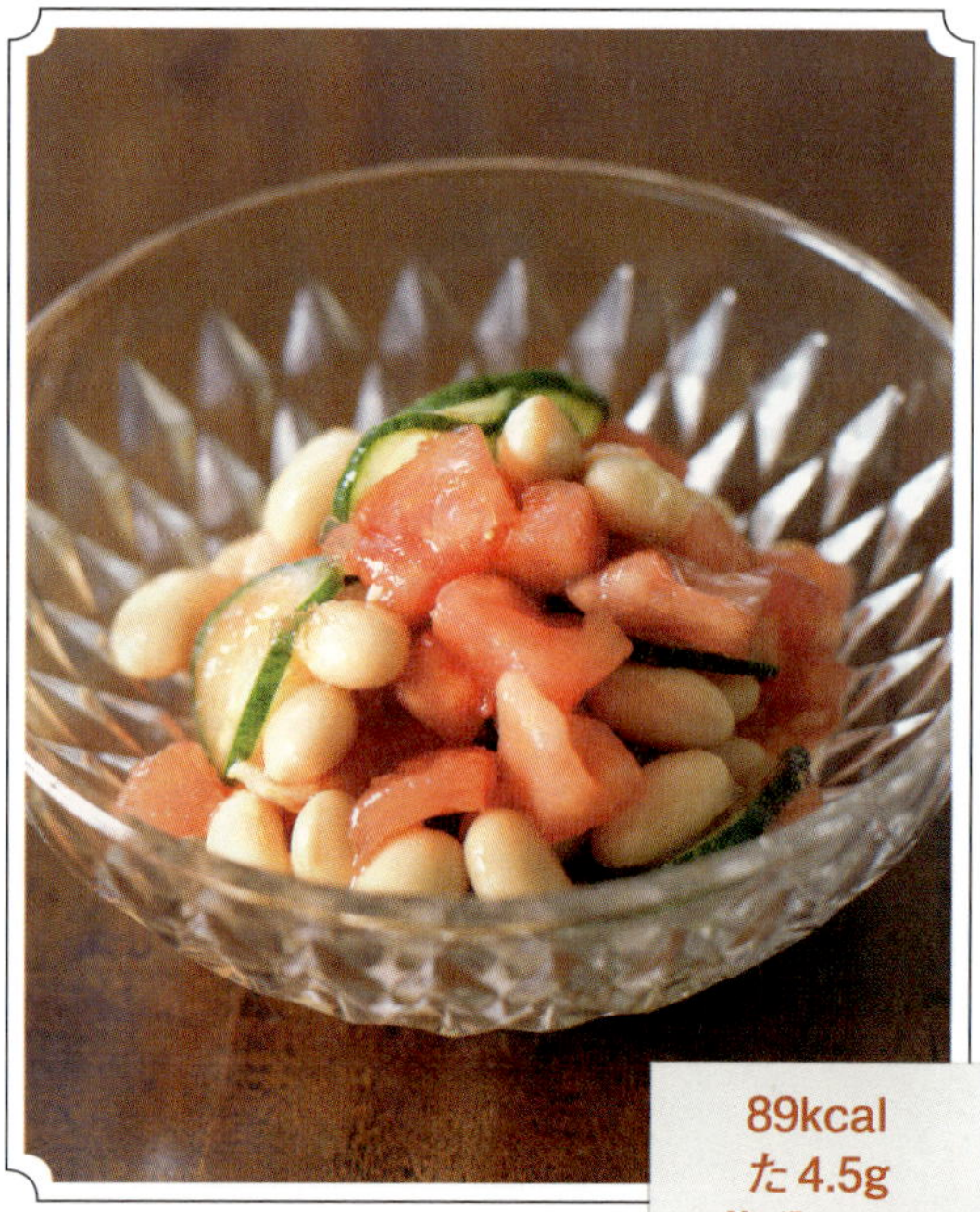

89kcal
た 4.5g
塩分 0.7g

### 材料［2人分］

大豆（水煮）…60g
トマト…小1個（100g）
きゅうり…½本
A
- 塩…小さじ⅙
- 酢…小さじ2
- こしょう…少々
- オリーブ油…小さじ2

### 作り方

①きゅうりは小口切りにし、塩少々（材料外）をふってもみ、5分ほどおく。水気をしぼる。
②トマトは熱湯にさっとつけて皮をむく。1㎝角に切る。
③ボールに**A**を順に合わせる。大豆、①、②を加えてあえる。

体にいい常備菜

# 大豆の
# 黒酢漬け

338kcal
た 36.9g
塩分 3.6g

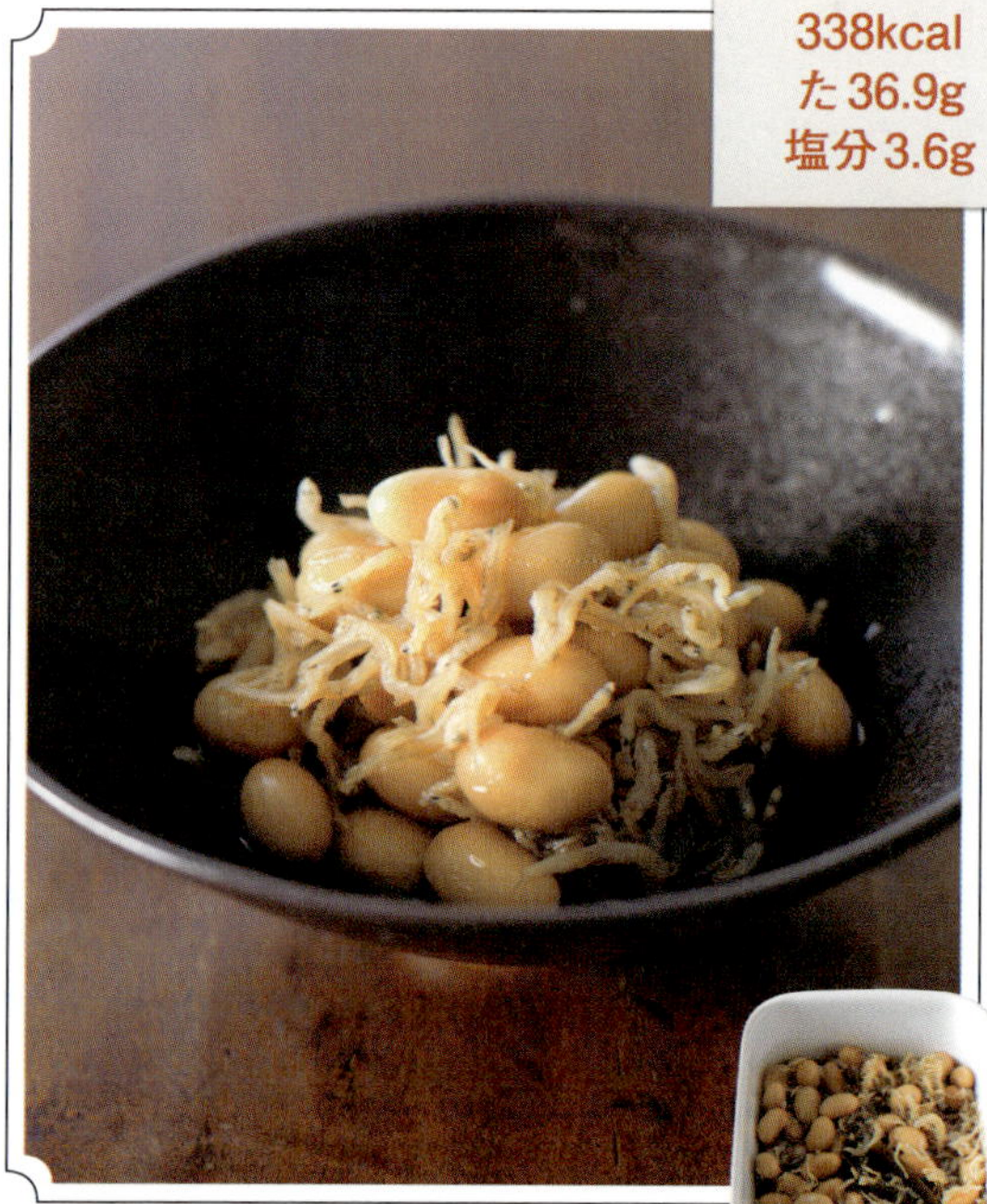

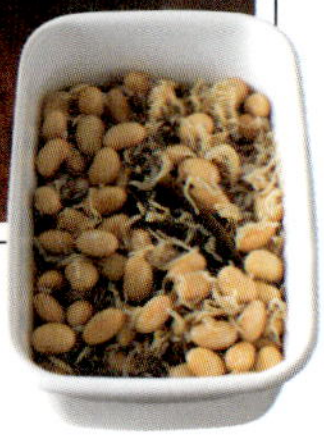

### 材料［作りやすい分量］

大豆（水煮）…120g
ちりめんじゃこ*…30g
こんぶ…5㎝
A
- 黒酢（または酢）…大さじ4
- みりん…大さじ2
- しょうゆ…大さじ1

*乾燥しているものがよい。

### 作り方

①鍋に湯を沸かし、大豆とちりめんじゃこをさっとゆで、ざるにとって、よく水気をきる。
②ボールに**A**を合わせ、①とこんぶを加えてひと混ぜし、30分以上つける。

※密閉容器に入れて、冷蔵で約10日保存できる。こんぶがやわらかくなったら小さく切ると、一緒に食べられる。
※栄養表記は全量分の数値。

料理に加えて食べるおかずの素

# しょうゆひじき

77kcal
た 3.1g
塩分 2.7g

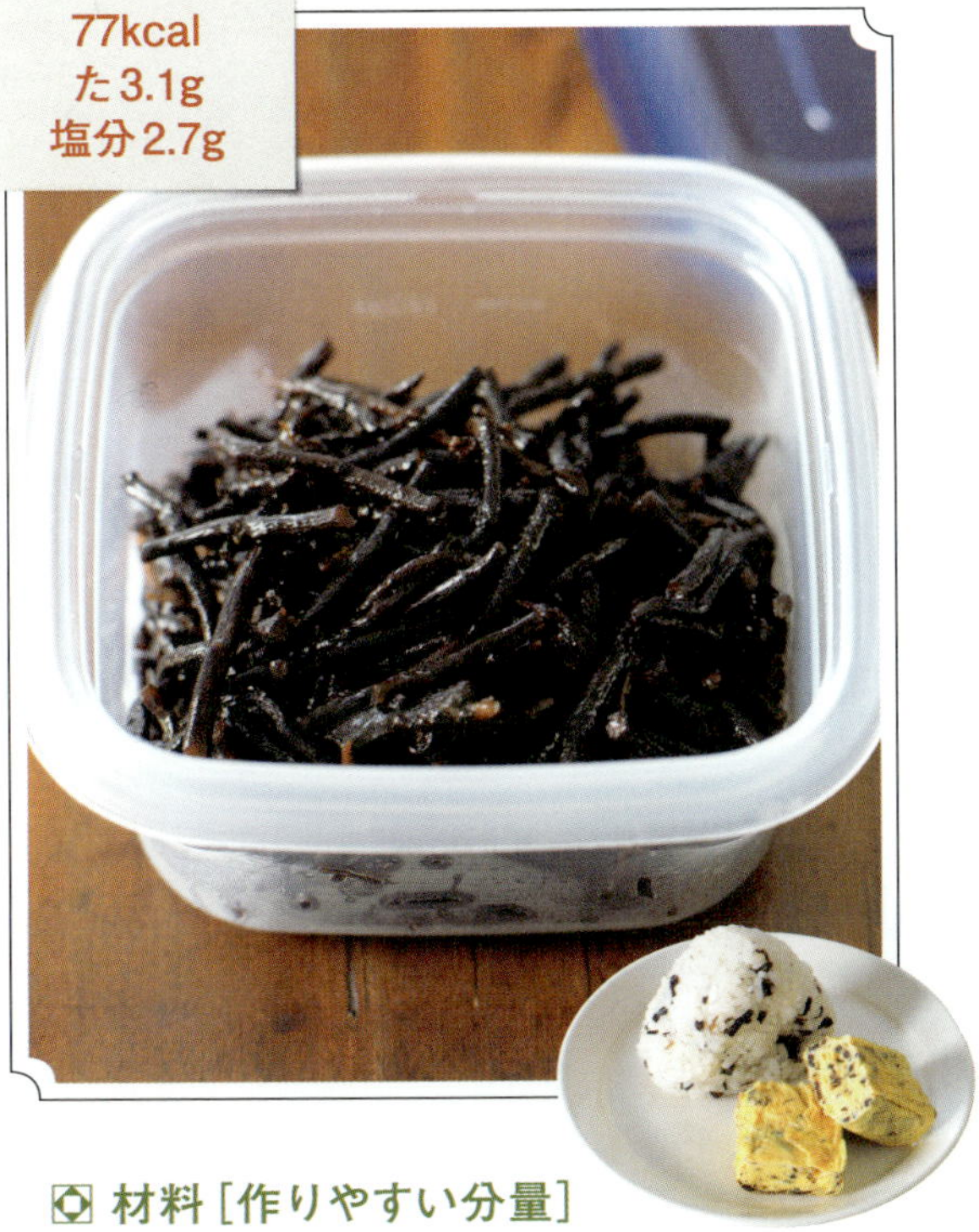

## 材料［作りやすい分量］

長ひじき*…15g
サラダ油…小さじ1
A　酒…大さじ2
　　しょうゆ…大さじ1
　　水…大さじ1

＊長ひじきは芽ひじきよりやわらかく煮える。

## 作り方

①ひじきは洗って水に30分ほどつけてもどす。水気をきり、1～2㎝長さに切る。
②フライパンに油を温め、ひじきを中火で炒める。油がまわったら弱めの中火にして、**A**を加え、時々混ぜながら7分ほど煮る（ふたは不要）。汁気がほぼなくなったらできあがり。

※ごはんや卵焼きなどに、混ぜて使う。酢のものやサラダに加えても。
※保存のめやすは冷蔵で約1週間。
※栄養表記は全量分の数値。

β-カロテンに抗酸化力あり

# にんじんの味《み》噌《そ》きんぴら

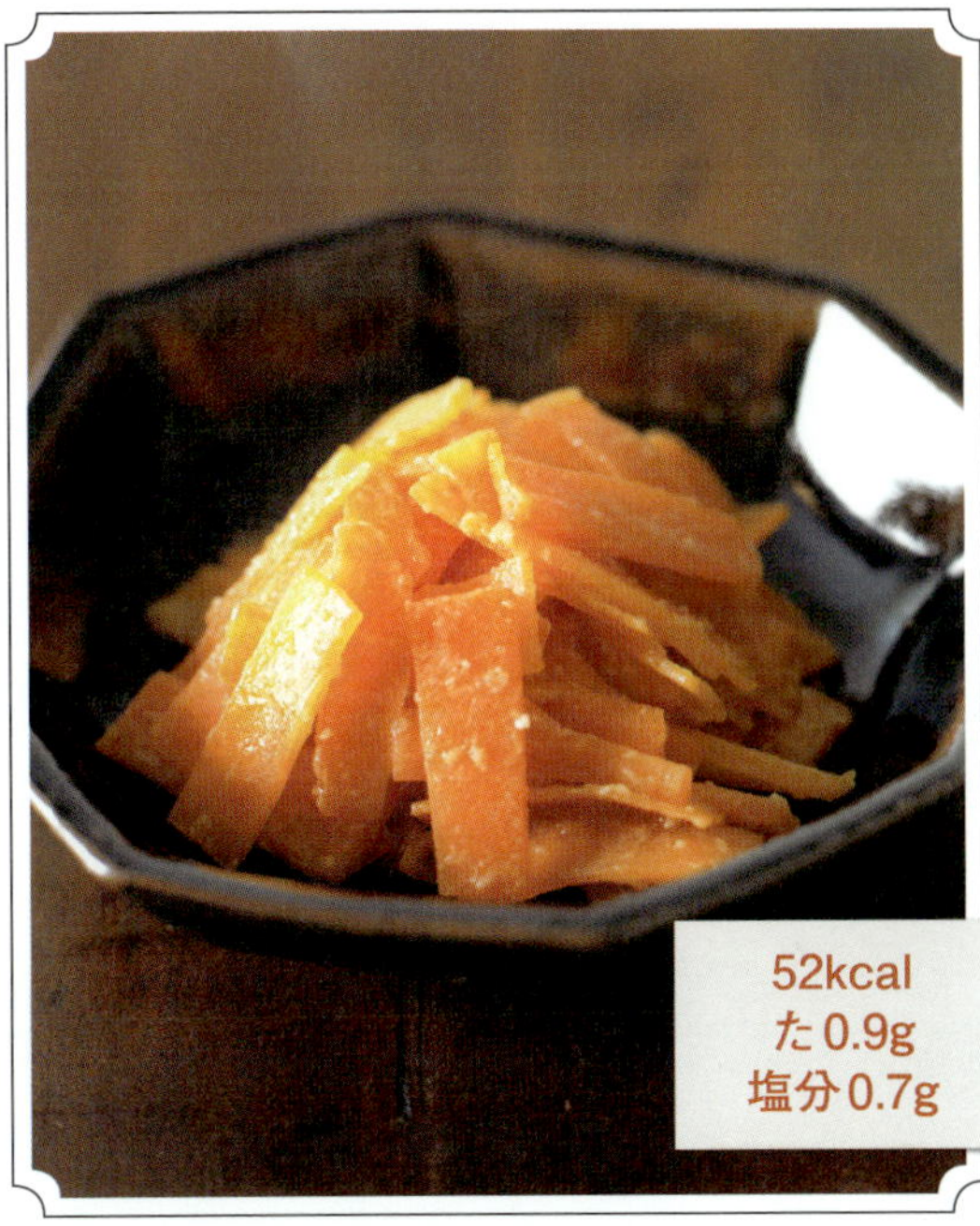

52kcal
た 0.9g
塩分 0.7g

## 材料［2人分］

にんじん…100g
A　砂糖…小さじ1
　　みそ…小さじ2
　　酒…小さじ2
　　水…50㎖
ごま油…小さじ1

## 作り方

①にんじんは3㎝長さ、1㎝幅のたんざく切りにする。
②**A**は合わせる。
③鍋にごま油を温め、にんじんを中火でよく炒める。しんなりしたら、**A**を加え、弱めの中火で煮る。混ぜながら、汁気がほぼなくなるまでいりつける。

ごはん・軽食・おやつ
エネルギーを
とるレシピ

# エネルギー
# チャージで動く
# 脳・体

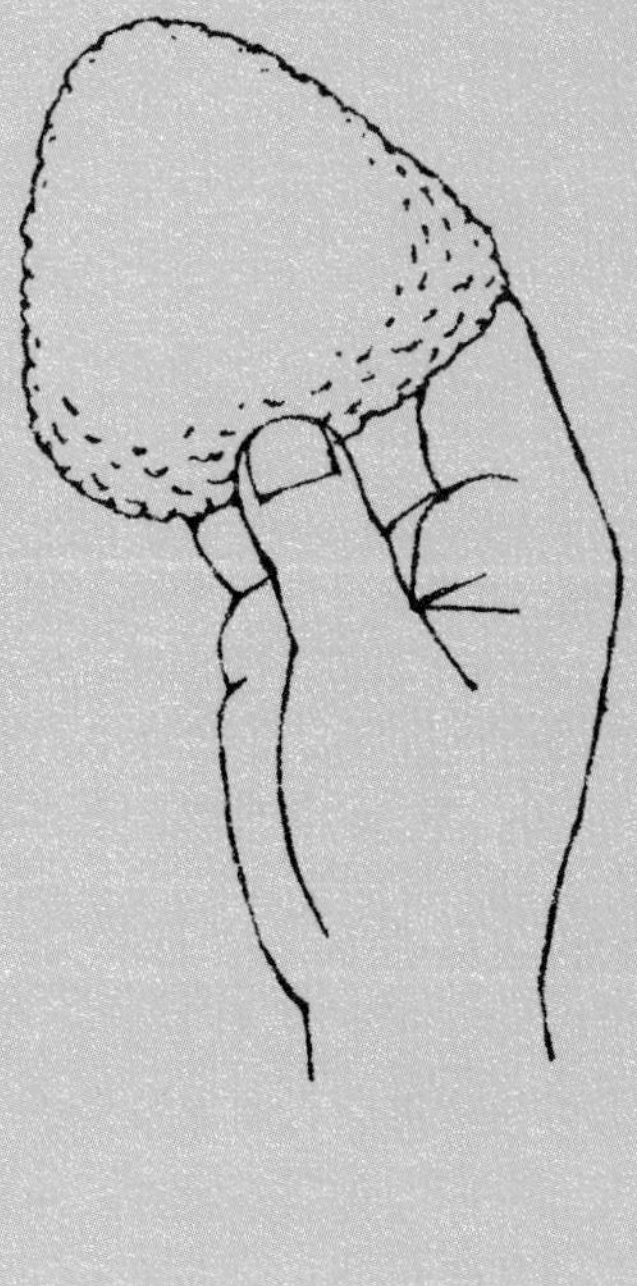

【ごはん類やおやつの効能】

一、体に必要なエネルギーを確保できる。

一、糖質は、脳や体が活動するのに必要なエネルギーになる（エネルギーの約¼は脳で使われる）。

一、ごはんやパンにはたんぱく質も含まれ、体をつくる。

一、おやつは、三度の食事で足りない栄養を補う。食べる楽しみ。

【用法・用量】

一、ごはんは1食に１２０～１５０ｇ。なお、ごはん１００ｇの栄養価は、１６８㎉、たんぱく質２・５ｇ、塩分０ｇ。

一、糖質がエネルギーに変わるためにはビタミン$B_1$が必要。$B_1$が多く含まれる、豚肉、豆類などと一緒に食べるとよい。

# 残りのシチューで ケチャップドリア

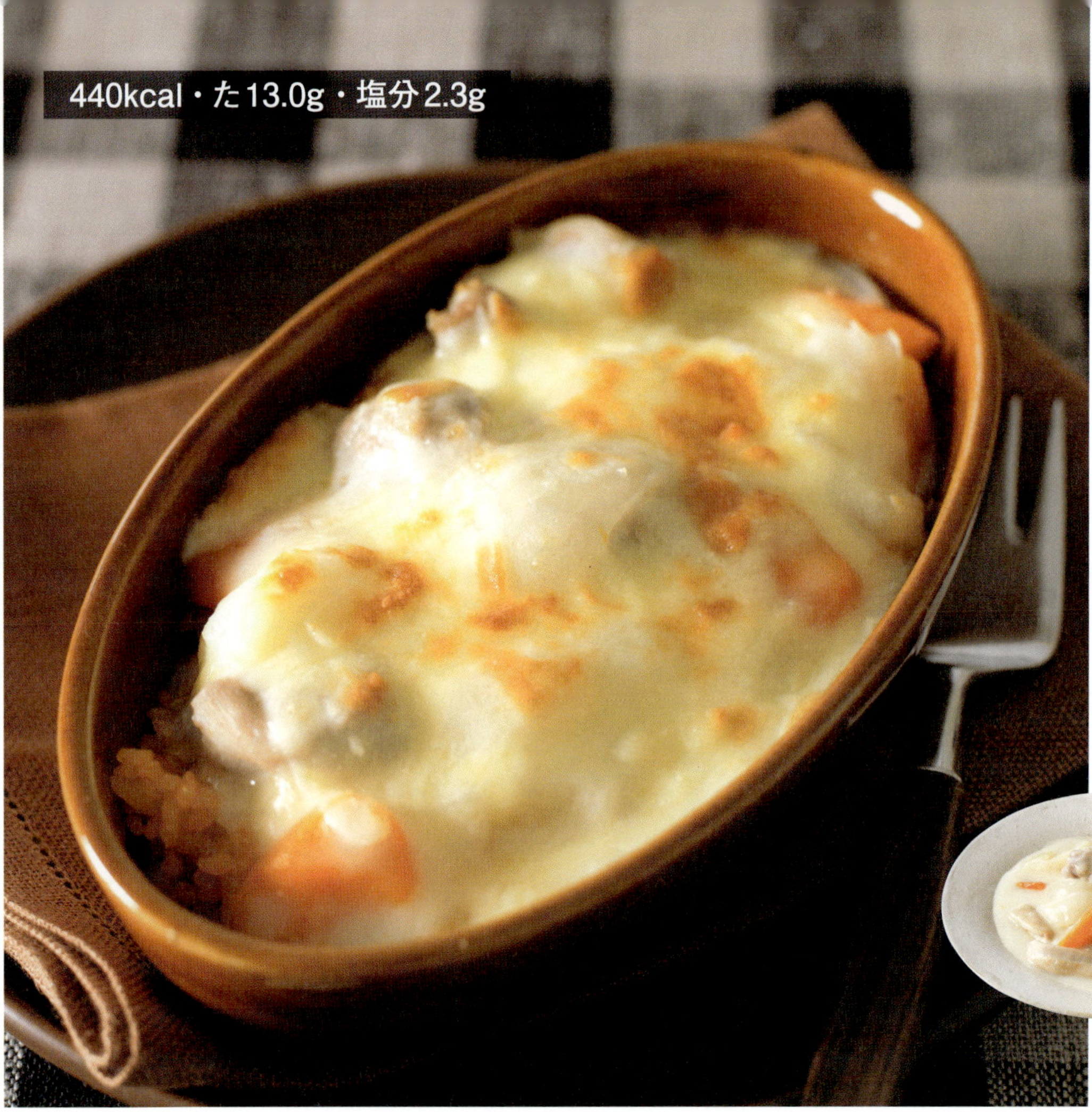

440kcal・た13.0g・塩分2.3g

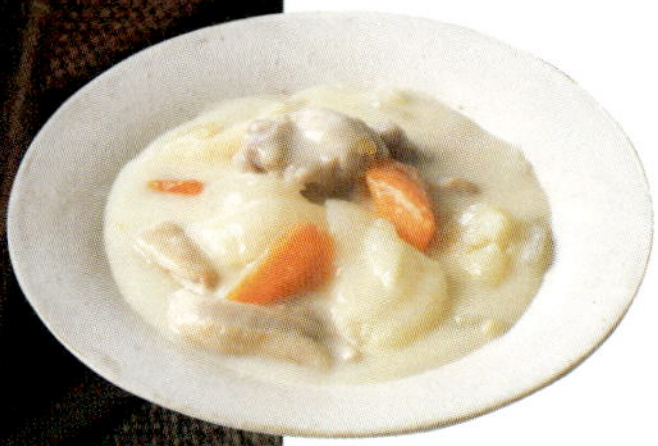

## 材料［2人分］

残ったホワイトシチュー
…200g
ピザ用チーズ…40g
〈ケチャップごはん〉
温かいごはん…200g
たまねぎ…1/4個（50g）
バター…10g
トマトケチャップ
…大さじ1・1/2
A［スープの素…小さじ1/4
塩・こしょう…各少々

## 作り方

①（ケチャップごはんを作る） たまねぎは粗みじんに切る。
②フライパンにバターを溶かし、たまねぎを中火で炒める。しんなりしたら、ケチャップ、ごはんを加えて混ぜ、**A**で調味する。耐熱容器に入れる。
③シチューは温める。大きな具をスプーンでざっとつぶしてから、ごはんにかける。チーズを散らす。
④オーブントースターに入れ、焼き色がつくまで約10分焼く。

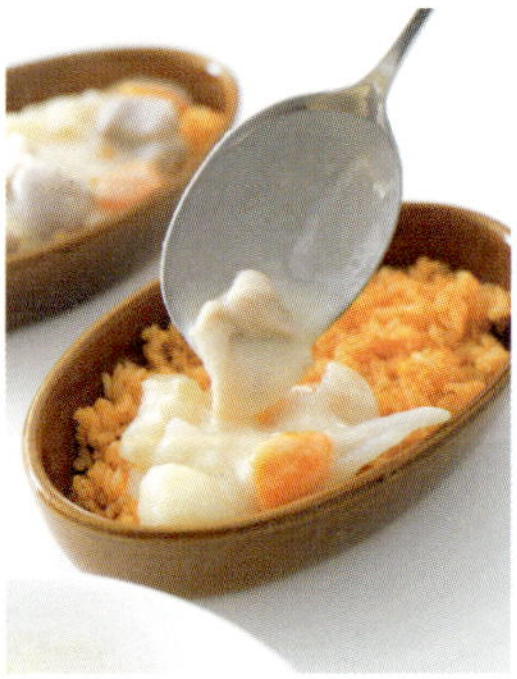

**ポイント**

残りおかずをリメイク。シチューは、ホワイトソース代わりに使えます。具はつぶして食べやすく。

# 残りの筑前煮で チャーハン

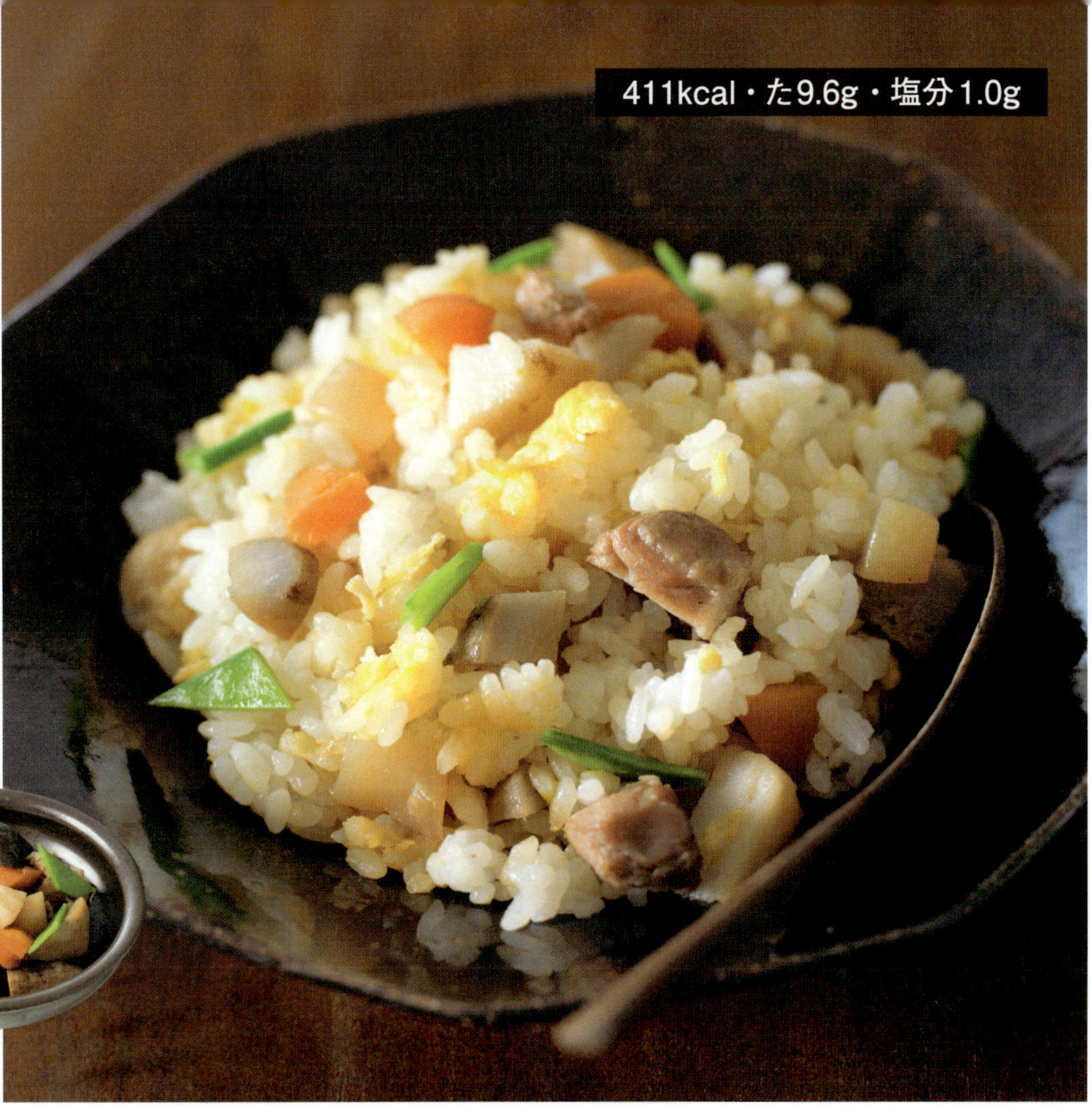

411kcal・た9.6g・塩分1.0g

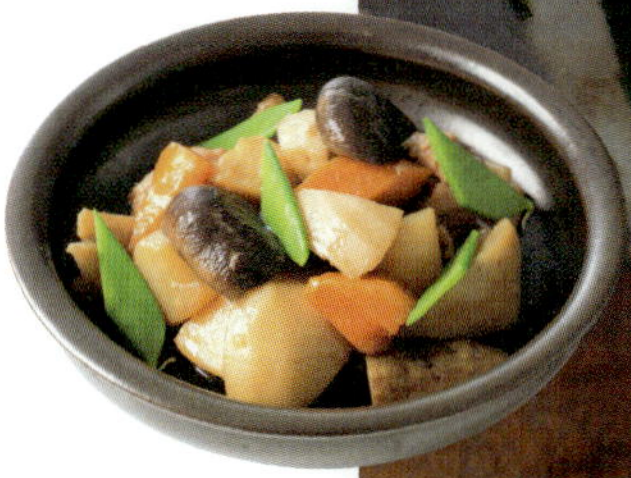

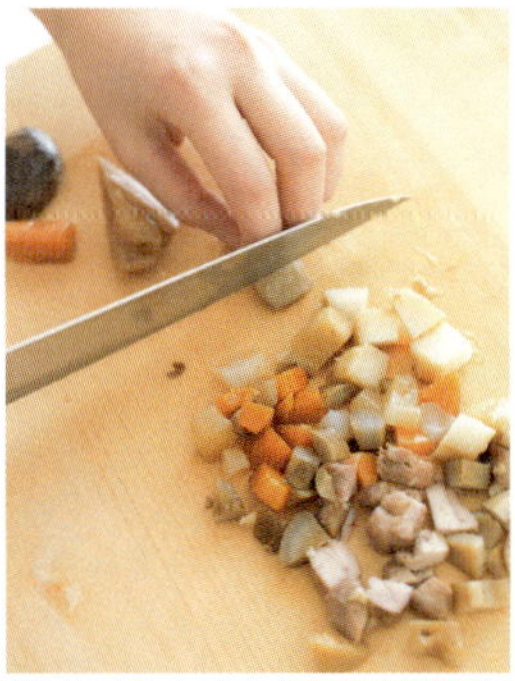

### 材料［2人分］

残った筑前煮…100g
卵…1個
温かいごはん…300g
サラダ油…大さじ1
塩…少々
しょうゆ…小さじ½

### 作り方

①筑前煮の具を1㎝角くらいに切る。卵は割りほぐす。
②大きめのフライパンに油を温め、とき卵を入れて、すぐにごはんを入れ、卵と混ぜながらほぐして炒める。塩をふる。
③筑前煮の具を加え、大きく混ぜる。鍋肌からしょうゆを回し入れて香りをつける。

**ポイント**

残りおかずの具を細かくきざんで、チャーハンの具にします。具の味がしっかりあるなら、チャーハンの味つけはごく軽めでだいじょうぶ。

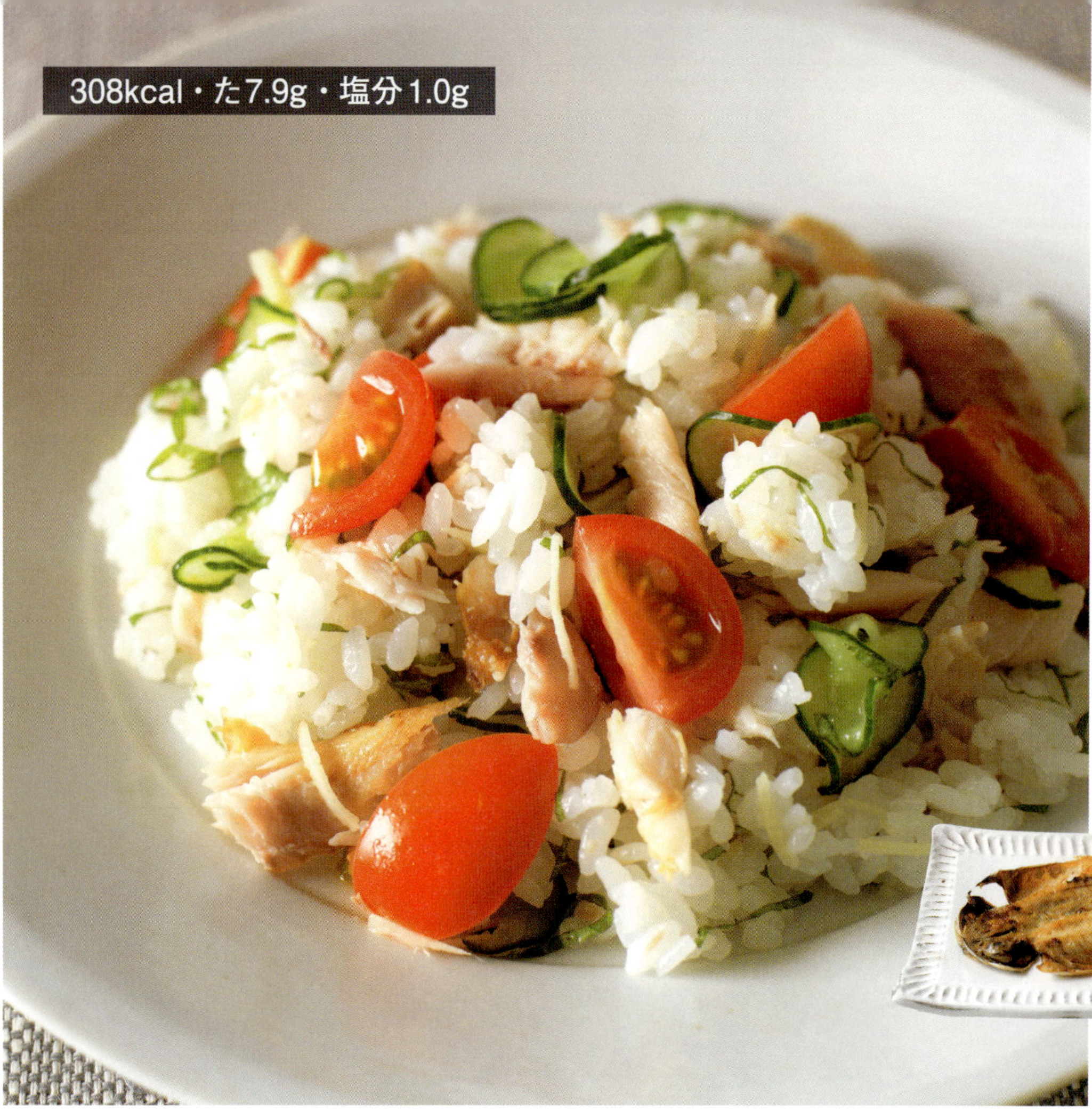

308kcal・た7.9g・塩分1.0g

# 残りの干もので 干もの寿司

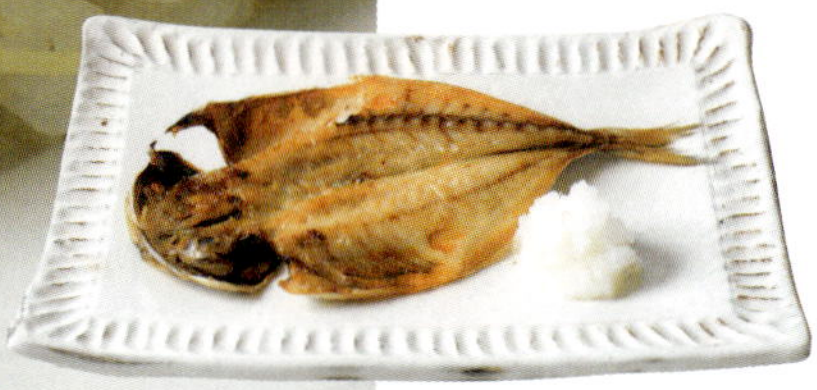

### 材料［2人分］

あじの干もの（焼いたもの）
…大½枚（40g）
きゅうり…½本
しその葉…４枚
しょうが…１かけ（10g）
ミニトマト…４個
温かいごはん…300g
A 砂糖…大さじ½
酢…大さじ２
塩…小さじ¼

### 作り方

①干ものは骨と皮を除き、身をほぐす。
②きゅうりは小口切りにし、塩少々（材料外）をふって５分ほどおき、水気をしぼる。
③しその葉、しょうがはせん切りにする。ミニトマトは４つ割りにする。
④**A**を合わせ（すし酢）、ごはんに混ぜてすしめしにする。①②③を加えて混ぜる。

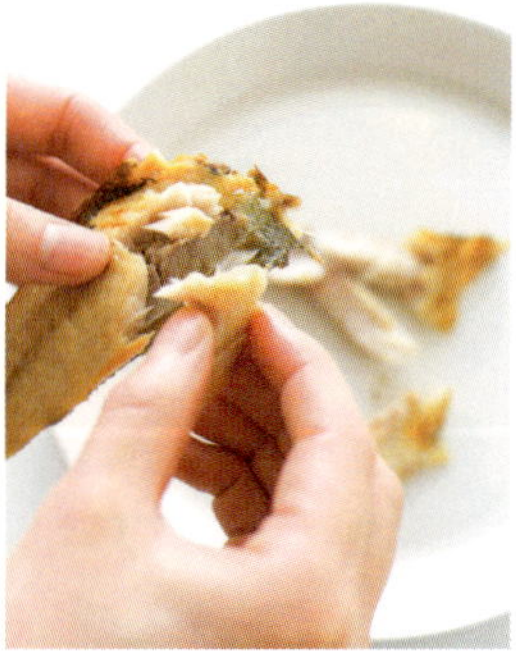

**ポイント**

干ものの残りも、身をほぐしてムダなく使いましょう。うま味が凝縮していて、味のよいおすしが作れます。

# 残りのしゅうまいで パン肉まん

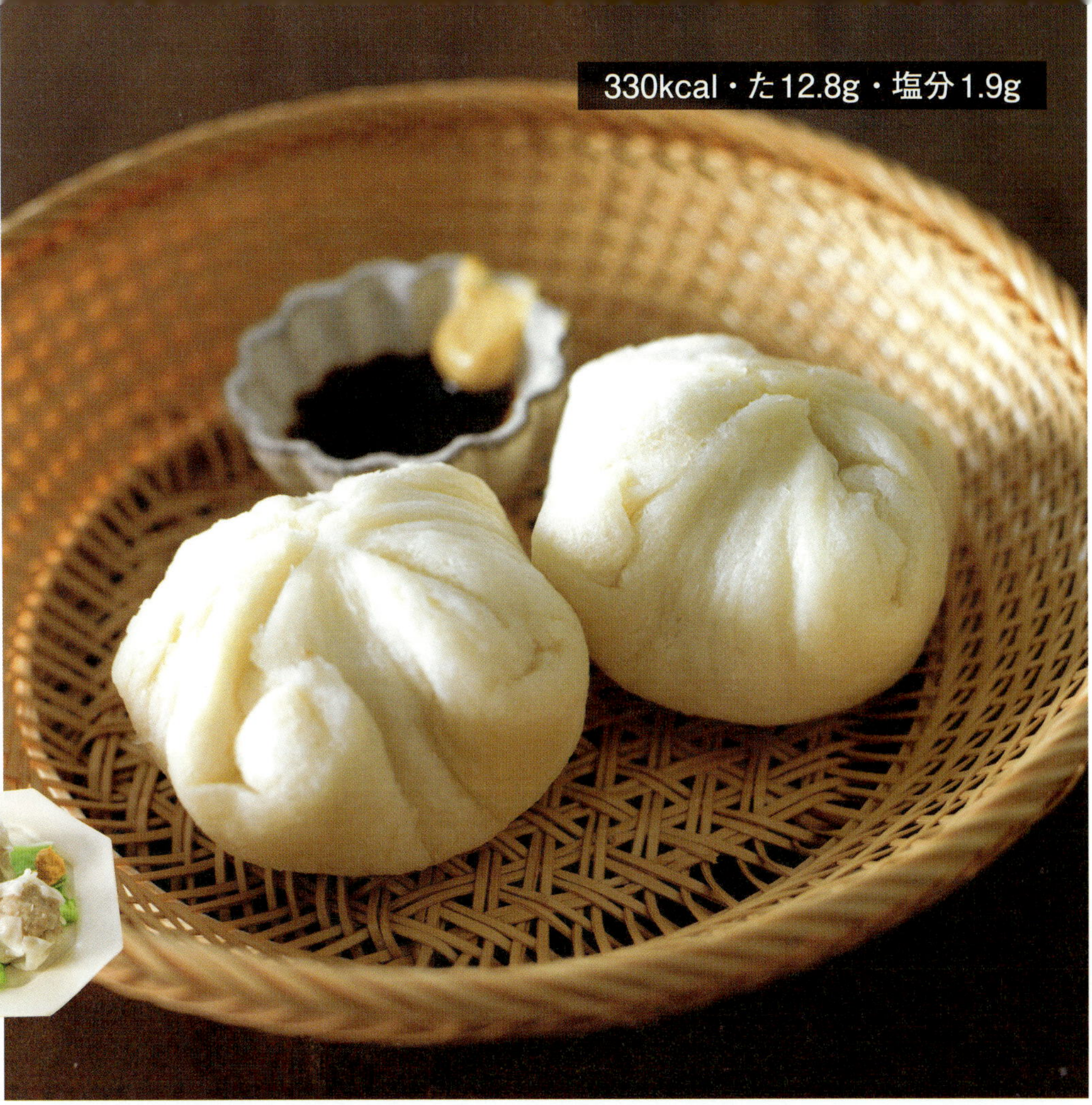


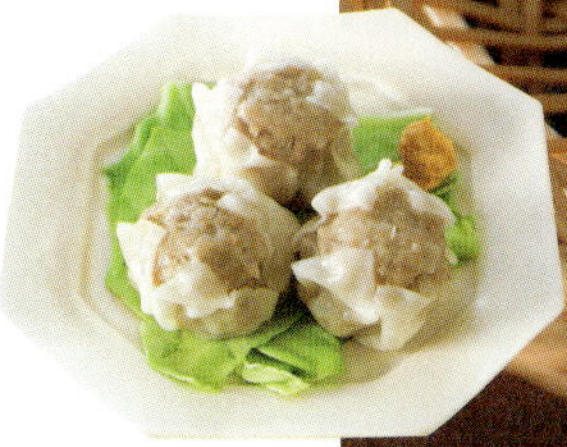

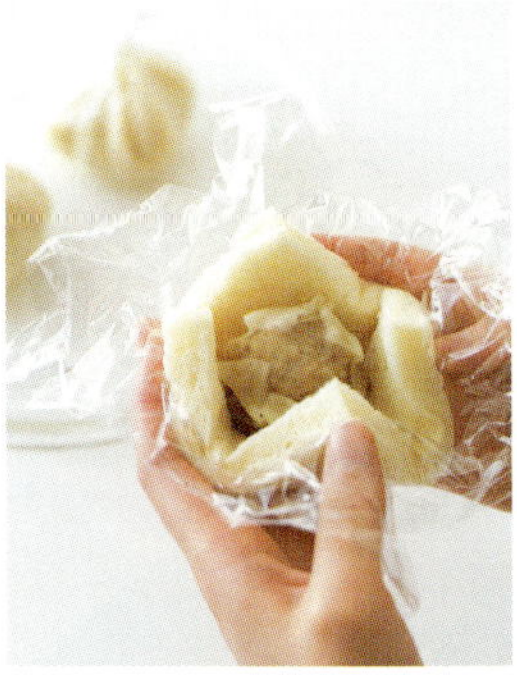

### 材料［2人分（4個分）］

しゅうまい（市販）…大4個
食パン（8枚切り）…4枚

しょうゆ・練りがらし…各少々

### 作り方

①しゅうまいは冷凍なら解凍する。
②食パンの耳を切り落とし、霧吹きで水をかけるか、水でぬらしたふきんではさみ、しめらせる。
③ラップに食パンをのせ、真ん中にしゅうまいをのせる。ラップをとじてねじり、パンの口をとじる。4個作る。
④③を4個、ラップのまま耐熱皿にのせ、電子レンジで約1分30秒（500W）加熱する。からしじょうゆをつけて食べる。

**ポイント**

いくつか残ったしゅうまいを再利用。パンで、キュッと包みます。食卓で話が盛りあがるのも楽しみ。

# 残りのから揚げで親子丼

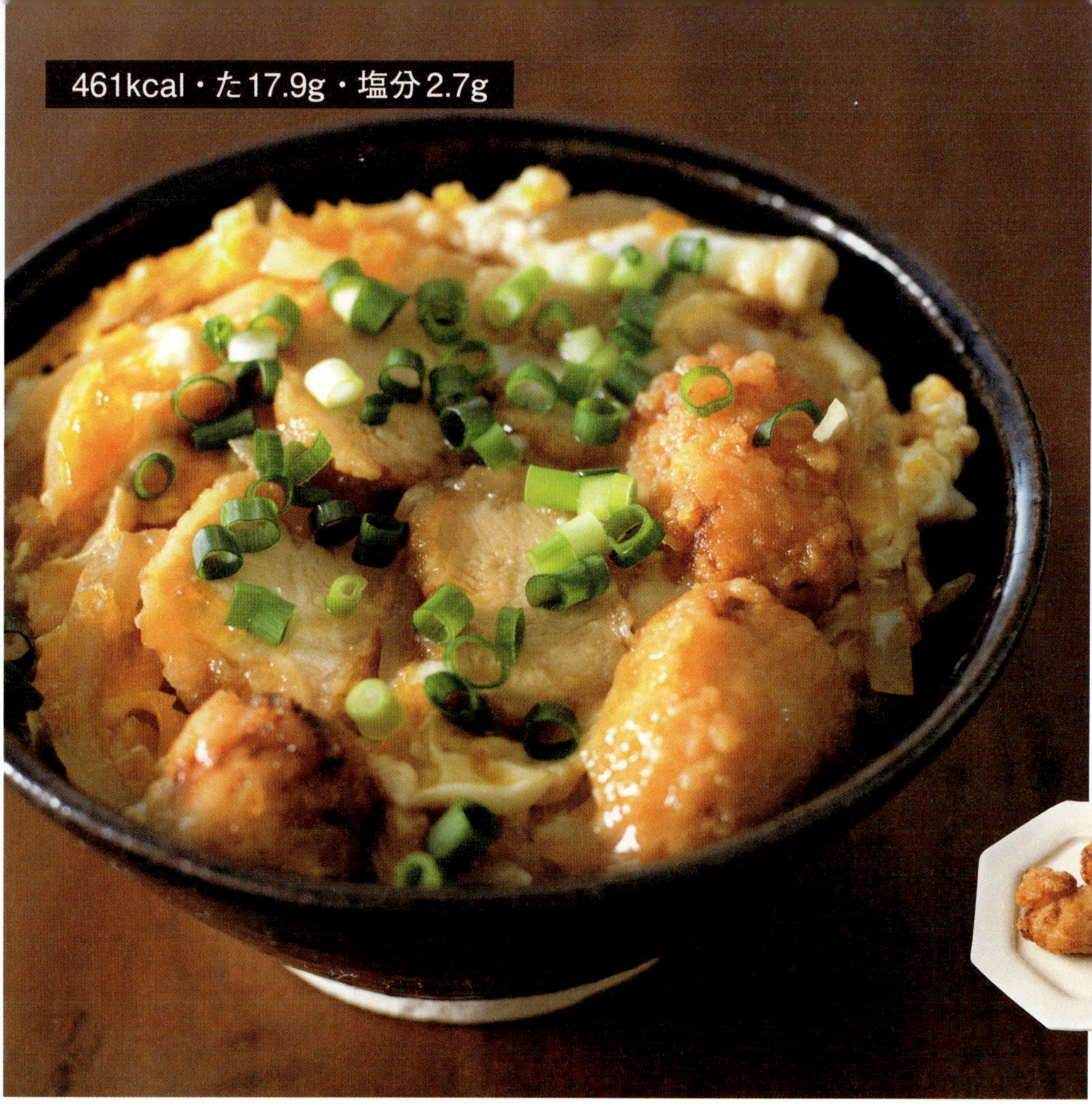

461kcal・た17.9g・塩分2.7g

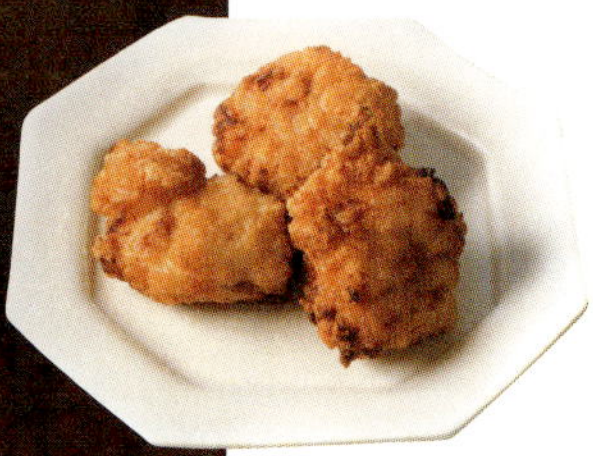

### 材料［2人分］

とりのから揚げ
…４個（100g）
たまねぎ…¼個（50g）
卵…２個
A ┌ めんつゆ（３倍濃縮）
…大さじ２
└ 水…200㎖
温かいごはん…300g
万能ねぎ（小口切り）…２本

### 作り方

①たまねぎは薄切りにする。から揚げは７～８㎜厚さに切る。

②（以下、１人分ずつ作る場合は半量の材料で）フライパンに**A**を入れ、たまねぎを広げて入れ、弱火にかける。たまねぎがやわらかく煮えたら、から揚げをのせる。

③卵を割りほぐし、②に回し入れる。半熟程度で火を止める。

④丼にごはんをよそい、③をのせる。万能ねぎを散らす。

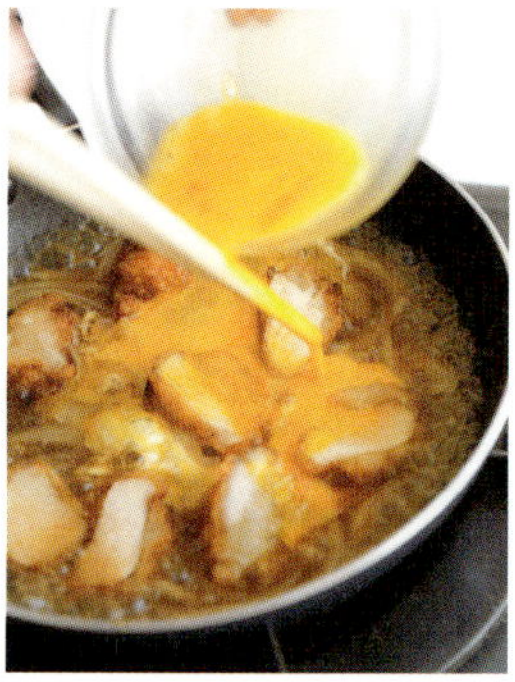

**ポイント**

残りおかずのリメイクには、卵とじが便利です。フライ、煮ものなども試してみてください。

# 残りの天ぷらで 天丼

521kcal・た9.2g・塩分1.3g

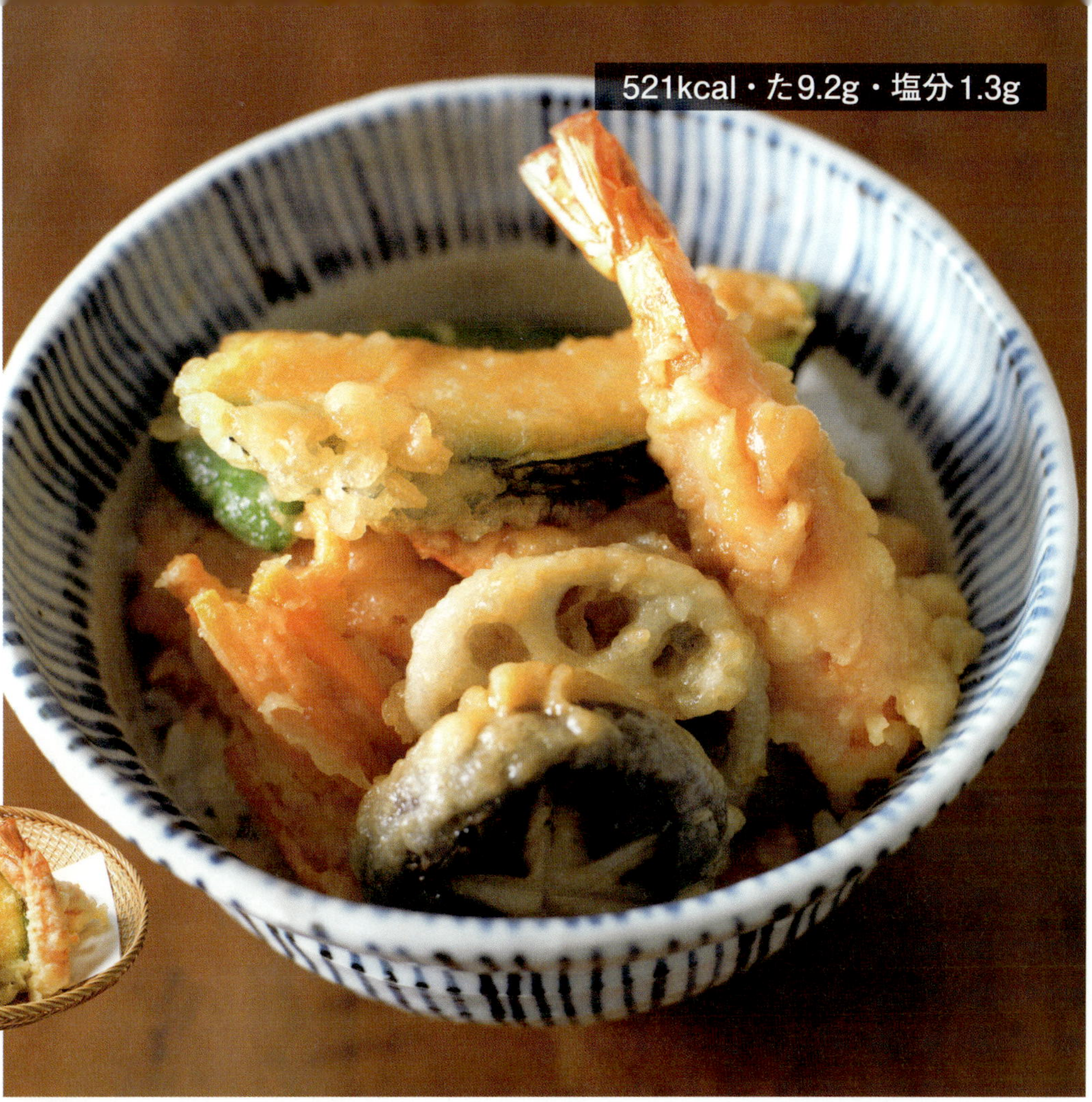

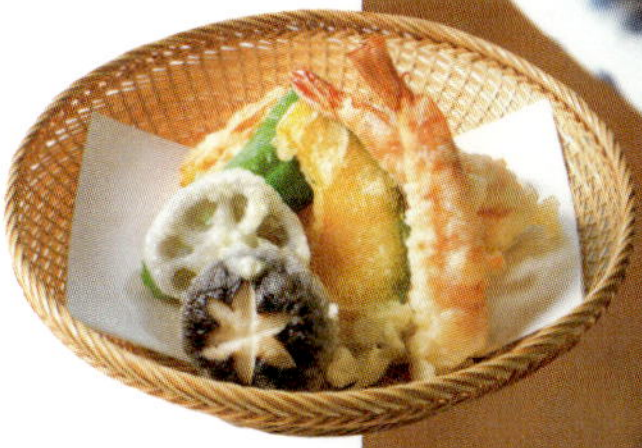

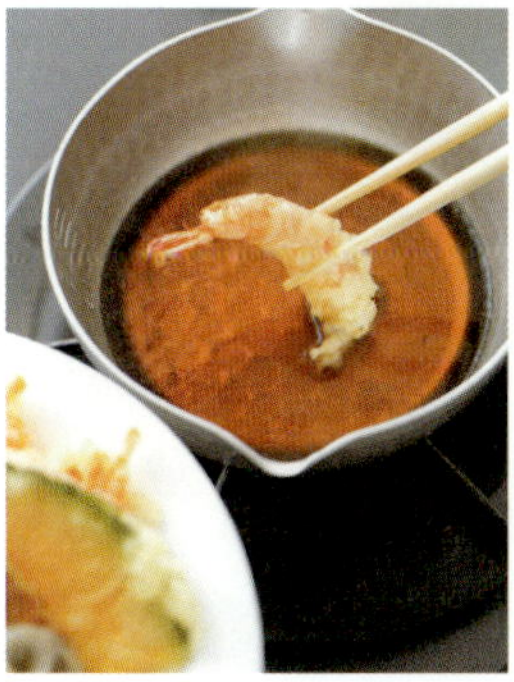

### 材料［2人分］

天ぷら*…適量

A
- めんつゆ（3倍濃縮）…大さじ2
- 水…80mℓ

温かいごはん…300g

*写真はえび、かぼちゃ、にんじん、しいたけ、れんこん、ピーマンの天ぷら。

### 作り方

①丼にごはんをよそう。

②鍋に**A**を合わせて煮立て、天ぷらをさっとひたして、ごはんにのせる。つゆも少しかける。

**ポイント**

家で天ぷらを揚げると多く作りがち。冷凍できるので、多めに作って、昼食のうどんの具などに活用してもいいですね。

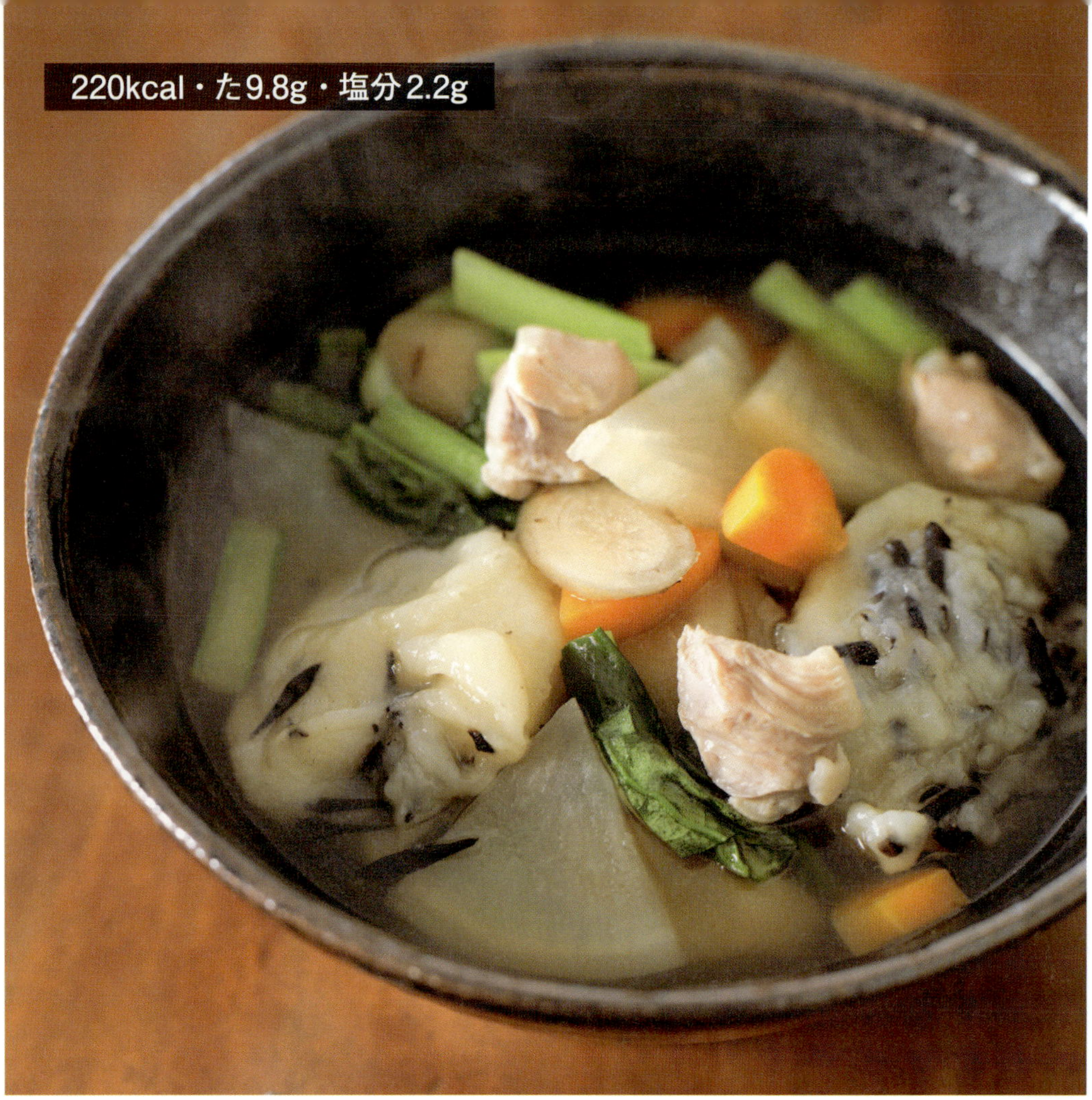


# 残り野菜で すいとん雑煮

## ◈ 材料［2人分］

とりもも肉…50g
だいこん…100g
にんじん…30g
ごぼう…30g
小松菜…40g
だし…600㎖
A［塩…小さじ¼
　しょうゆ…小さじ2
〈すいとん〉
B［小麦粉…70g
　塩…少々
　水…大さじ4
芽ひじき*
　…小さじ山盛り1杯（3g）

*長ひじきなら、もどしてから細かく切る。

## ◻ 作り方

①すいとん用のひじきは、水に15分ほどつけてもどす。水気をきる。
②（雑煮を作る）　小松菜は2～3㎝長さに切る。
③だいこん、にんじんは薄いいちょう切り、ごぼうは斜め薄切りにする。とり肉は小さく食べやすく切る。
④鍋に、だしと③を入れ、火にかける。沸騰したらアクをとり、ふたをして弱火で約10分煮る。
⑤（すいとん生地を作る）　ボールに**B**を入れて混ぜる。ひじきを加えて混ぜる。
⑥鍋の野菜がやわらかく煮えたら、**A**で調味する。スプーンですいとん生地をすくって落とし入れる。生地に透明感が出てきたら、小松菜を加え、ひと煮立ちさせる。

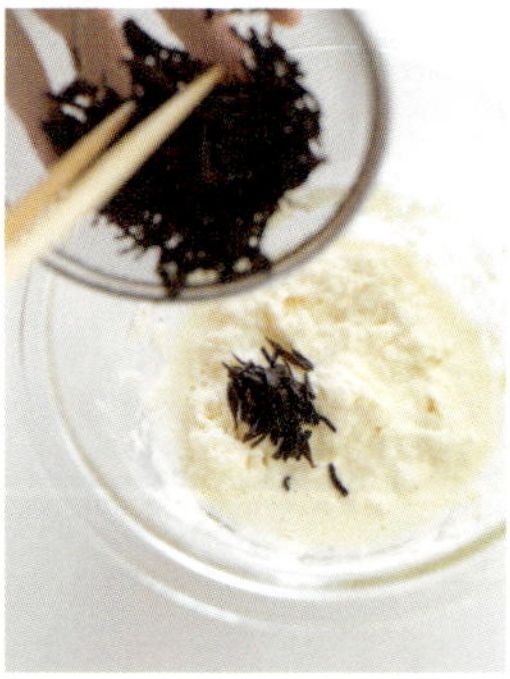

**ポイント**

すいとんは小麦粉を溶くだけ。雑煮のおもち同様、エネルギーがとれます。ひじきを加えるとミネラル分などがプラスに。

# 残り野菜で マカロニミネストローネ

234kcal・た7.3g・塩分1.2g

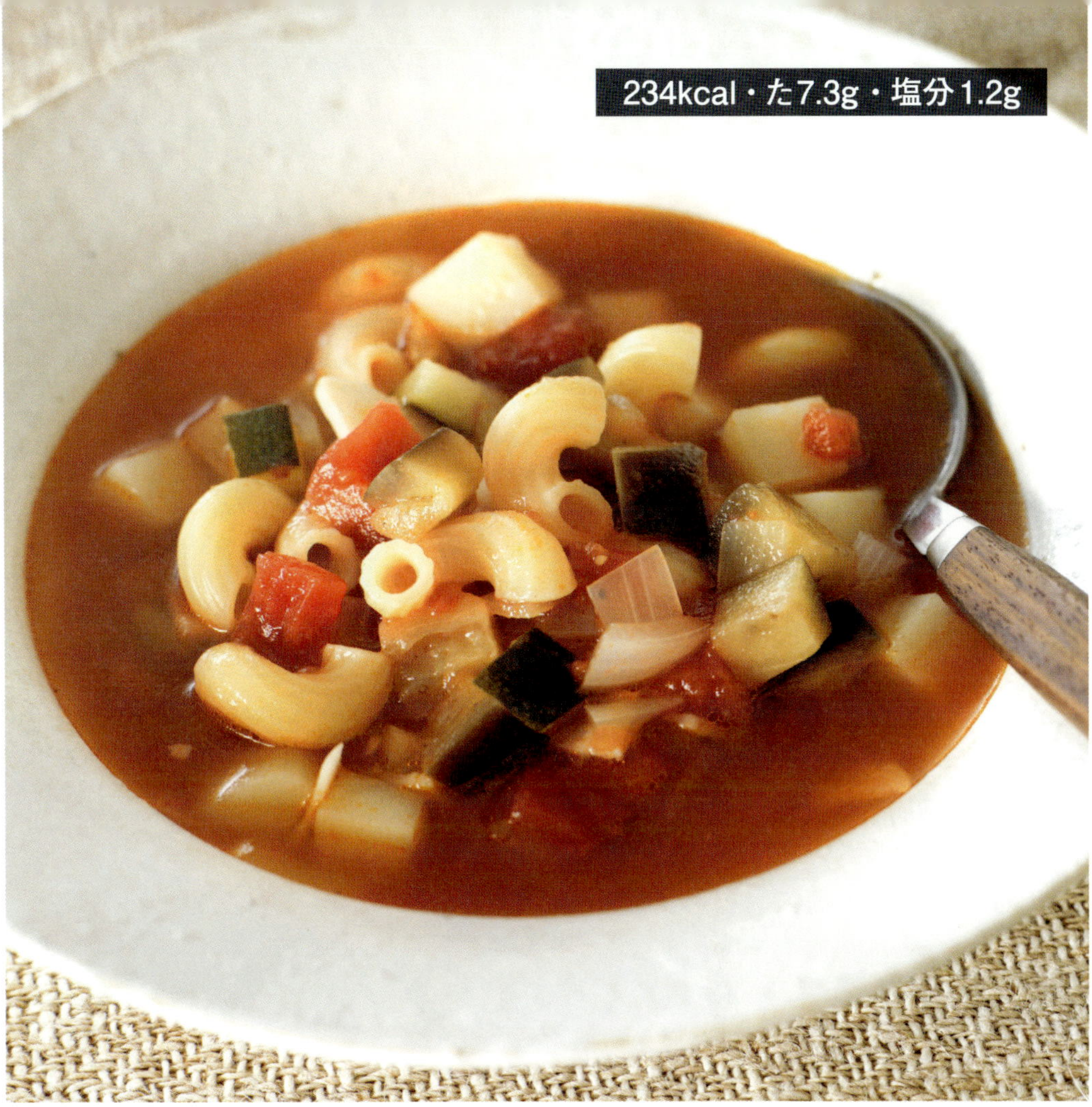

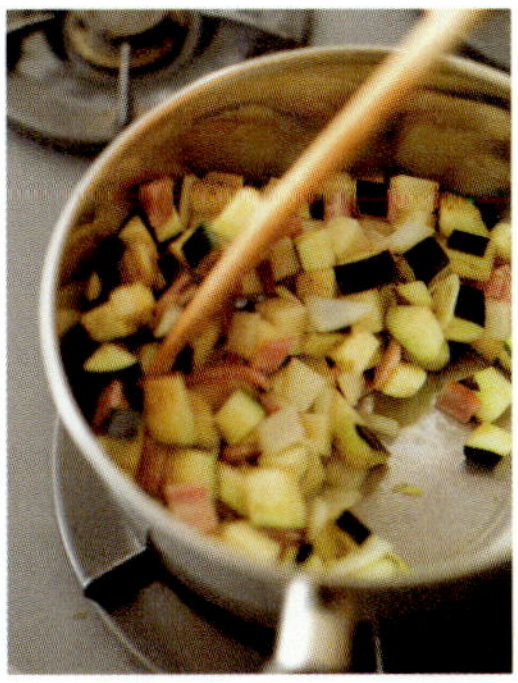

## 材料［2人分］

A
- にんにく…小1片（5g）
- ベーコン…2枚

オリーブ油…小さじ1

B
- 水…600mℓ
- スープの素…小さじ1/2
- トマト水煮缶詰（カットタイプ）*…1/2缶（200g）

マカロニ…30g

塩・こしょう…各少々

〈野菜・合計270g〉

C
- たまねぎ…1/4個（50g）
- なす…1個（70g）
- じゃがいも…小1個（100g）
- ズッキーニ…1/3本（50g）

*ホールタイプなら、実をへらでよくつぶしてから使う。缶詰の残りは冷凍可能（使う料理例p.58オムライス）。

## 作り方

①Cの野菜は、すべて1cm角に切る。

②Aのにんにくは薄切りに、ベーコンは1cm角に切る。

③鍋にオリーブ油を温め、AとCを入れて中火で1分ほど炒める。

④続いてBを加える。強火にし、煮立ったらアクをとる。弱めの中火にし、マカロニを加える。ふたをずらしてのせ、8分ほど煮る（ゆで時間が短くてすむマカロニなら、少しあとで鍋に加える）。塩、こしょうで味をととのえる。

### ポイント

材料Cの野菜はほかに、かぶやピーマン、キャベツなどでも。各種の栄養がとれるうえ、残り野菜をムダなく使えます。

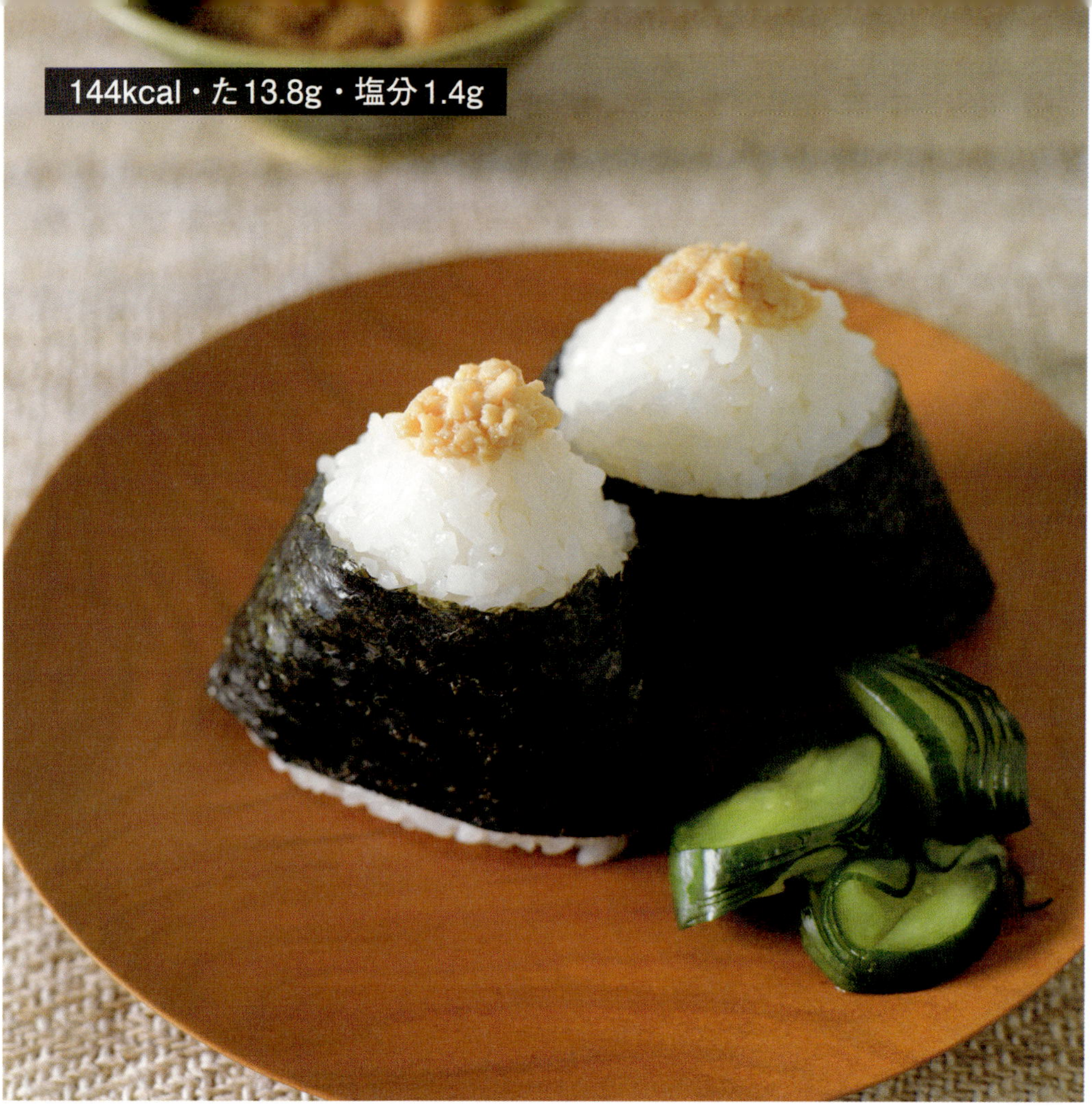


# お肉のふりかけ 味《み》噌《そ》そぼろ

### 材料［作りやすい分量］

とりひき肉…60g

A
- みそ…小さじ２
- 砂糖…小さじ１
- みりん…小さじ１
- しょうが汁…小さじ½
- 水…大さじ２

### 作り方

①鍋に、ひき肉とAを入れて混ぜ、中火にかける。

②混ぜながら加熱し、水分がわずかに残るくらいで火を止める。

※上写真は、味噌そぼろおにぎり。そぼろを具にしてごはんを三角ににぎり、のりを巻く。頂点にもそぼろをのせる。塩もみきゅうりを添えて。

※栄養表記は、そぼろ全量分の数値。なお、ごはん100gの栄養価は、168kcal、たんぱく質2.5g、塩分0g。

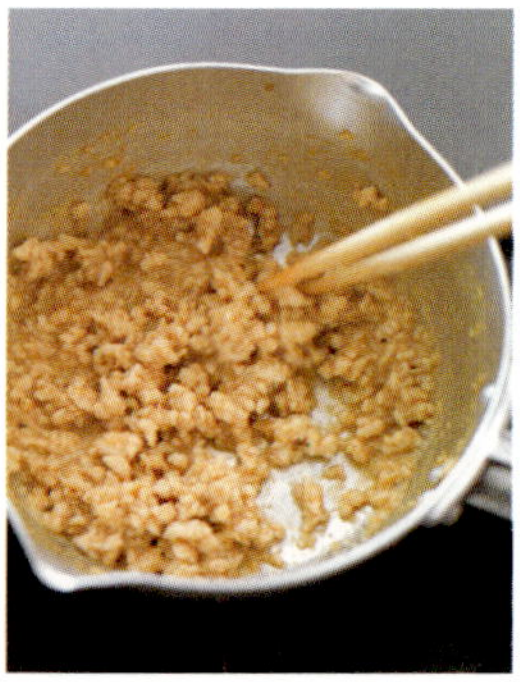

**ポイント**

みそ味にしたので、しょうゆより塩分減になります。汁気を残してしっとりめに仕上げるのもミソ。ごはんの友におすすめです。

# 大豆力のふりかけ
# おあげそぼろ

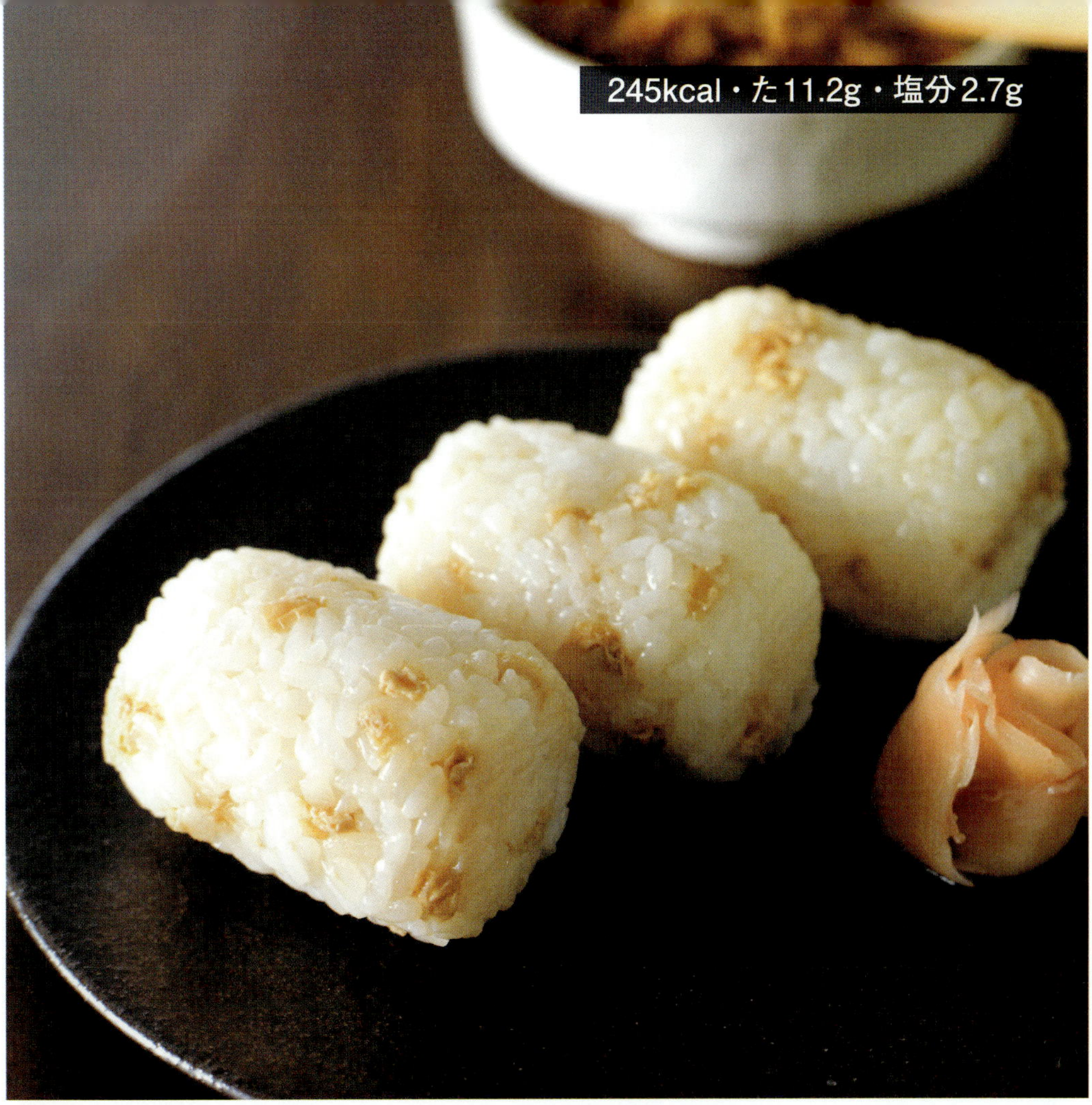


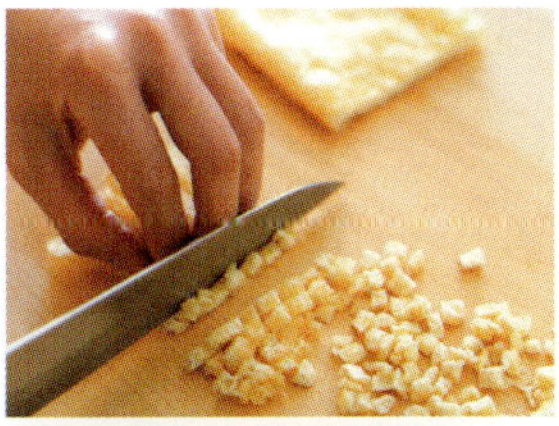

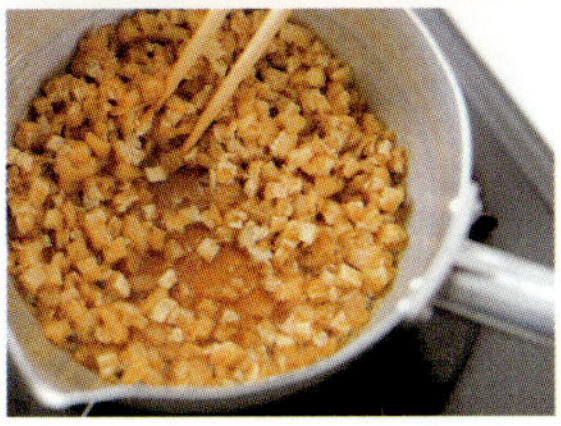

### 材料［作りやすい分量］

油揚げ＊…２枚（50g）

A
- 砂糖…大さじ$\frac{1}{2}$
- しょうゆ…大さじ１
- みりん…大さじ１
- だし…100mℓ

＊手揚げ風の大きくて厚みのある油揚げなら１枚分。

### 作り方

①油揚げは熱湯をかけて油を抜く。水気をきって、５mm角にきざむ。

②鍋にAと油揚げを入れて中火にかける。時々混ぜながら、汁気がなくなるまで煮る。

※上写真は、いなりむすび。すしめしに、そぼろを好みの分量混ぜておにぎりにする（すしめしは、300gの温かいごはんに対し、すし酢［酢大さじ１・$\frac{1}{2}$、砂糖小さじ２、塩小さじ$\frac{1}{4}$］を混ぜたもの）。甘酢しょうがを添えて。
※栄養表記は、そぼろ全量分の数値。

**ポイント**

ごはんにのせてよし、混ぜてよし。すしめしに混ぜれば「おいなりさんの味！」と喜ばれます。

390kcal・た18.6g・塩分2.1g

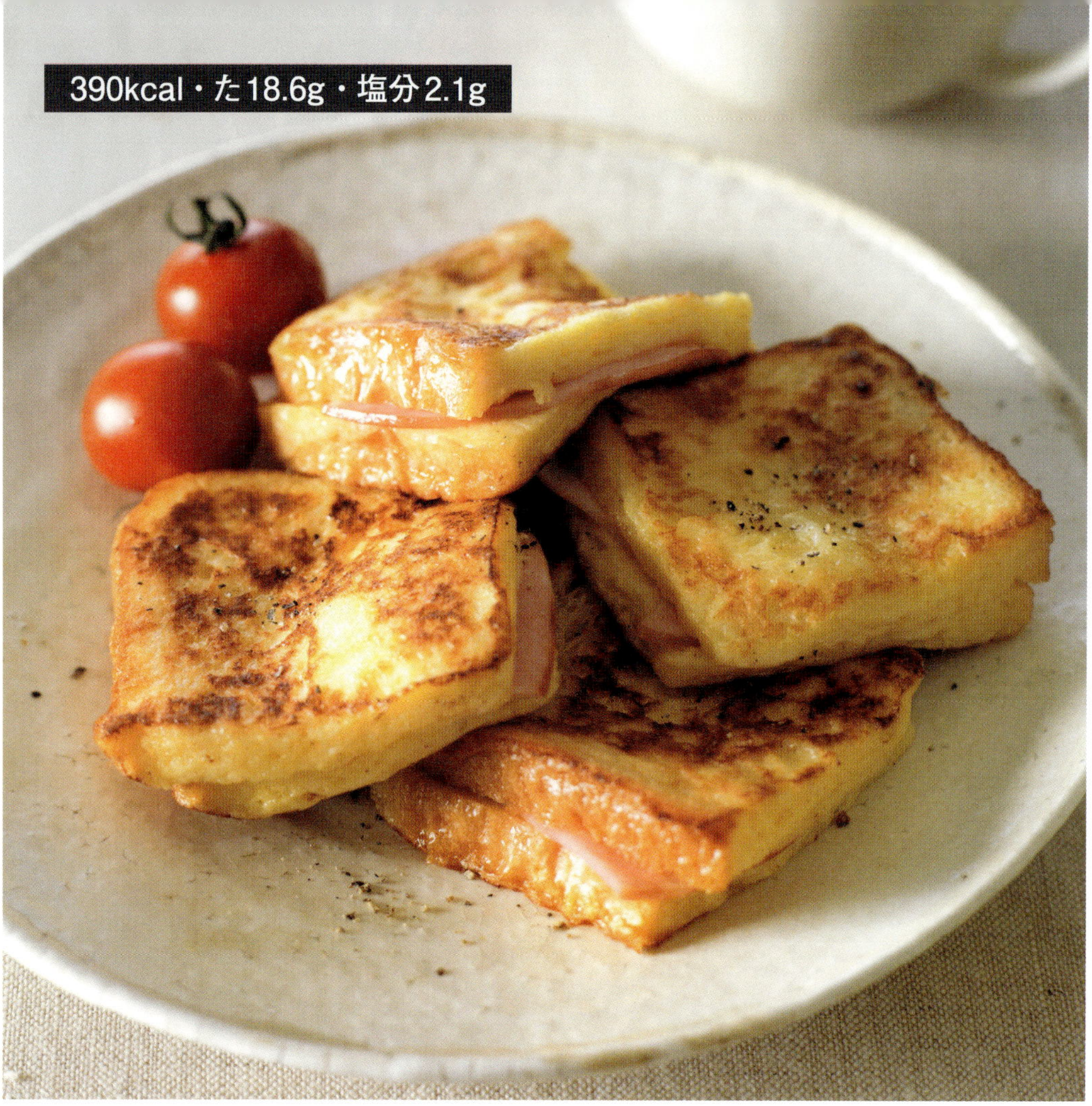

# 卵と牛乳の甘くないフレンチトースト

### 材料［2人分］

食パン（10枚切り）…4枚

A
- 卵…2個
- 牛乳…100mℓ
- 塩…少々

ハム…4枚

バター…5g×2

こしょう…少々

（添え）

ミニトマト…4個

### 作り方

①バットなどに、**A**を合わせてよく混ぜる。パンを4つずつに切る。**A**に10分ほどつけて、卵液をよくしみこませる。

②ハムは2枚ずつ重ねて、4つずつに切る（2枚重ねが8セットできる）。

③（2回に分けて焼く）　フライパンにバターを弱火で溶かす。パン2切れの間にハム1セットをはさみながら、フライパンに並べて入れる。ふたをして両面を2～3分ずつじっくりと焼く。

④焼き色がついたら火を止めて、そのまま1分ほどおき、余熱で中心まで火を通す。盛りつけてこしょうをふり、ミニトマトを添える。

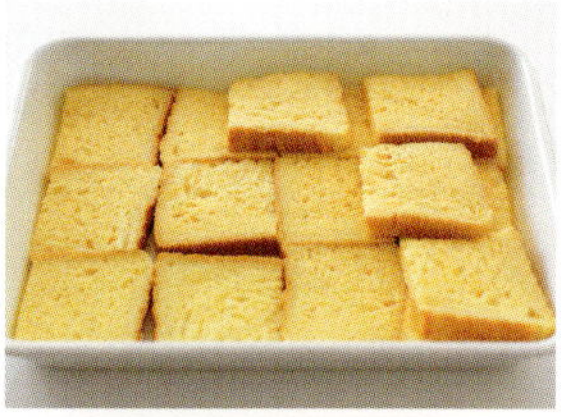

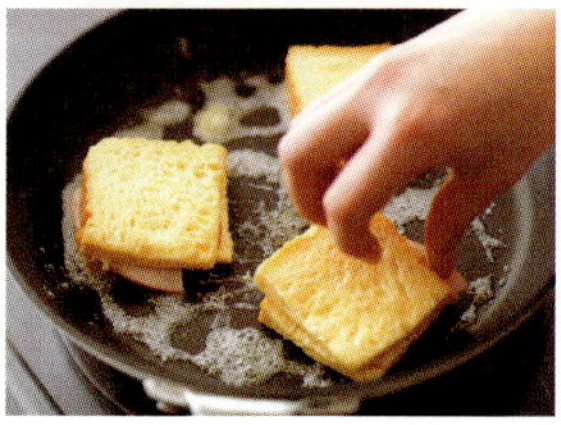

**ポイント**

卵液をしみこませ、じっくりと焼きます。砂糖は抜きですが、しっとりと食べやすい。卵と牛乳の栄養がたっぷり含まれています。

# 食べたい！ホットサンド

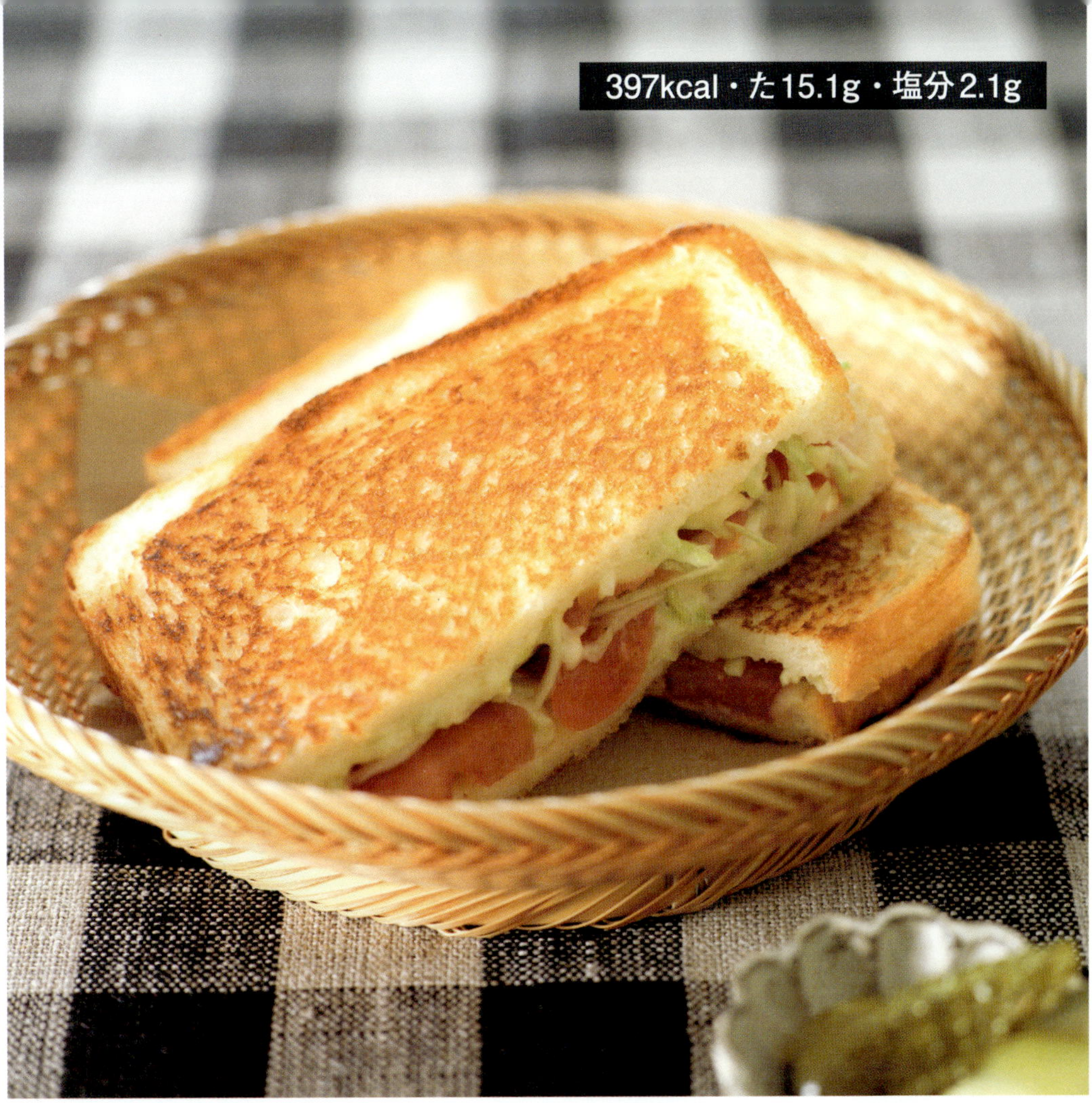

397kcal・た15.1g・塩分2.1g

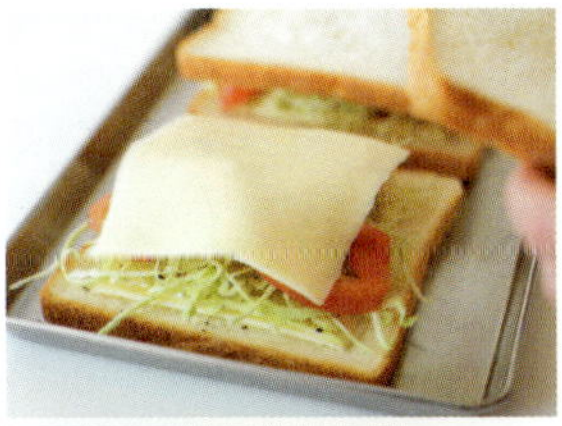

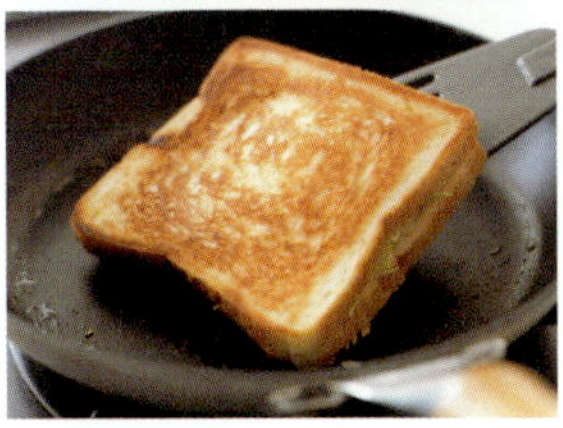

### 材料［2人分］

食パン（10枚切り）…４枚
スライスチーズ…４枚
キャベツ…50g
トマト…$\frac{1}{2}$個（80g）
バター…10g×２

### 作り方

①キャベツはせん切りにする。トマトは５㎜厚さに切り、大きな種をざっと除く。
②パン２枚の間に、チーズ１枚、キャベツ、トマト、チーズ１枚の順に中身をはさむ。２組作る。
③１組ずつ焼く。フライパンにバターを弱火で溶かし、両面を２～３分ずつ焼く。
④半分に切って盛りつける。

**ポイント**

チーズで具とパンがくっつきます。香ばしさに食欲がそそられます。具はハムやツナ、ゆで卵など、たんぱく質のものにしてもよいでしょう。

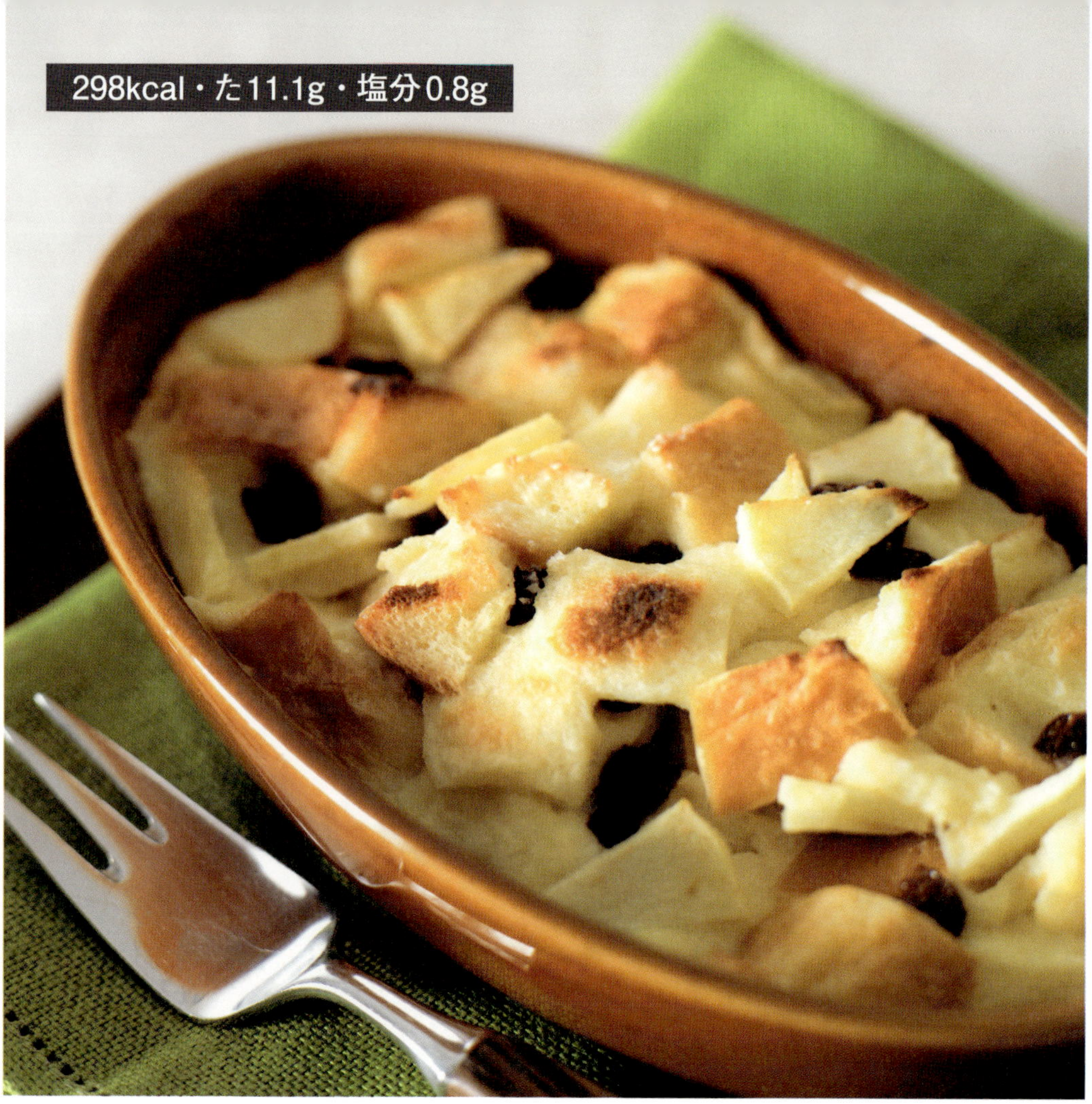

298kcal・た11.1g・塩分0.8g

# フルーツ入り パンプディング

### 材料［2人分］

食パン（8枚切り）…2枚
りんご*…1/4個
レーズン…大さじ2（20g）

A
- 卵…1個
- 砂糖…大さじ1
- 牛乳…200mℓ

グラニュー糖**…少々

*オレンジ、バナナ、いちごなどでも。
**焼いてから、はちみつやメープルシロップをかけても。

### 作り方

①パンは耳がついたまま2cm角に切る。りんごは皮をむいて薄い小さないちょう切りにする。

②レーズンはぬるま湯につけてやわらかくしてから、粗くきざむ。

③ボールにAを合わせて混ぜる。パンを加えて汁気をしみこませ、りんご、レーズンも加える。

④耐熱皿2つに③を入れ、表面にグラニュー糖をふる。アルミホイルをかぶせる。

⑤オーブントースターで5分焼き、ホイルをはずしてさらに5～8分、焼き色がつくまで焼く。

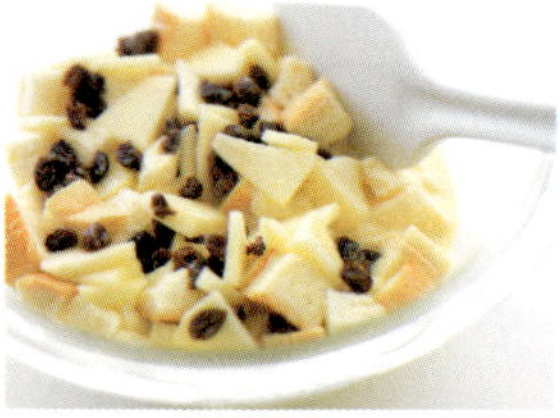

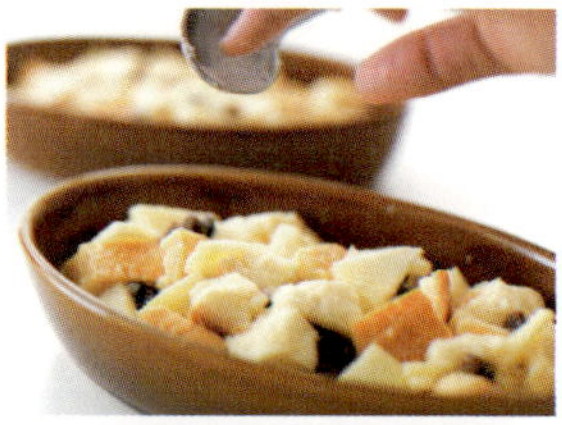

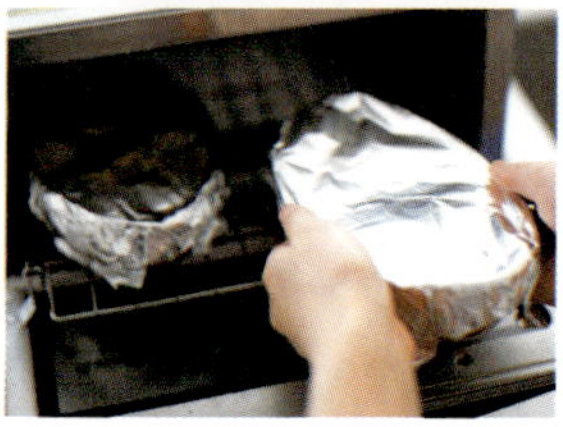

**ポイント**

食べやすくてエネルギーもとれます。バナナやいちごなど、手近なくだものを加えてください。

# ミネラル黒糖
# レンジ蒸しパン

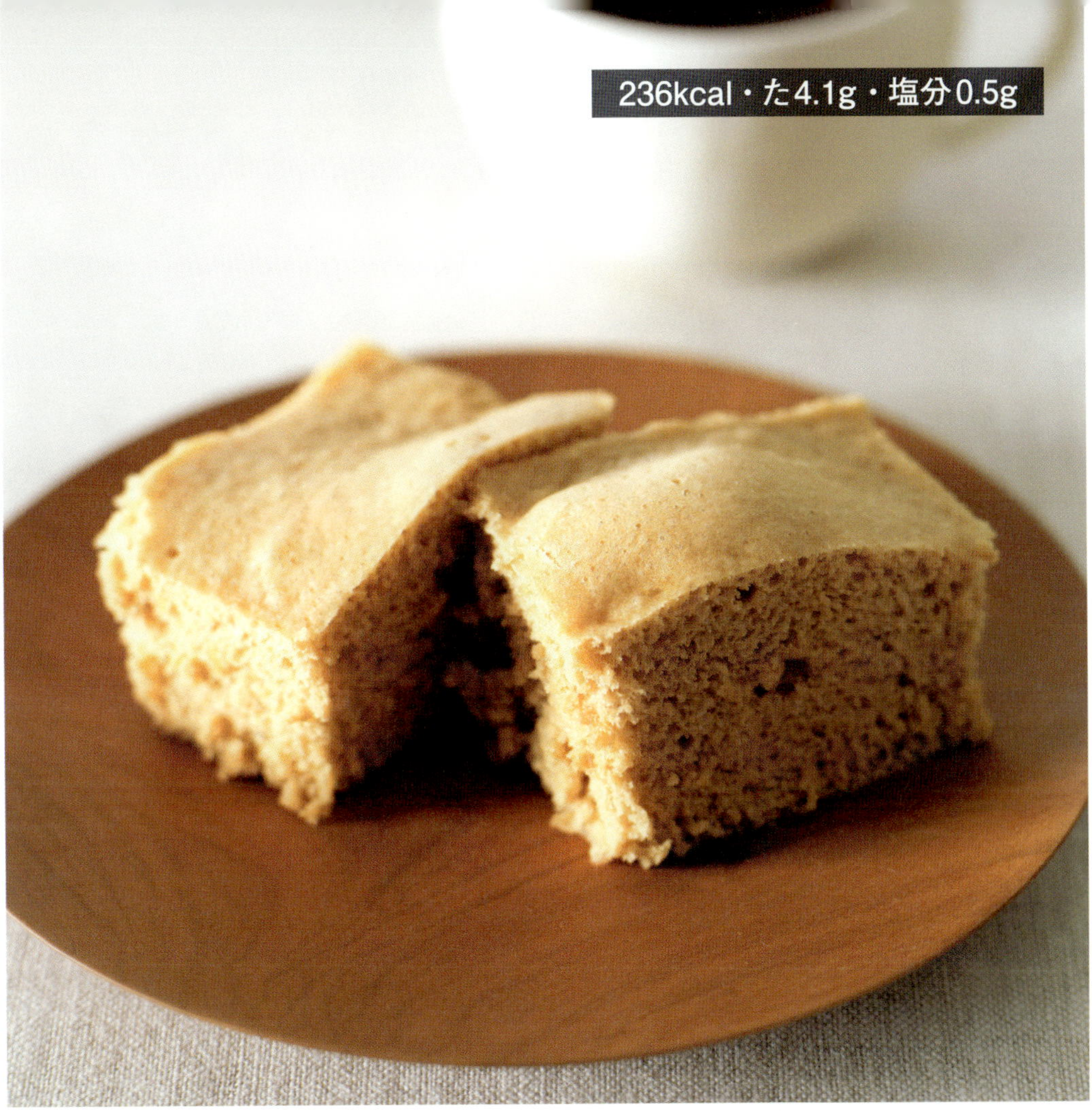

236kcal・た4.1g・塩分0.5g

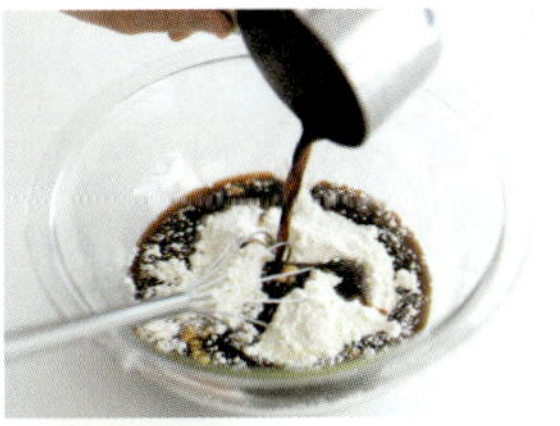

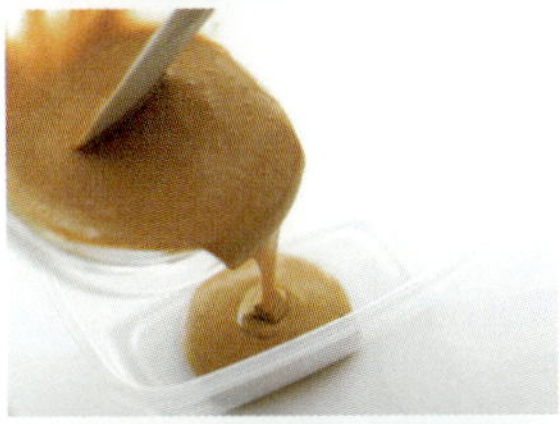

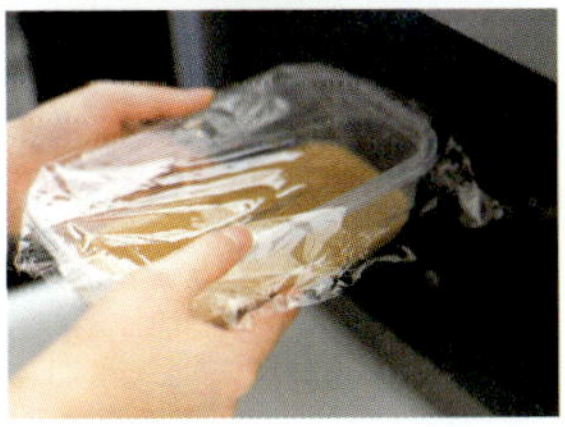

### 材料［2人分］

黒砂糖（粉末*）
…大さじ４弱（30g）
水…100mℓ
ホットケーキミックス…100g
耐熱容器（容量500mℓくらいのもの）…１個

＊かたまりの黒砂糖の場合は、包丁でけずって細かくしてから使う。
＊＊生地の中にレーズンや甘納豆などを加えても。

### 作り方

①鍋に分量の水と黒砂糖を入れ、火にかけて温める。砂糖が溶けたら、さましておく。
②ボールに、ホットケーキミックスと①を入れ、泡立器などでムラなく混ぜる。
③耐熱容器に②を入れる。ふんわりとラップをかぶせ、電子レンジで約２分（500W）加熱する。竹串を刺して火の通りを確認する（生の生地がついてくるようなら、さらに30秒ほど加熱）。
④ラップをしたまま粗熱をとる。容器から蒸しパンをとり出して、好みの大きさに切り分ける。

### ポイント

ホットケーキを焼くよりかんたん。電子レンジにかけるとムクムクッとふくらみます。黒砂糖は、ふつうの砂糖よりもミネラル分を多く含みます。

155kcal・た3.7g・塩分0.5g

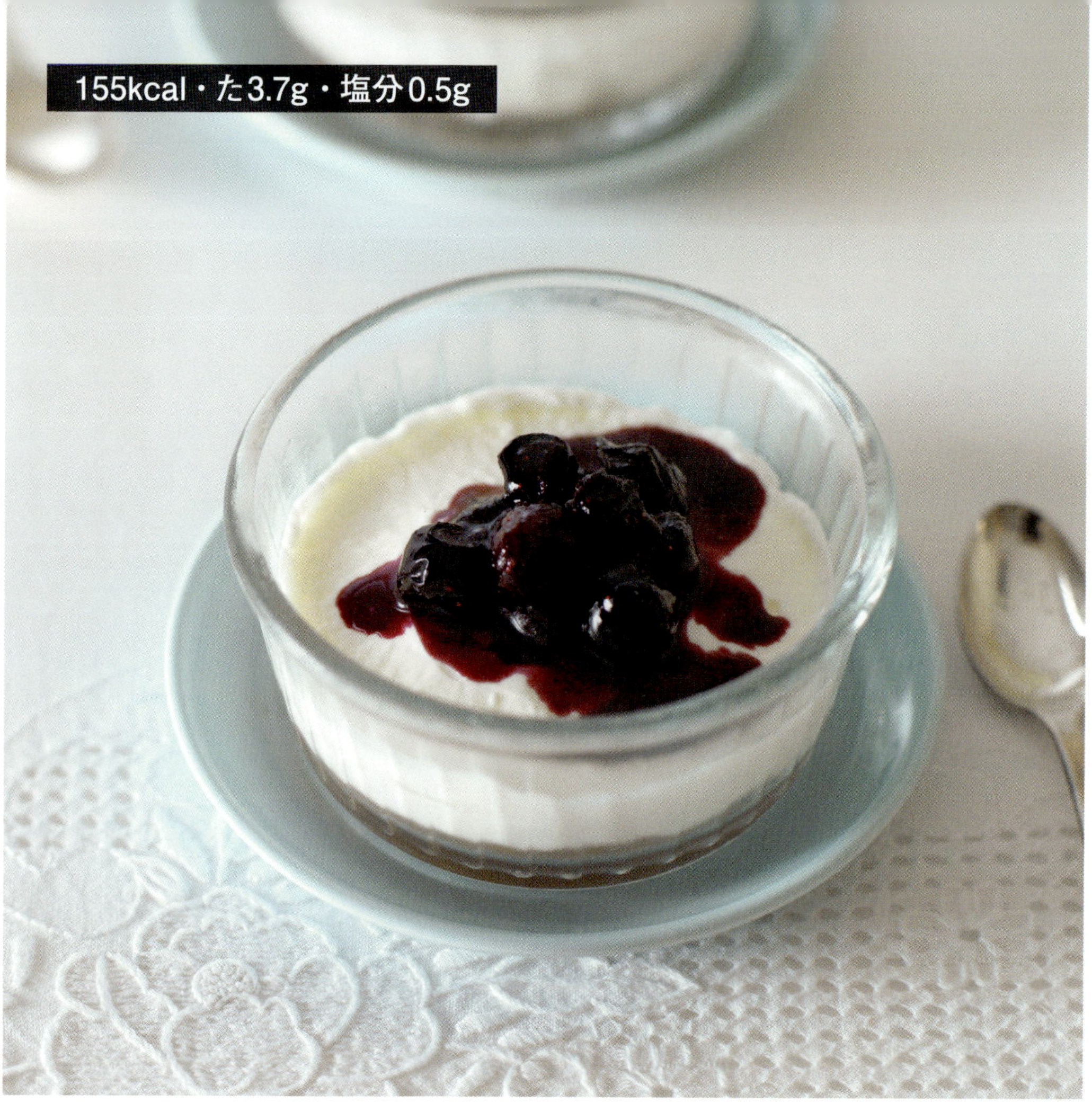

# W乳製品で
# ビスケットレアチーズ

### 材料［2人分］

ビスケットまたはクッキー（市販）…2枚
牛乳…大さじ1
A ｛クリームチーズ…50g*
　　ヨーグルト（加糖）…大さじ3｝
好みのジャム…大さじ1

*個包装のものなら約3個分。

### 作り方

①1人分の器2つにビスケットをそれぞれ入れ（くだいてもよい）、牛乳を大さじ½ずつ加えてしめらせる。

②ボールに**A**を入れ、ゴムべらでチーズをつぶしながら混ぜる。

③②をビスケットの上にのせる。ラップをして冷蔵庫で1時間ほどおいて冷やす。ジャムをのせて食べる（写真はブルーベリージャム）。

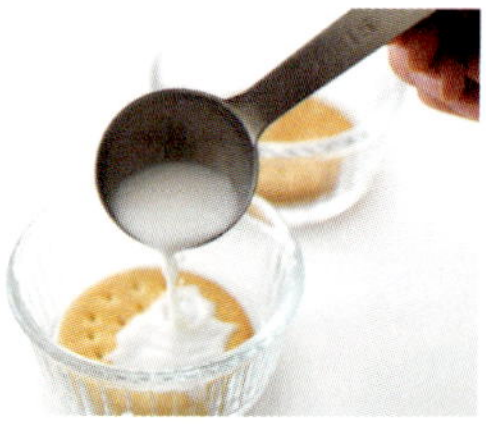

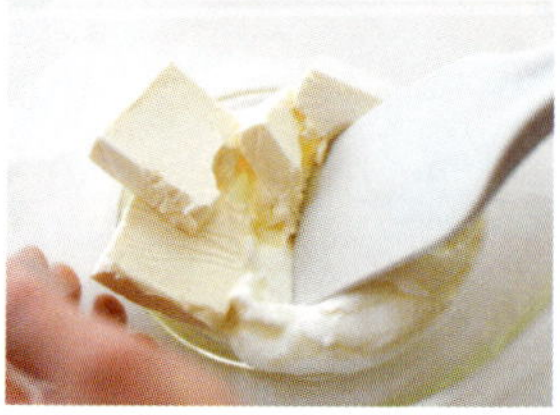

**ポイント**

クリームチーズにヨーグルトを混ぜるだけのレアチーズです。乳製品のおやつはカルシウムが補えます。

## 野菜のおやつ
# かぼちゃプリン

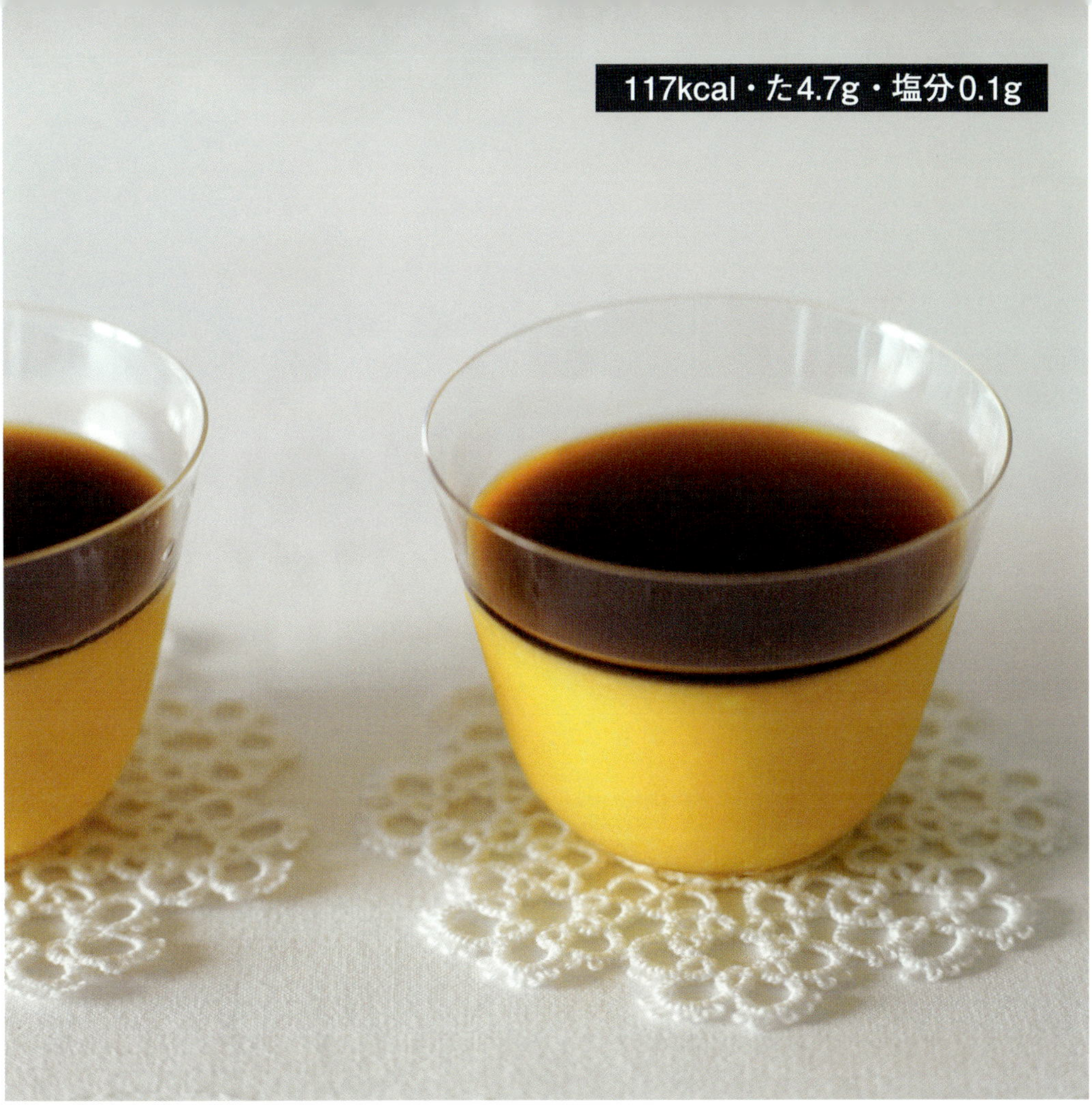

117kcal・た4.7g・塩分0.1g

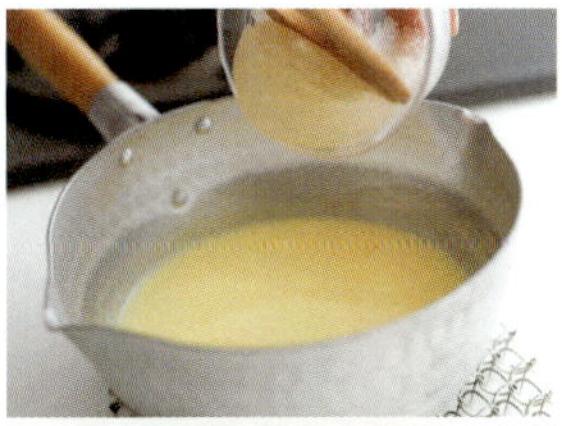

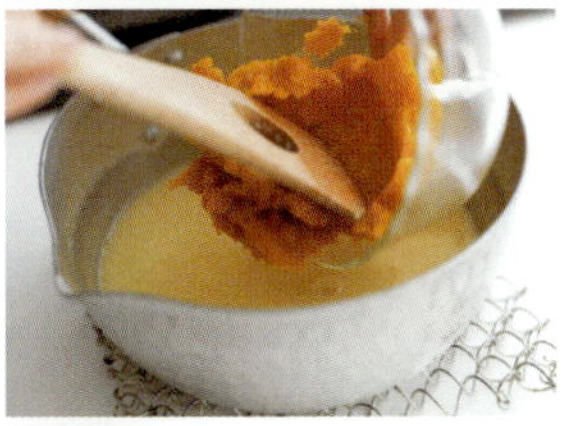

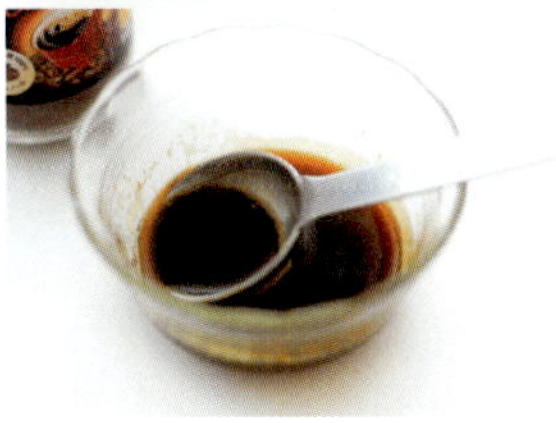

### 材料［4人分］

かぼちゃのマッシュ*…150g
卵…1個
牛乳…150mℓ
砂糖…大さじ3・½（30g）
A ┌ 粉ゼラチン**
　│　…1袋（5g）
　└ 水…50mℓ
〈コーヒーソース〉
インスタントコーヒー
…小さじ½
砂糖…小さじ2
湯…大さじ2

*皮をむいたかぼちゃをゆで、つぶしたもの（→p.81）。
**ふやかし不要を使用。ふやかす必要がある商品は表示のとおりに。

### 作り方

①**A**は混ぜる。
②ボールに卵をほぐし、牛乳、砂糖を混ぜる。これを鍋にこして入れる。
③②を中火にかけ、混ぜながら加熱する。縁のほうがフツフツとしてきたら、火からおろす（卵が固まらないうちに）。**A**を加え、混ぜて溶かす。続いてかぼちゃのマッシュを加えて混ぜる。
④1人分の器に等分して入れ、さます。冷蔵庫で2～3時間おいて冷やし固める。
⑤コーヒーソースの材料を混ぜてさます。④にかけて食べる。早めに食べきる。

**ポイント**

蒸さずにゼラチンで固める、かんたんな方法で作ります。栄養豊富な材料をたっぷり使えるのは、手作りならでは。

# のどごしのいい あずき缶しるこ

175kcal・た4.0g・塩分0.2g

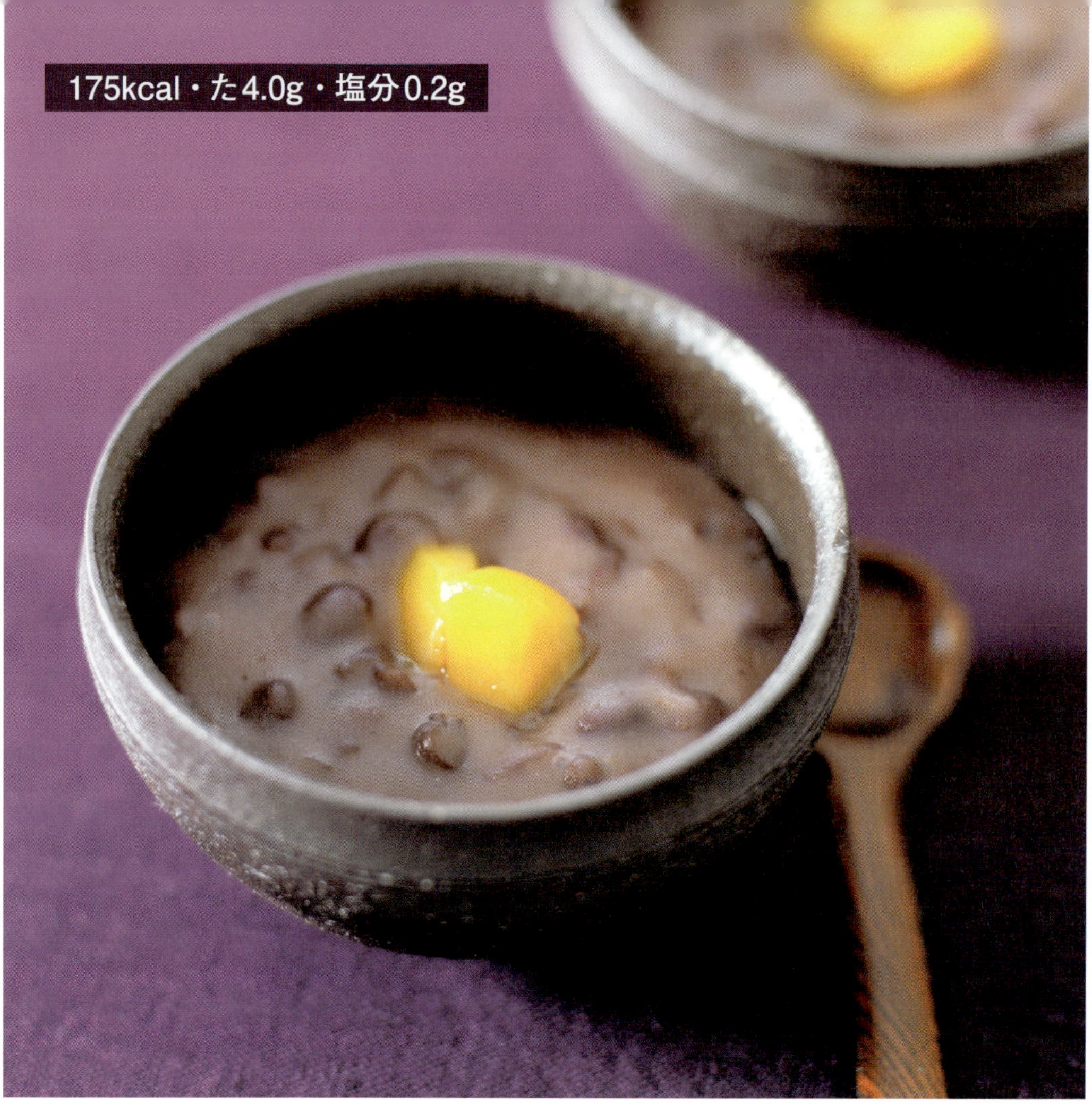

## 材料［3人分］

ゆであずき缶詰
…小1缶（190g）
牛乳…100㎖
かたくり粉…小さじ1
（飾り・あれば）
栗の甘露煮、甘納豆など
…少々

## 作り方

①鍋に牛乳とかたくり粉を入れて混ぜ、あずきを加える。

②中火にかけ、混ぜながら加熱する。ひと煮立ちしたら火を止め、器に盛る。

※温かいまますぐ食べられ、また、冷たくしても、凍らせてもおいしい。

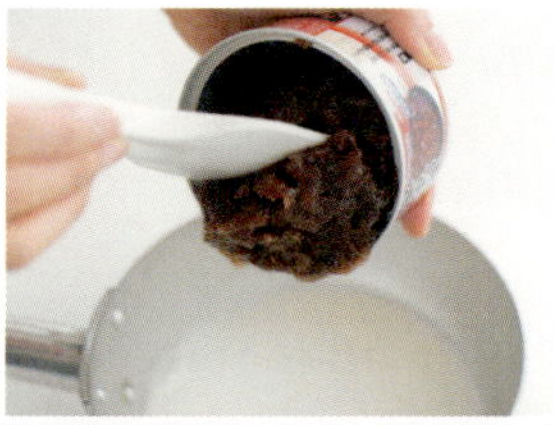

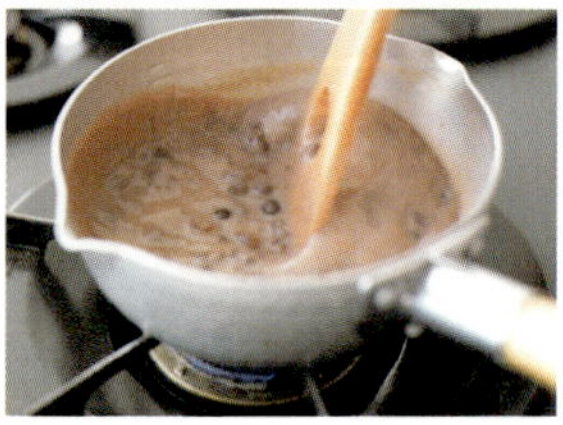

**ポイント**

とろんとしたのどごしがおいしい甘味です。牛乳とあずきで鉄分や食物繊維もとれます。

# イソフラボン入り とうふ白玉

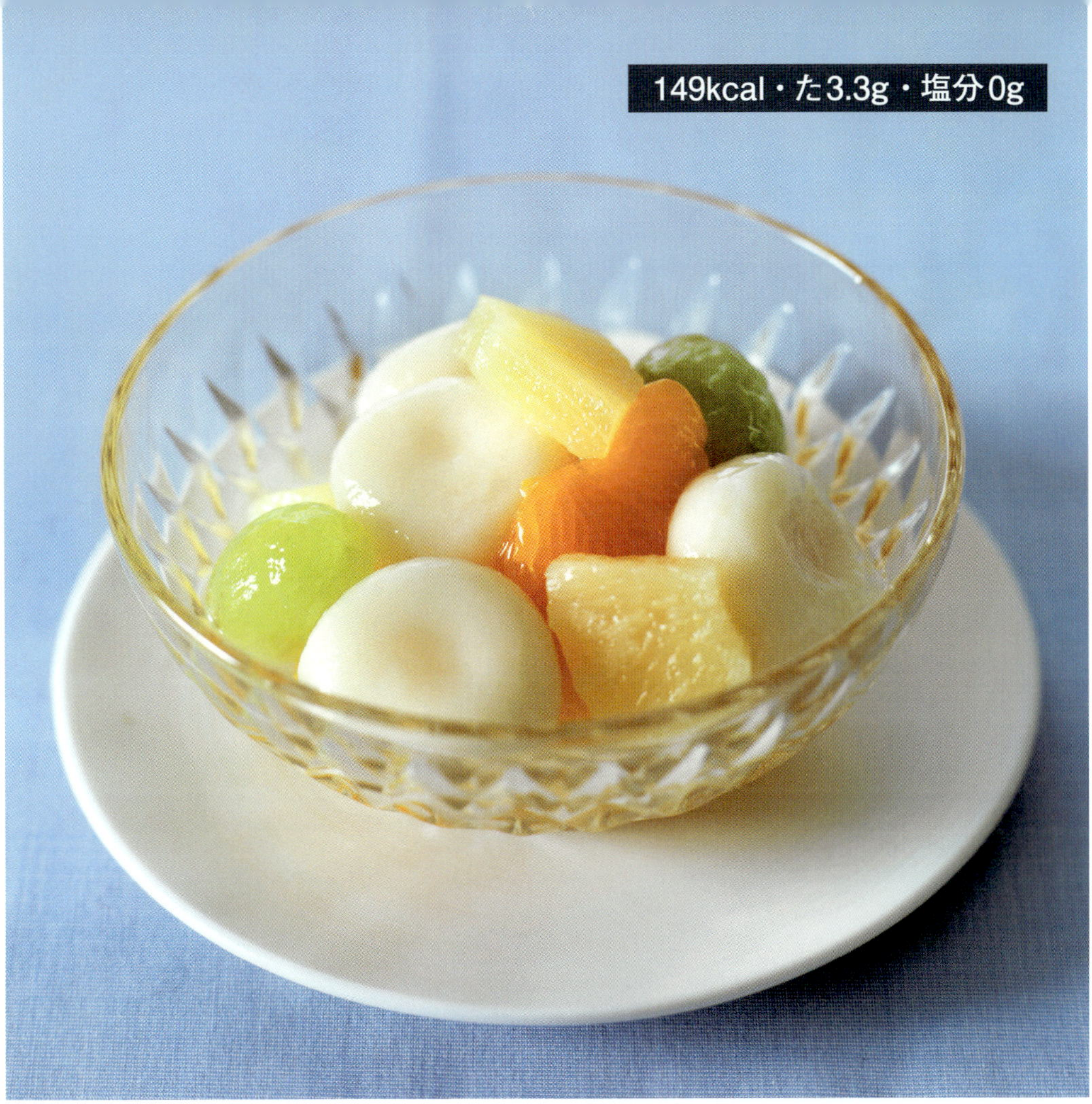


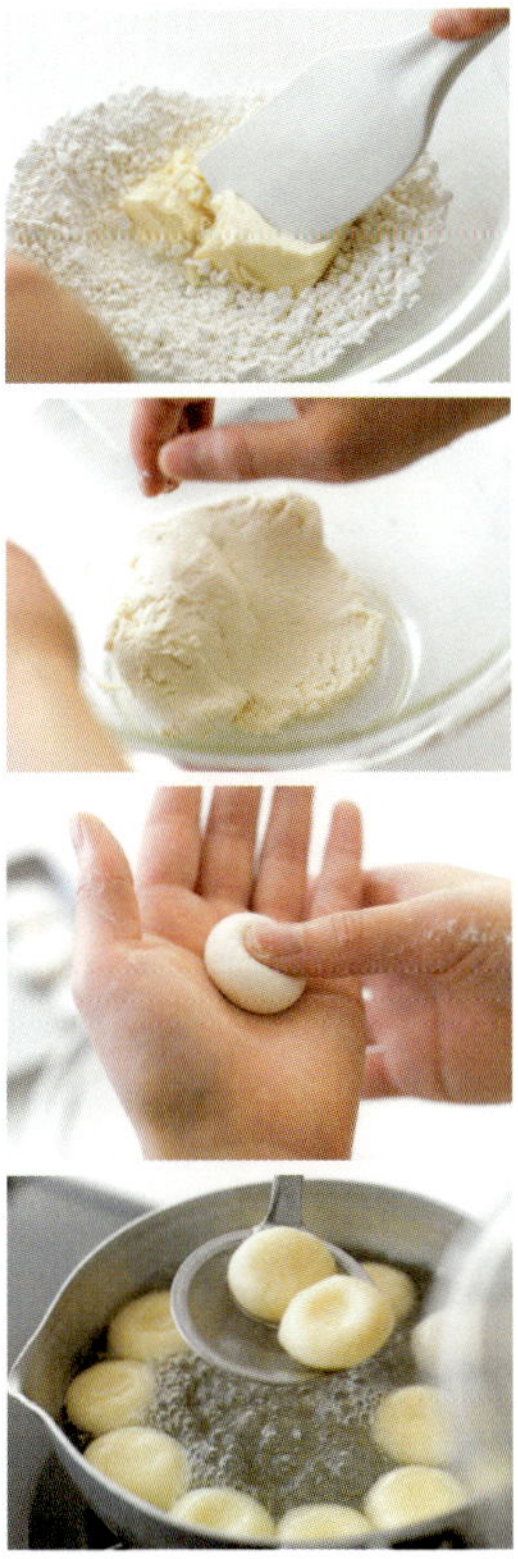

### 材料［2人分］

白玉粉…50g
とうふ（絹）…60g
フルーツ缶詰（好みのもの）
…小１缶（180g）

### 作り方

①ボールに白玉粉ととうふを入れる。両方を混ぜて、なじませてから手でこねる。耳たぶくらいのかたさにする（かためなら、水かとうふを少し足す）。
②生地を棒状に丸めてから12個に分け、だんごにする。平たくし、中央をへこませる。
③鍋に湯を沸かし、②を入れる。浮いてきてからさらに２～３分ゆで、すくって水にとる。
④器に缶詰のフルーツと白玉、缶汁を入れて盛りつける。

**ポイント**

粉をとうふの水分で溶きます。とうふの栄養が加わるうえ、時間がたってもかたくなりにくい。きな粉や黒みつをかけるだけでもおいしいですよ。

# ささみの酒蒸しのストック

## チョイ足したんぱく質 その1

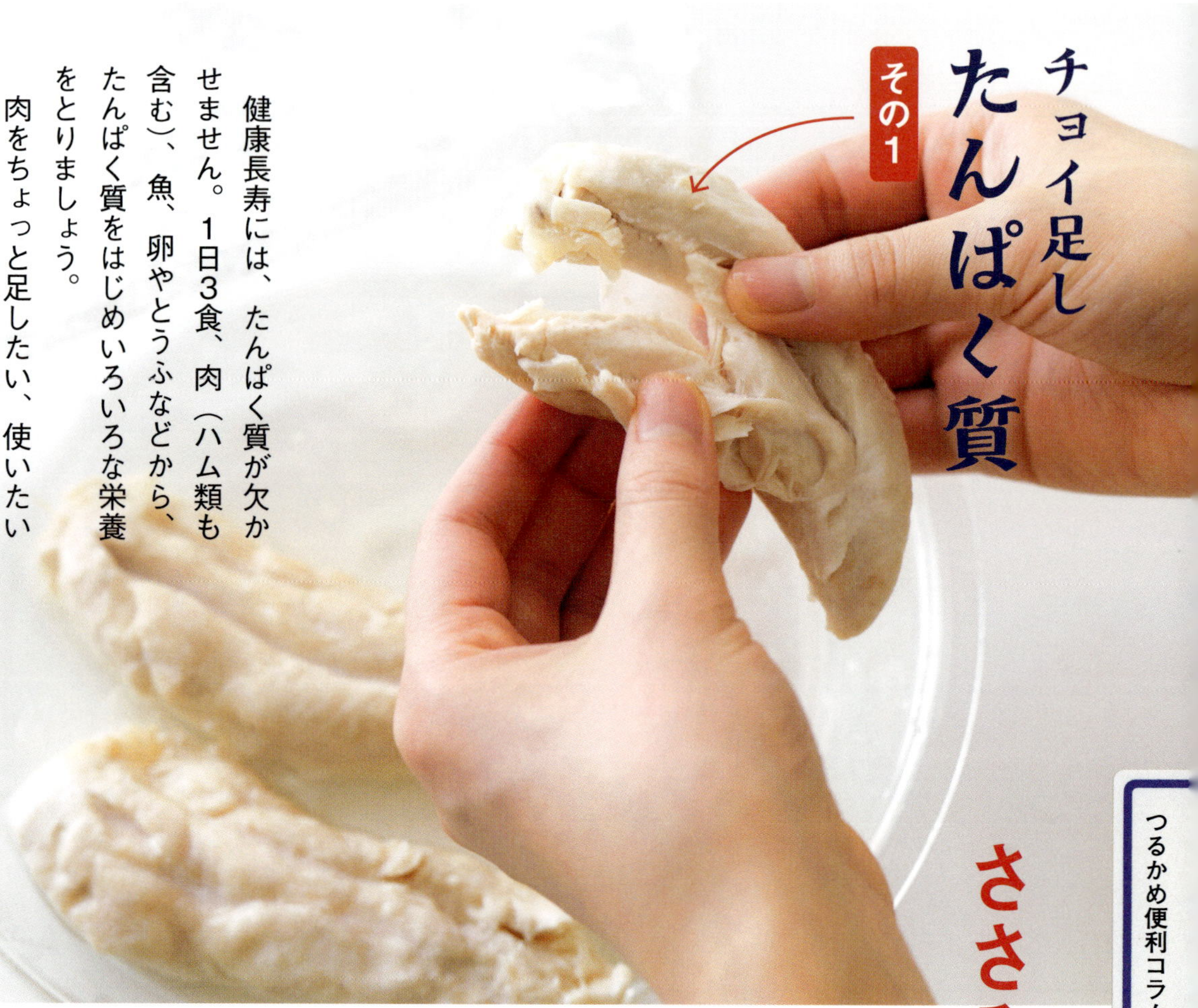

健康長寿には、たんぱく質が欠かせません。1日3食、肉（ハム類も含む）、魚、卵やとうふなどから、たんぱく質をはじめいろいろな栄養をとりましょう。

肉をちょっと足したい、使いたいといったとき、重宝するひとつがこれ。ささみを電子レンジで蒸して冷凍しておくと、いろいろに使えます。

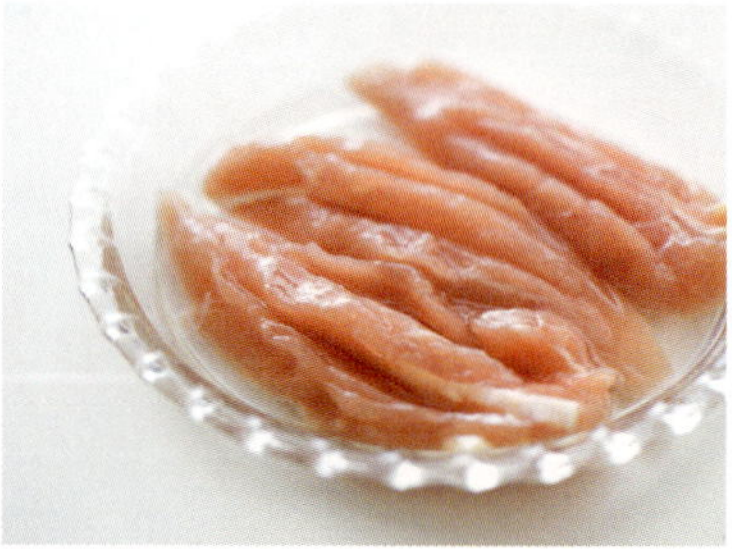

### ささみの酒蒸し

**材料［作りやすい分量・3本分］**

とりささみ…3本（150g）
塩…小さじ1/8
酒…大さじ1

**作り方**

①ささみの筋にそって、縦に切りこみを2本入れる。耐熱皿に並べ、塩と酒をふる。
②ラップをして、電子レンジで約3分（500W）加熱する。さめるまでラップをしたままおく（パサつかずしっとりする）。
③そのままか、またはほぐし、小分けしてラップに包む。冷凍用の容器や袋に入れて冷凍する。約2週間保存可能。

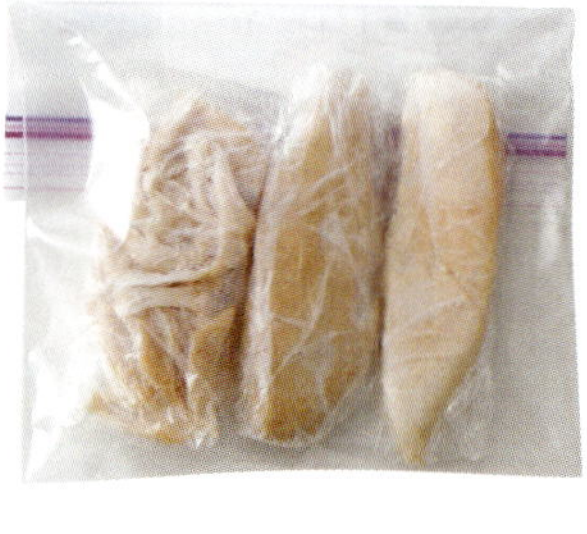

## ささみのせごまだれうどん

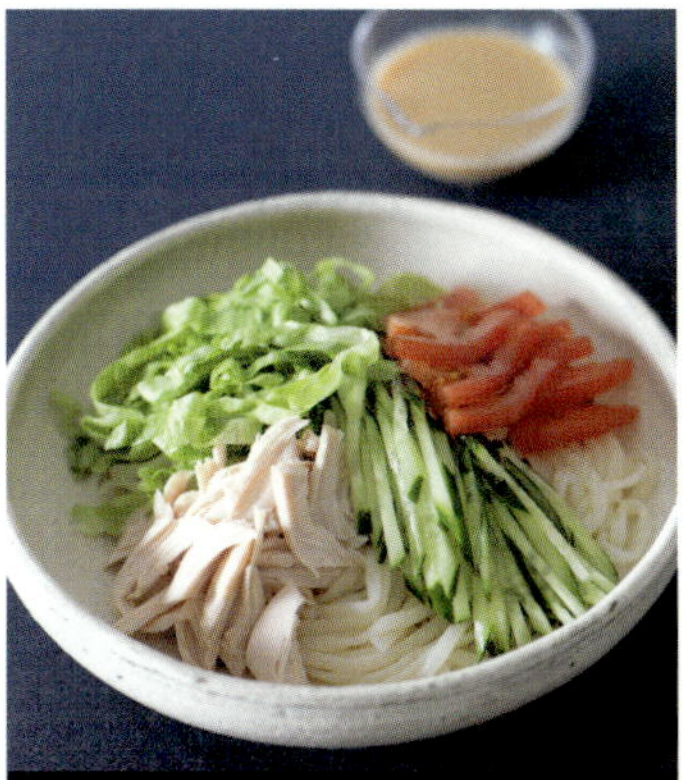

336kcal・た19.1g・塩分2.4g

**材料［2人分］**

ささみの酒蒸し…2本
きゅうり…½本
レタス…2枚
トマト…½個
ゆでうどん…2食分（400g）
**A**
- 練りごま…大さじ1
- めんつゆ（3倍濃縮）…大さじ2
- 水…大さじ4

**作り方**

①ささみは解凍し、細かくほぐす。野菜は食べやすく切る。
②うどんは温め、水にとってしめ、水気をきる。
③**A**を合わせる（ごまだれ）。
④うどんを器に盛り、①をのせる。ごまだれをかけて食べる。

## ささみ入り酢のもの

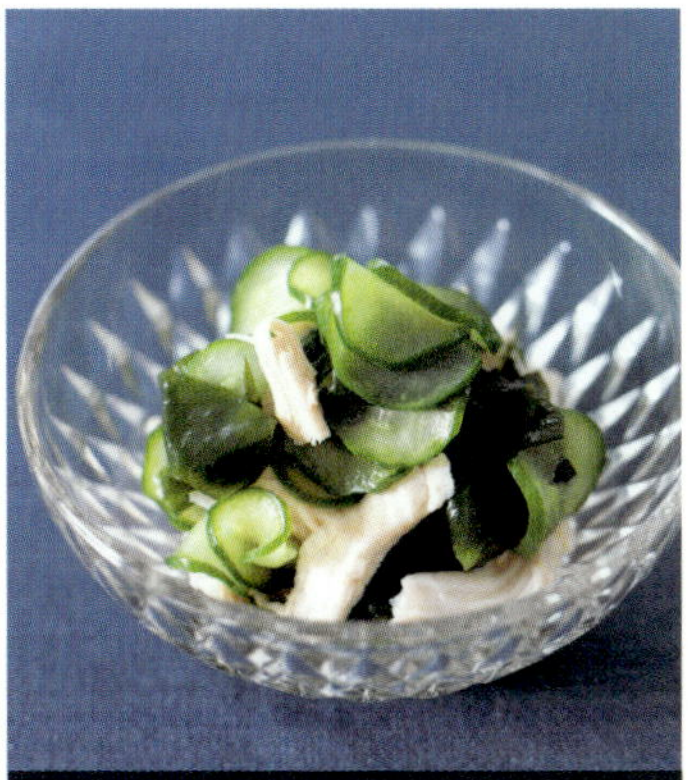

36kcal・た5.9g・塩分0.5g

**材料［2人分］**

ささみの酒蒸し…1本
塩蔵わかめ…15g
きゅうり…½本
**A**
- 酢…大さじ1
- 砂糖…小さじ1
- しょうゆ…小さじ½

**作り方**

①ささみは解凍し、細かくほぐす。
②わかめは洗い、水に2～3分つけてもどす。熱湯にさっと通して、食べやすい長さに切る。
③きゅうりは小口切りにし、塩少々（材料外）をふって少しおき、水気をしぼる。
④**A**を合わせ、全部をあえる。

## ささみとアボカドのサンド

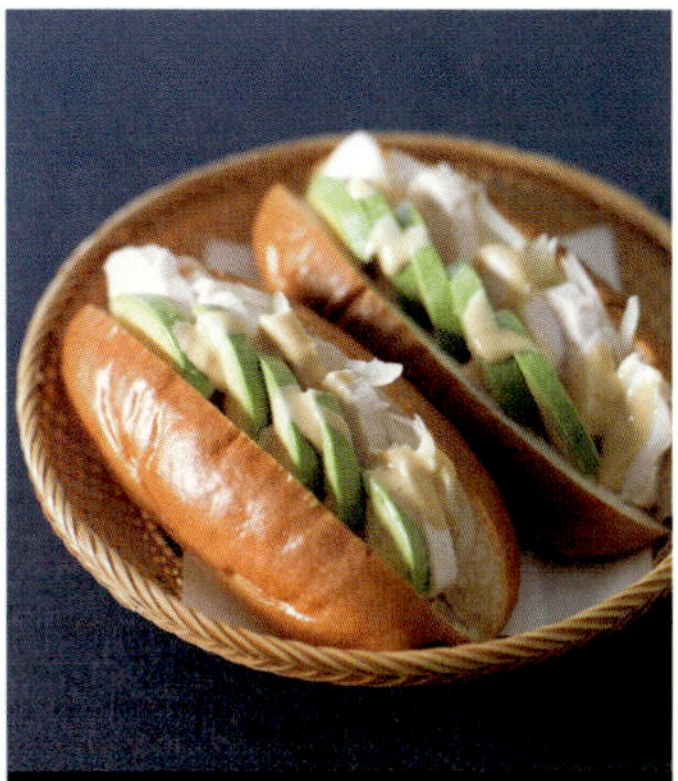

400kcal・た19.8g・塩分1.7g

**材料［2人分］**

ささみの酒蒸し…2本
アボカド…½個
たまねぎ…¼個（50g）
ドッグパン*…2個
**A**
- マヨネーズ…大さじ1
- しょうゆ…小さじ½
- 練りわさび…少々

*テーブルロールなら4個。

**作り方**

①ささみは解凍し、5㎜厚さのそぎ切りにする。アボカドも同じくらいの大きさに切る。
②たまねぎは繊維を断つ向きで薄切りにし、塩少々（材料外）をふってもみ、水気をしぼる。
③パンに①②をはさむ。**A**を混ぜてかける。

チョイ足し
# たんぱく質 その2

## ふわふわ肉だんごのストック

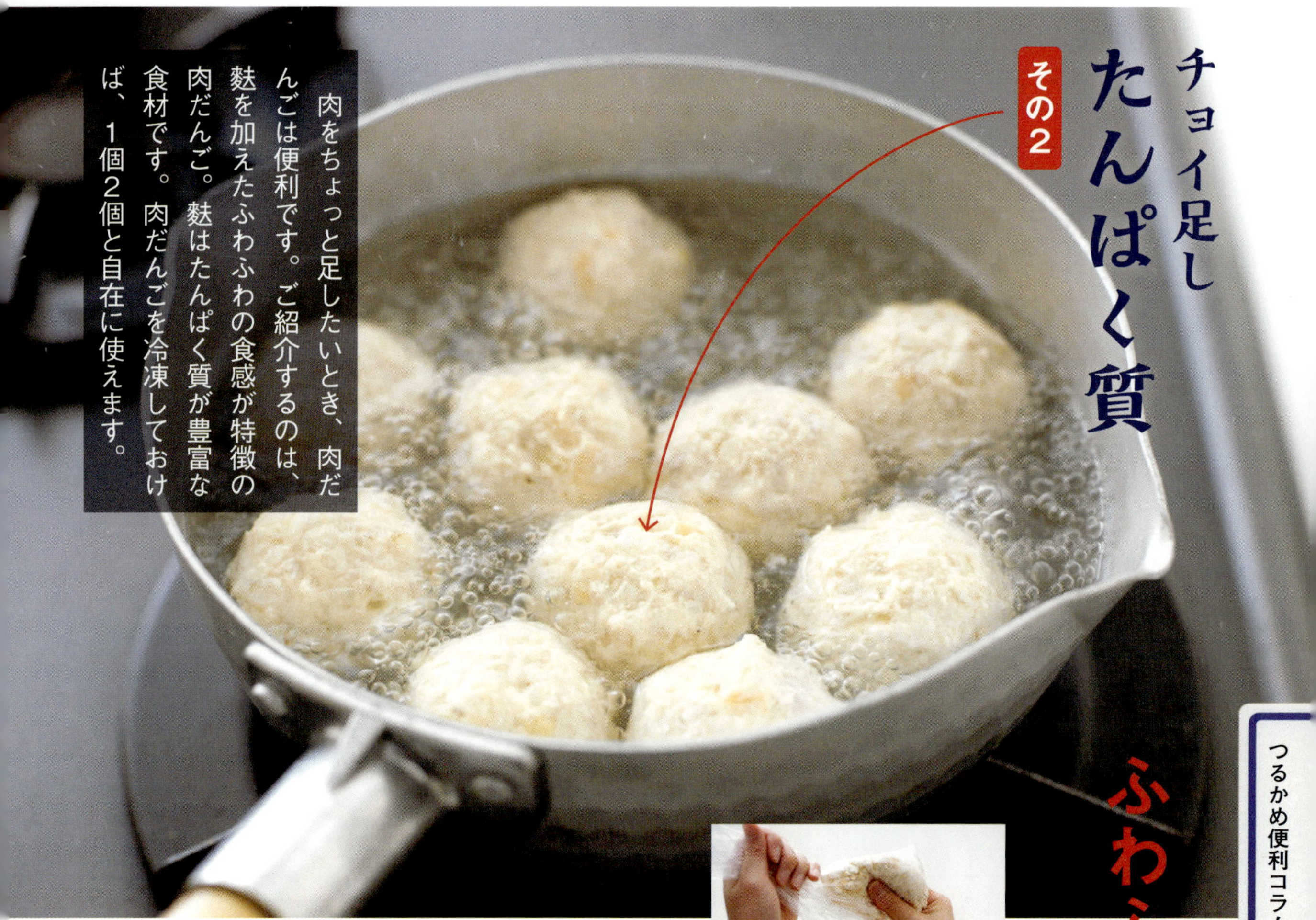

肉をちょっと足したいとき、肉だんごは便利です。ご紹介するのは、麩を加えたふわふわの食感が特徴の肉だんご。麩はたんぱく質が豊富な食材です。肉だんごを冷凍しておけば、1個2個と自在に使えます。

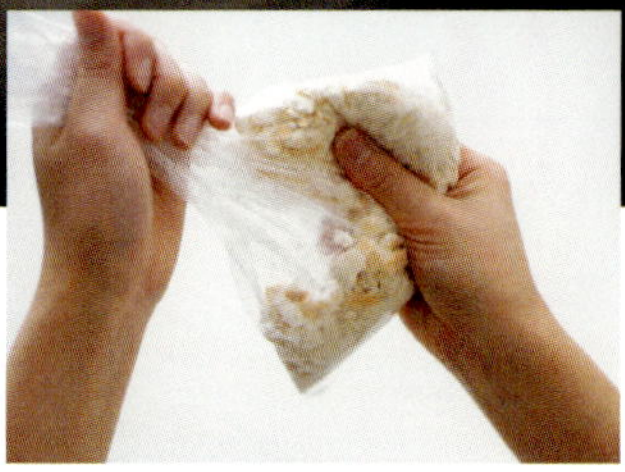

### ふわふわ肉だんご

**材料［作りやすい分量・16個分］**

とりひき肉…200g
たまねぎ…½個（100g）
麩*…20g

A
- 卵…1個
- 塩…小さじ⅓
- こしょう…少々
- 酒…大さじ2

＊小町麩などの焼き麩。

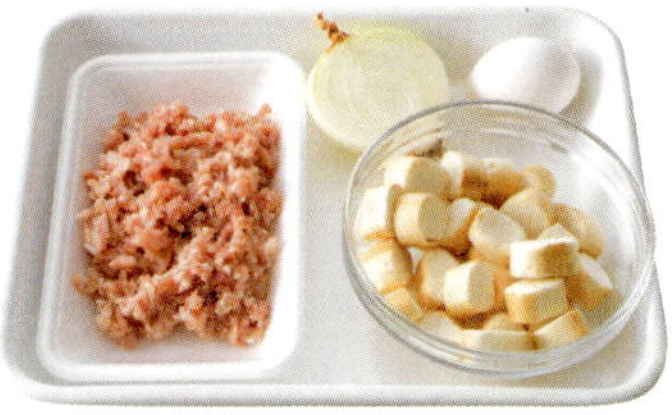

**作り方**

①たまねぎはみじん切りにする。
②ポリ袋に麩を入れて、手や木べらで押しつぶす。ここに、ひき肉、たまねぎ、**A**を加え、よくもみ混ぜる。
③生地を16等分にし、だんごに丸める（手に水少々をつけると丸めやすい）。
④湯を沸かし、③を2回くらいに分けて、4～5分ずつゆでる。小分けしてラップで包み、冷凍する。約2週間保存可能。

※ゆでた湯はかんたんなスープになる。塩少々で味をつけ、ねぎなどを散らす。

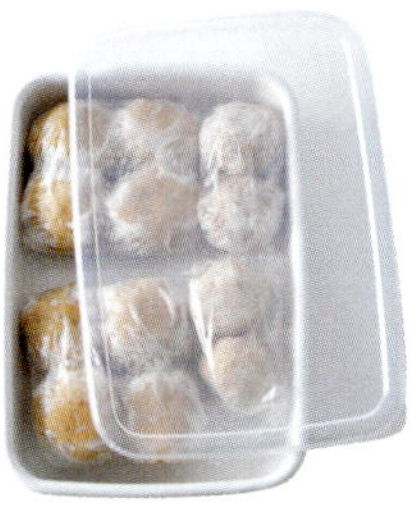

## 肉だんごのつくね

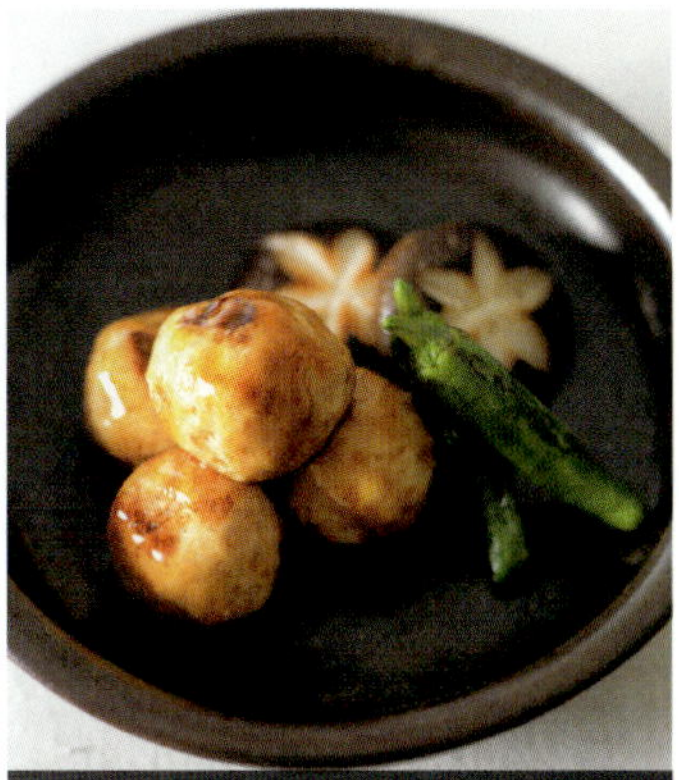

196kcal・た14.9g・塩分1.2g

**材料［2人分］**

ふわふわ肉だんご…8個
ししとうがらし…4本
しいたけ…4個
サラダ油…大さじ½

A
- みりん…大さじ1
- しょうゆ…大さじ½
- 砂糖…小さじ1
- かたくり粉…小さじ½
- 水…小さじ2

**作り方**

①しいたけは石づきを除く(飾り切りをしても)。ししとうは軸を切りそろえる。
②**A**は合わせる。肉だんごは解凍する。
③フライパンに油を温め、中火で①と肉だんごを焼く。野菜が焼けたら、先にとり出す。フライパンに**A**を加え、肉だんごにからめる。

## 肉だんごのブロッコリーソース

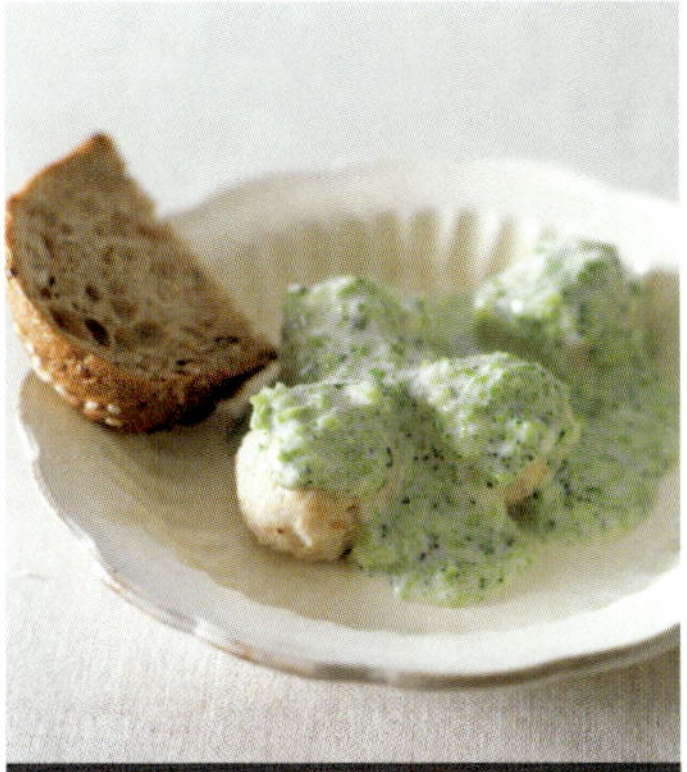

287kcal・た19.3g・塩分1.4g

**材料［2人分］**

ふわふわ肉だんご…8個
ブロッコリー…½株（100g）
バター…15g
小麦粉…大さじ1
牛乳…200㎖
スープの素…小さじ¼
塩・こしょう…各少々

**作り方**

①ブロッコリーはざくざくと細かく切る。
②フライパンにバターとブロッコリーを入れ、弱火で2～3分炒める。小麦粉を加え、もう1分炒める。
③続いて、牛乳、スープの素を加えてよく混ぜる。中火で混ぜながら加熱し、沸騰したら弱火にして2～3分煮る。塩、こしょうをふる。
④肉だんごを電子レンジで温めて器に盛り、③をかける。

## 肉だんご入りみそ汁

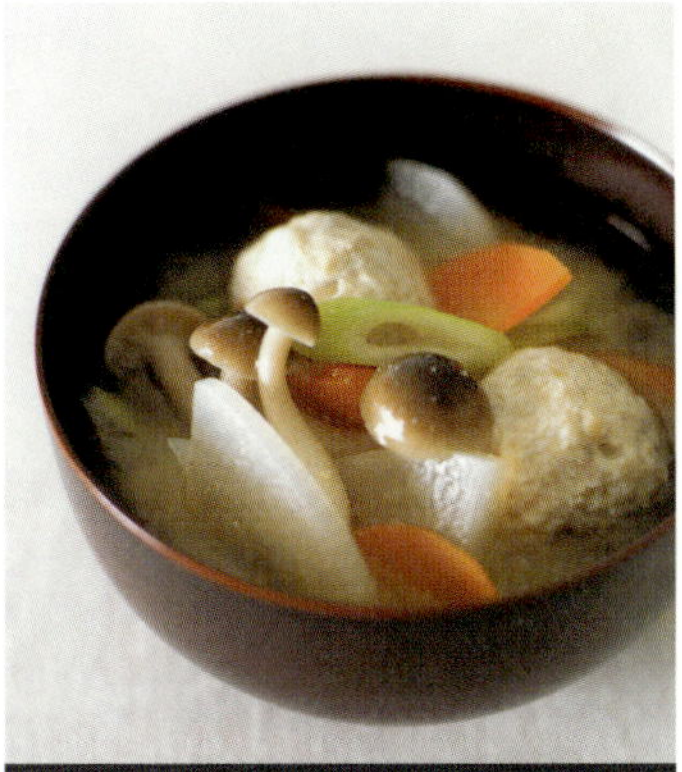

103kcal・た9.3g・塩分1.4g

**材料［2人分］**

ふわふわ肉だんご…4個
野菜の具*…150～200g
だし…300㎖
みそ…大さじ1

＊写真の具は、だいこん100g、にんじん20g、しめじ30g、ねぎ¼本。

**作り方**

①野菜の具は食べやすい大きさに切る（根菜などのかたい野菜は薄く切る）。
②鍋にだし、肉だんご（凍ったままでOK）、かたい野菜を入れて火にかける。野菜がやわらかく煮えたら、ねぎなどのすぐ火が通る野菜を加える。みそを溶き入れる。

## チョイ足したんぱく質 その3

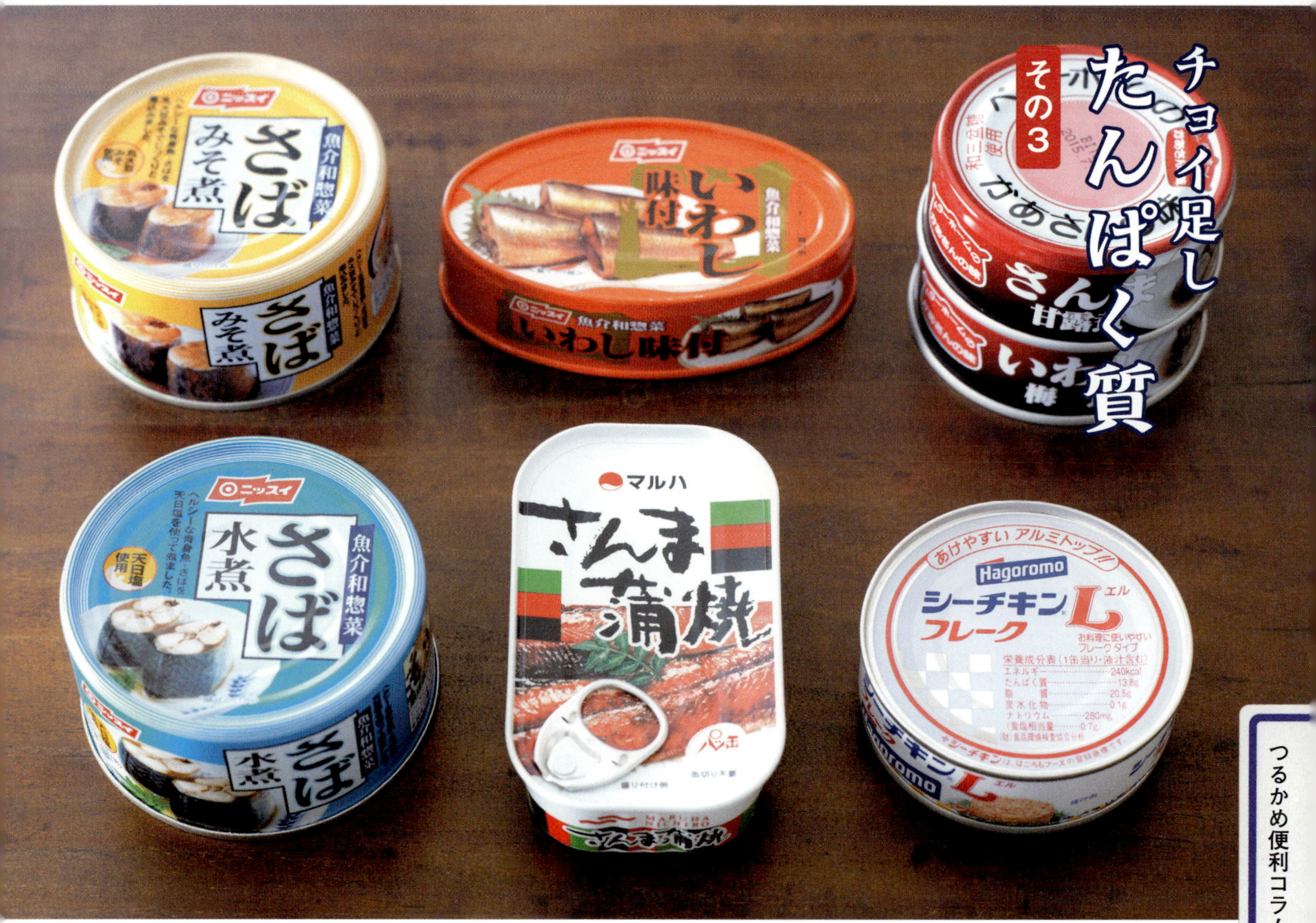


# 魚缶詰のストック

魚はなかなか保存しづらいもの。ちょっと魚を使いたい、足したいというときに、魚の缶詰が使えます。缶詰なので、いざというとき用のストックにもなります。

ただし、水煮缶でも味つけ缶でも、塩分が多いようです。食べすぎや、それぱかり食べるのはご用心。使うときは、味つけも控えめにするのがコツです。また、野菜を足して食べるのもおすすめ。野菜に含まれるカリウムには、体内の余分な塩分の排出を助けてくれる働きがあります。

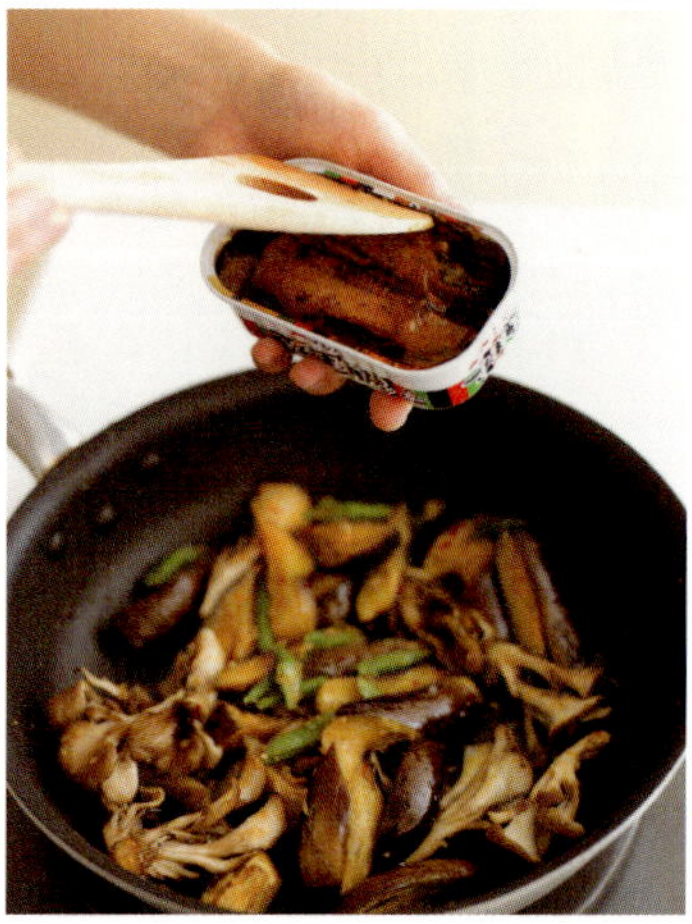

## さんま缶のピリ辛野菜炒め

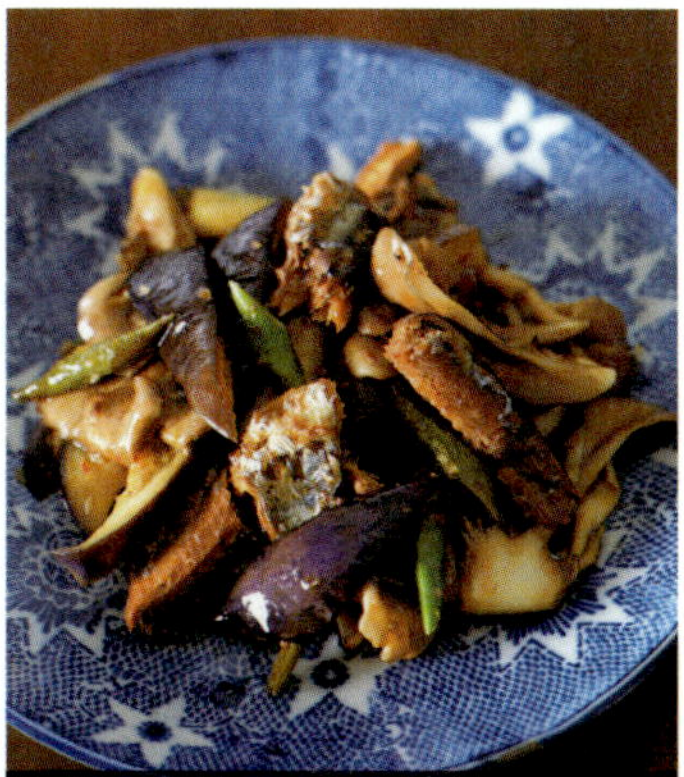
267kcal・た10.7g・塩分1.3g

**材料［2人分］**

さんまの缶詰（かば焼き味）
…1缶（100g）
なす…2個
さやいんげん…4本
まいたけ…½パック（50g）
A しょうが（みじん切り）…1かけ（10g）
　豆板醤《トウバンジャン》…小さじ½
B しょうゆ…小さじ½
　酢…小さじ2
サラダ油…大さじ2
ごま油…小さじ½

**作り方**

①なす、いんげん、まいたけは食べやすい大きさに切る。
②フライパンにサラダ油と**A**を入れて温め、なすを加えて強めの中火で炒める。油がまわったら、いんげんと、水大さじ2（材料外）を加えてふたをし、1～2分蒸し焼きにする。
③水気がとんだら、まいたけ、さんま（缶汁ごと）を順に加えて軽く炒める。**B**で味をととのえる。ごま油を加えて香りをつける。

## さば缶のおろしあえ

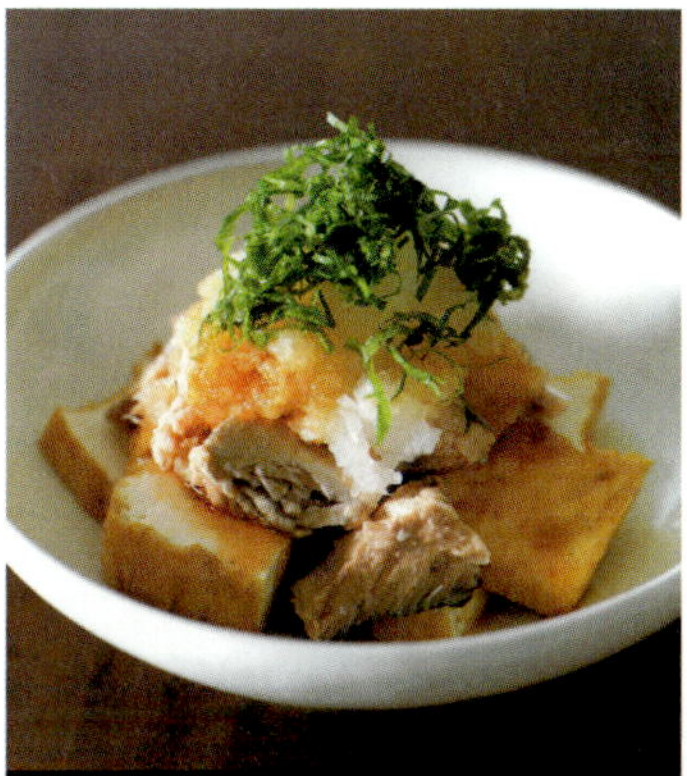
255kcal・た19.9g・塩分0.8g

**材料［2人分］**

さばの水煮缶詰…80g
だいこん…300g
しその葉…4枚
厚揚げ…1枚（200g）
ぽん酢しょうゆ
（またはめんつゆ）…少々

**作り方**

①厚揚げはグリルやオーブントースターで焼く。食べやすい大きさに切る。
②だいこんはすりおろす。しその葉はせん切りにする。
③厚揚げに、さば缶、だいこんおろし、しその葉をのせる。ぽん酢をかけて食べる。

## ツナ缶チャンプルー

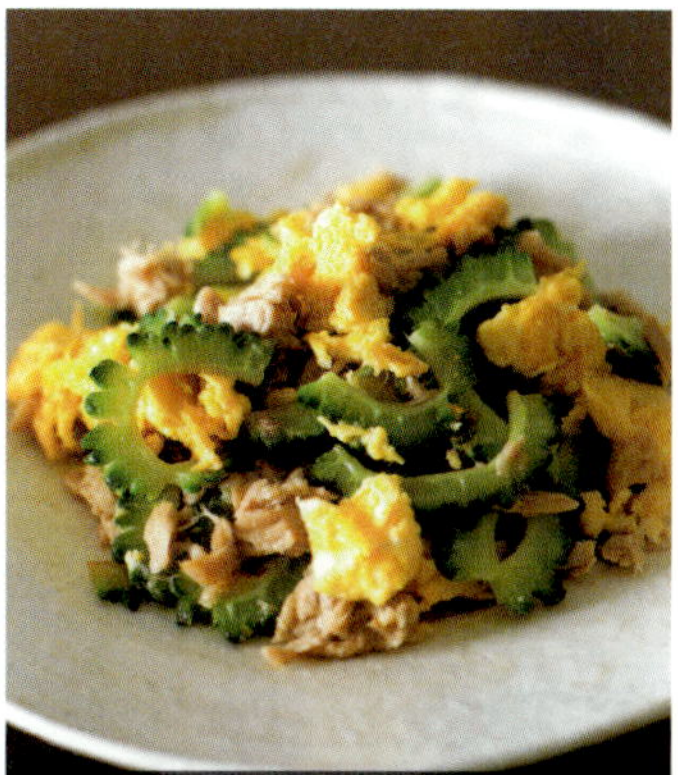
157kcal・た10.9g・塩分0.9g

**材料［2人分］**

ツナ缶詰（油漬け）
…小1缶（80g）
ツナ缶の油…大さじ1
ゴーヤ…½本（120g）
卵…1個
酒…大さじ1
しょうゆ…小さじ½

**作り方**

①ゴーヤは縦半分に切ってわたを除き、端から薄切りにする。塩小さじ⅙（材料外）をふってもみ、10分おいて水気をしぼる。
②卵は割りほぐす。フライパンにツナ缶の油大さじ1を入れて温める。ゴーヤを加えて中火で炒め、油がまわったら酒を加える。汁気がとぶまで炒め、ゴーヤに火を通す。
③ゴーヤを端に寄せ、あいたところに卵を入れて、いり卵にする。油をきったツナを加えて全体を混ぜる。鍋肌からしょうゆを加えて香りをつける。

ラクちんクッキングのために①

# ホントに使える冷凍食材

## 肉

肉は小分けし、薄く平らにする。商品ラベルをつけておくとよい。

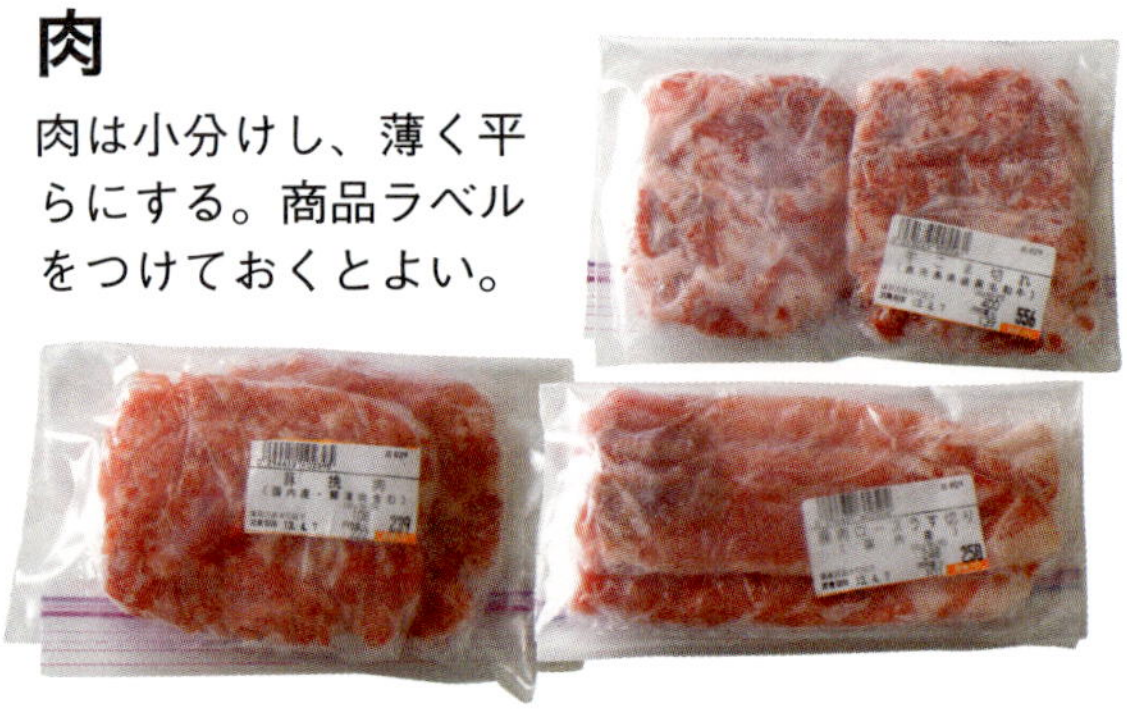

## 主食

ごはん、パン、うどん

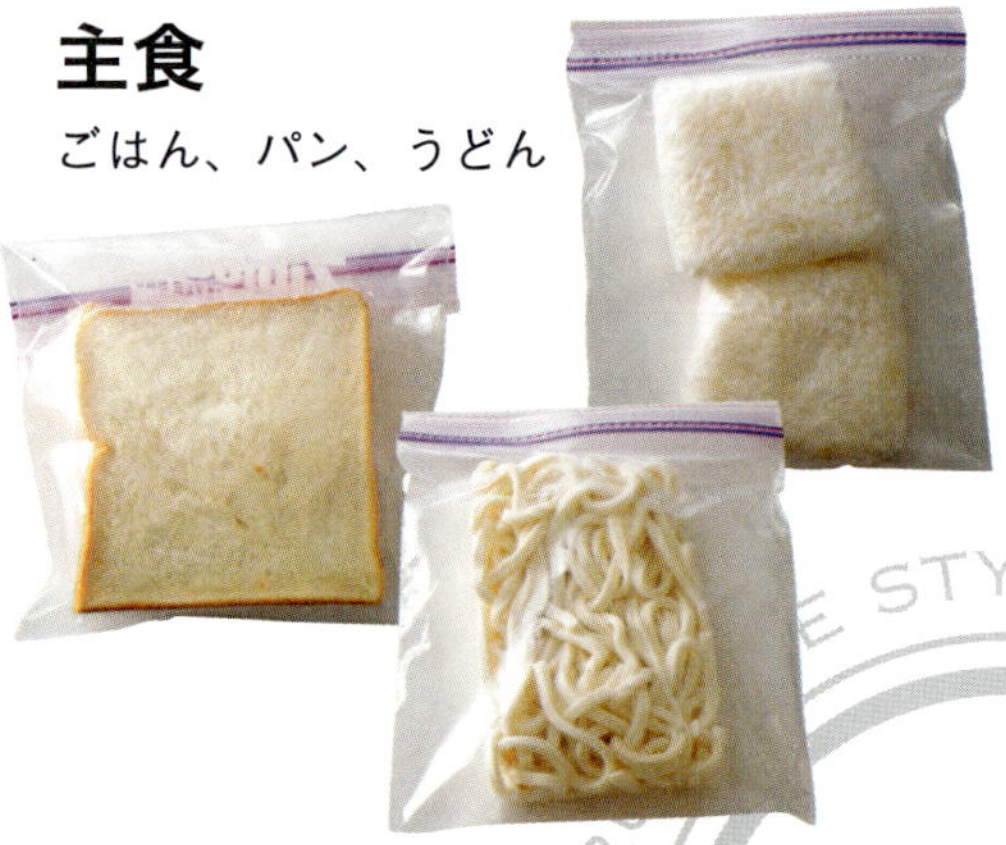

## 魚介

生魚はしょうゆや酒を少しふりかけておくと、もちがよりよいが、生魚は早めに食べる。貝は砂出ししてから。ちりめんじゃこは小分けして冷凍。

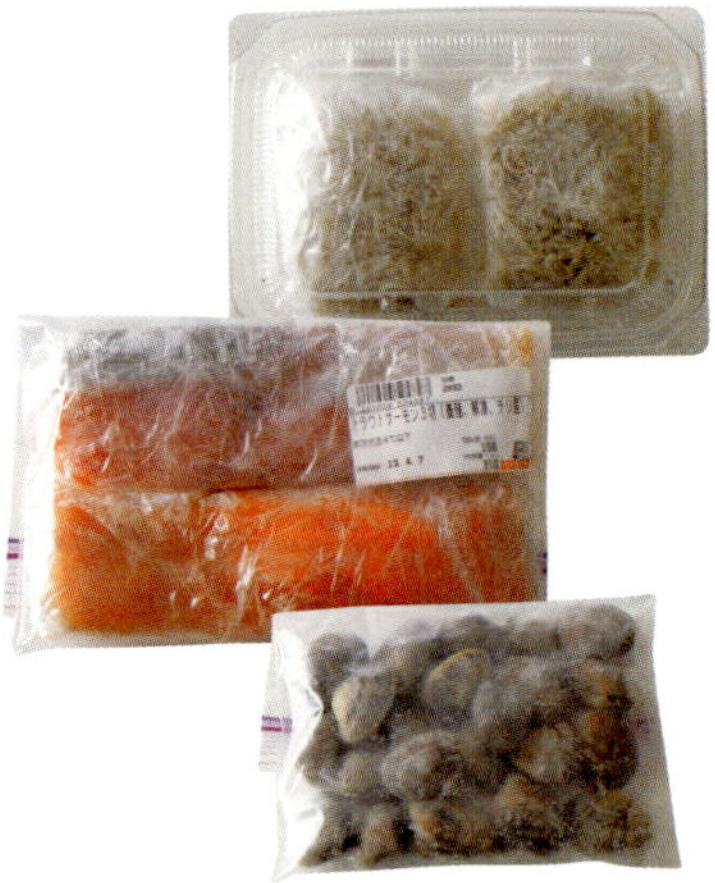

### 冷凍・解凍の基本

◎小分けしてラップで密閉する。冷凍用の保存袋などに入れておくとよりよい。2週間くらいで食べきる。

◎電子レンジで解凍、または冷蔵庫に移して解凍。食中毒の原因になるので、肉や魚介は室温に放置しない。

## 野菜

葉もの、かぼちゃはゆでてから冷凍。じゃがいもはゆでてつぶして冷凍（p.70）。小口切りの万能ねぎは水気をよくとって。しょうがは生で冷凍でき、凍ったまますりおろせる。きのこは生で冷凍できる。

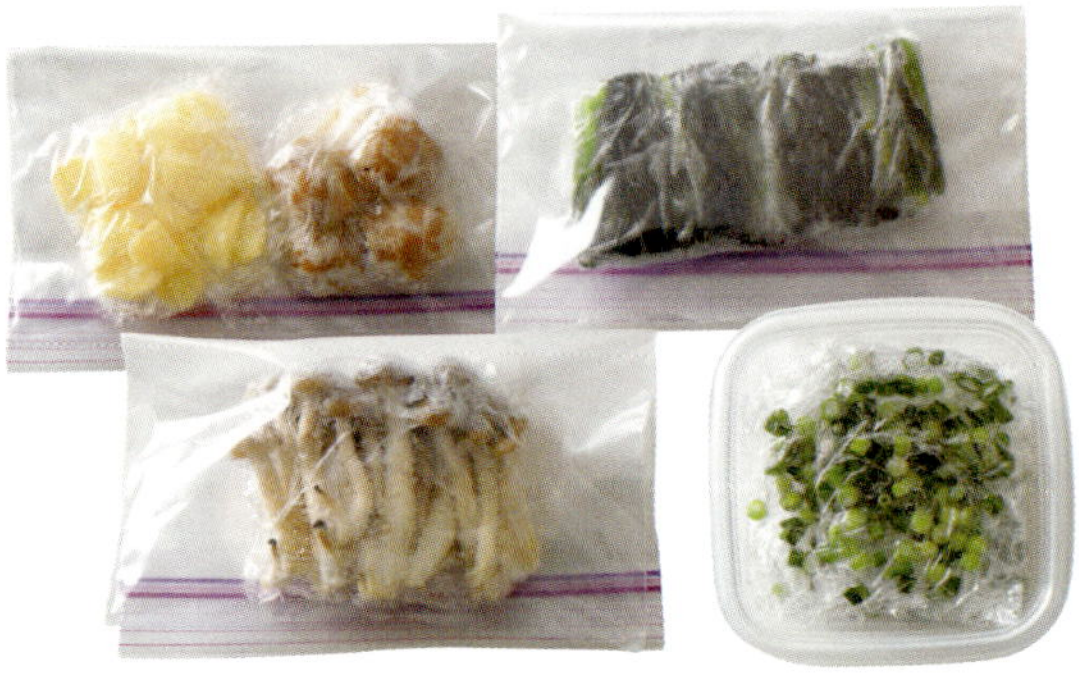

## 油揚げ

油揚げは用途に合わせ、切って冷凍してもよい。

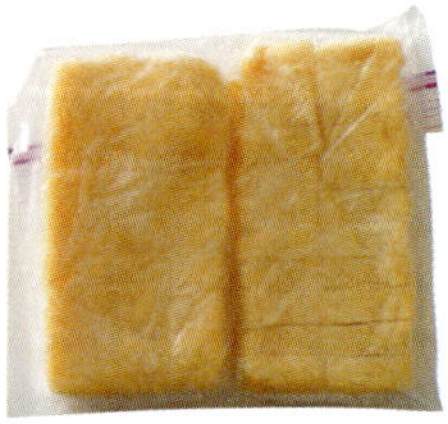

## 煮もの類

ひじきや切り干しだいこんの煮つけなど。

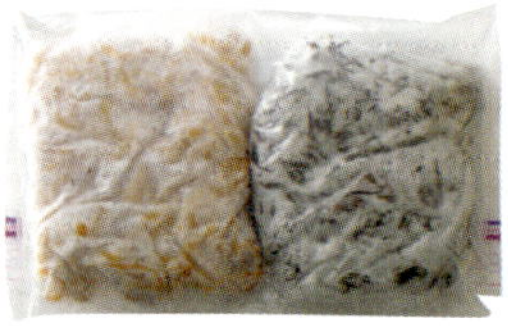

ラクちんクッキングのために②

# 台所道具を見直しましょう

だいこんおろし器はよく切れますか？　鍋やボールは大きすぎませんか？　道具は今の生活に合ったものにすると家事がぐんとラクになります。

1

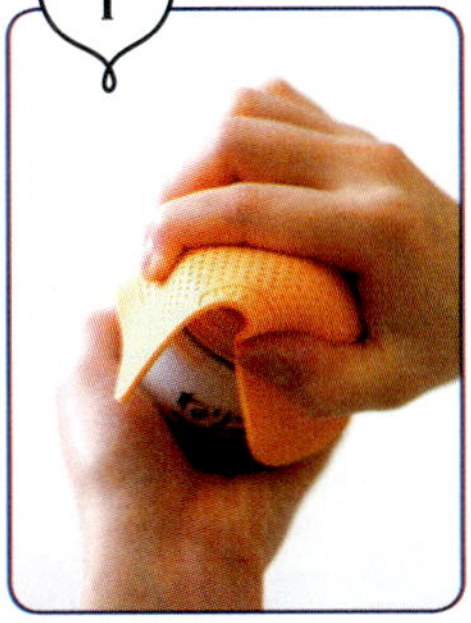

びんやペットボトルのふたをあける道具。写真のシリコンゴム製マットのようにシンプルなものが便利。

2

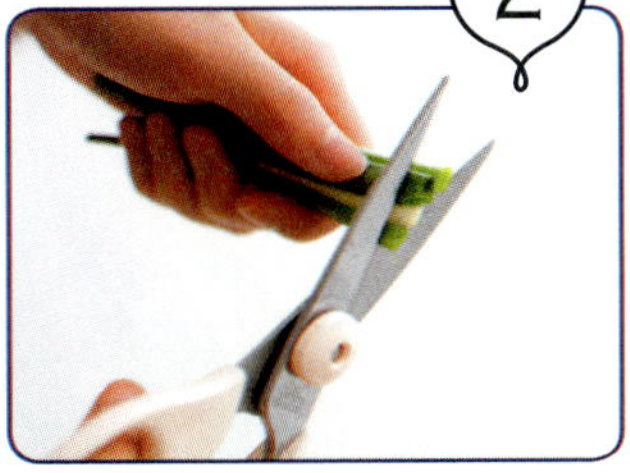

キッチンばさみは案外いろいろな材料を切れる。ねぎや葉野菜、薄切り肉なども。

3

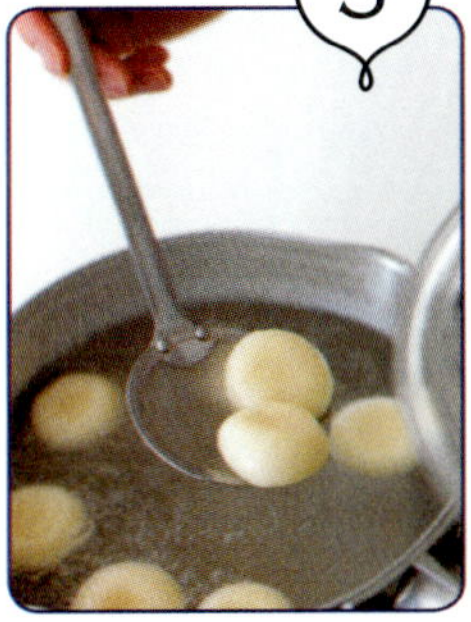

アクとりや小さな網じゃくしは、箸よりラク。

4

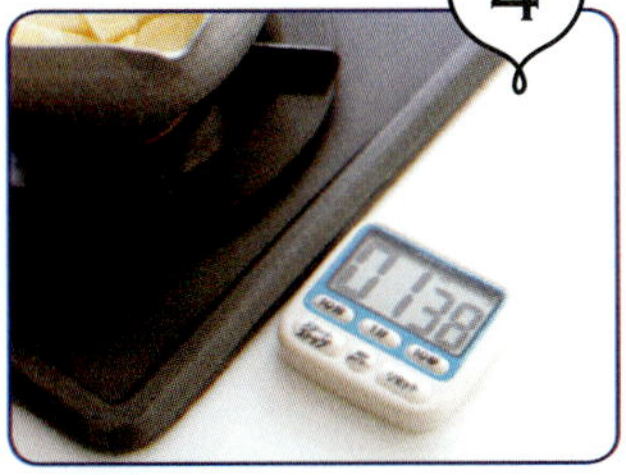

キッチンタイマーは火口に常備。火をつけたら、タイマーをかける習慣を。

5

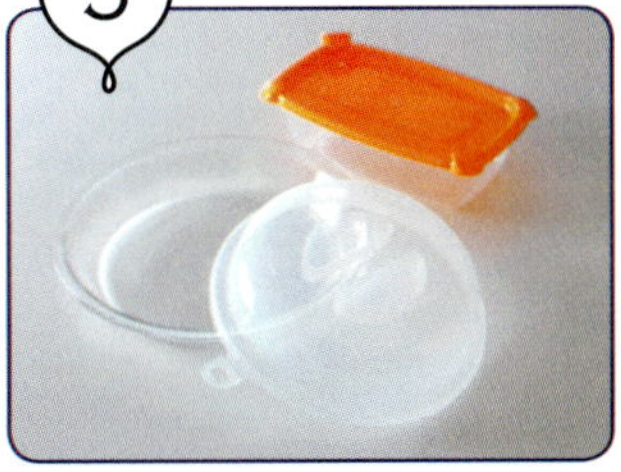

電子レンジを活用するなら、耐熱皿や容器、専用ふたなどもあると便利。

6

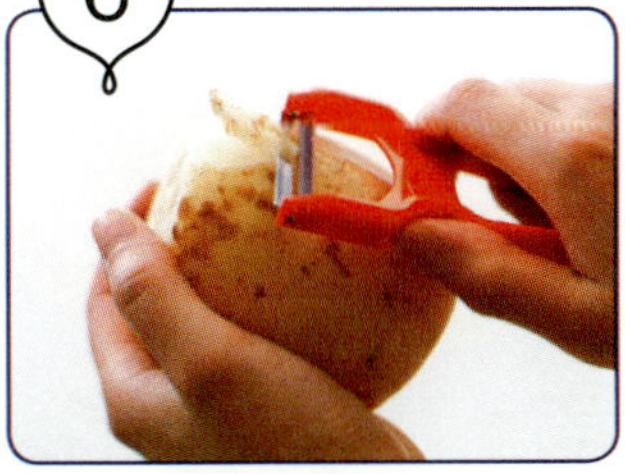

皮むき器は、切れあじよく、軽いものがラク。

7

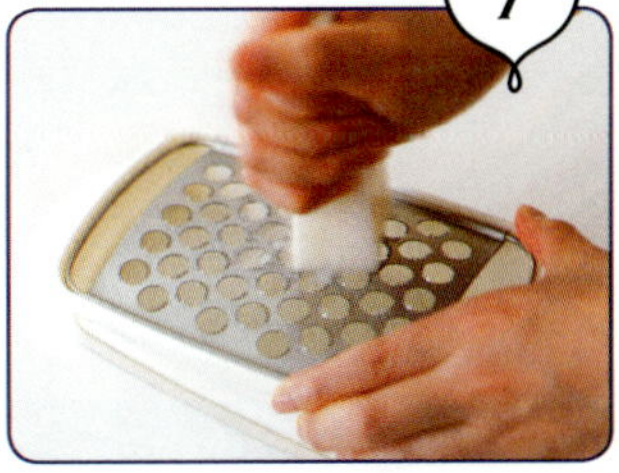

だいこんおろし器は、切れあじのよいものを。

8

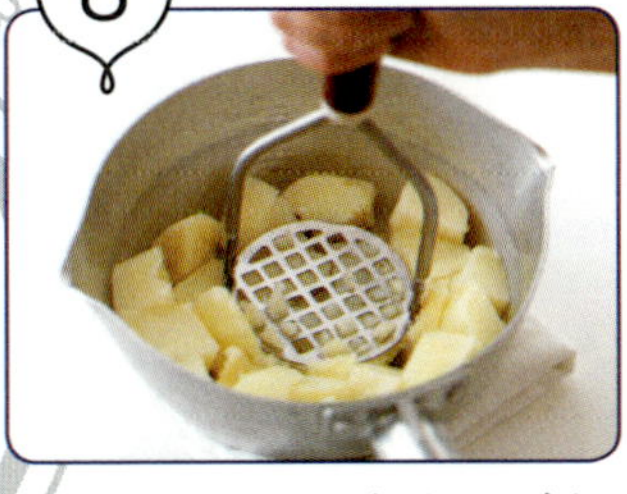

マッシャーでいもやかぼちゃをつぶせば、サラダやスープ作りがラク。

9

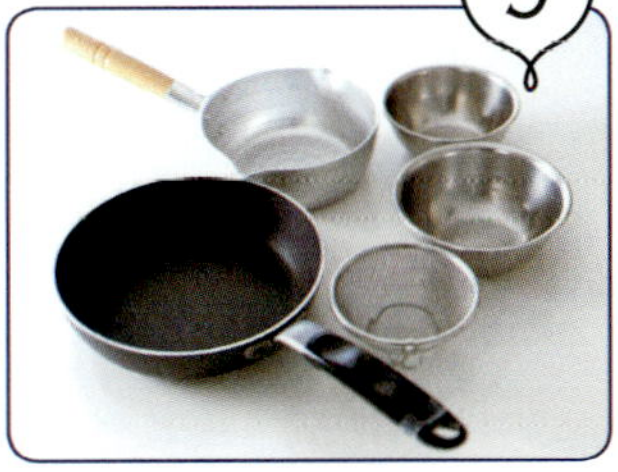

小さめのフライパンや鍋、ボール類が活躍。軽くてシンプルなものが重宝。

# 健康賢者になるために

平均寿命に対して、健康寿命ということばがあります。健康寿命は、日常生活に制限のない期間のこと。健康寿命（平成22年）は、男性70・42歳、女性73・62歳で、平均寿命との差は、男性で9・13年、女性で12・68年という調査結果です（厚生労働省調べ）。元気でいられる期間の割合は男性より女性のほうがやや短め。理由は、女性は男性に比べて筋肉や骨の量が少ないこと。転倒や骨折のリスクも多くなり、体力が弱いために支障がでやすいのです。

中高年以降の人生を健康に過ごすために知っておきたいことを、東京都健康長寿医療センター研究所の新開省二先生にうかがいました。先生は、**どんな人が元気で長生きするのか**をテーマに、日本の各地の高齢者を長期間にわたって調査し、そこから統計結果をみちびきだす研究＝疫学研究をしています。

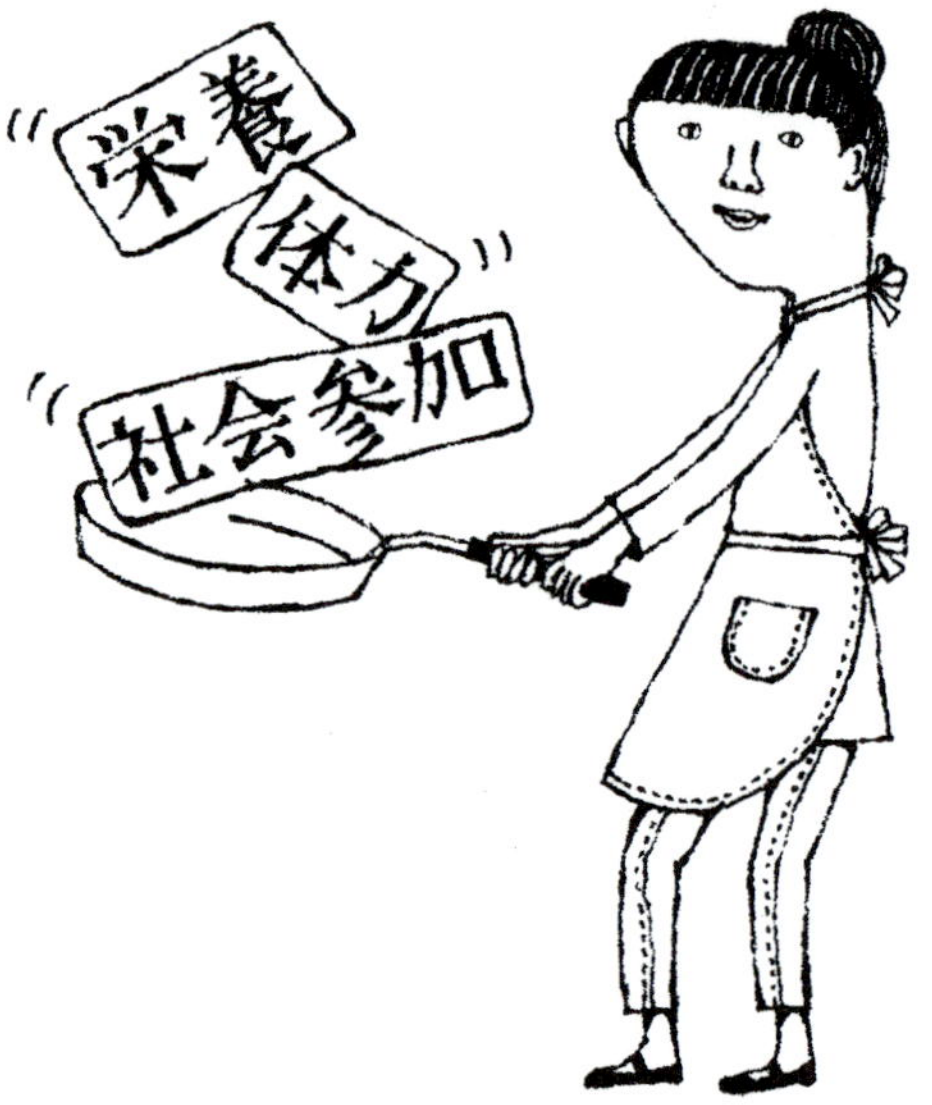


**新《しん》開《かい》省《しょう》二《じ》先生**

東京都健康長寿医療センター研究所社会参加と地域保健研究チームリーダー（研究部長）、医学博士。日本公衆衛生学会、日本老年医学会などの評議員、厚労省「健康日本21（第２次）」策定専門委員ほかを歴任。著書に、『50歳を過ぎたら「粗食」はやめなさい！　―「低栄養」が老化を早める―』（草思社刊）などがある。

## 健康長寿に必要な3つのこと

高齢者を対象に、太った人とやせている人の数年後の要介護の有無を比較した調査があります。糖尿病や高血圧、脳卒中や心臓病などになっている人の割合は、当初、太っている人のほうが多いのですが、年を追って調べていくと、**最終的に要介護になるのはやせている人のほうが多く**なりました。

「比較的若いうちに要介護になるのは太った人に多い傾向ですが、後期高齢期になると、要介護はやせている人に増えます。これは栄養不足から老化が速く進み、筋肉や骨が弱くなって歩けなくなったり、認知機能が低下したりするためです」と先生はおっしゃいます。

１０００人以上の高齢者を8年間追跡した調査でわかったことがあります。睡眠や仕事などの生活習慣や、心理状態、体力、疾患、血液などのさまざまな要因の中から、何が健康長寿にプラスになったかを調べたものです。

**健康長寿の3大プラス要因**が浮かびあがりました。

**①血液中のアルブミンやコレステロール値が高い**
**＝栄養状態がよい**
**②筋力や歩行速度などの体力が強い**
**③仕事や交流など、外での活動を続ける（社会参加）**

またこのとき、個々の病気はそれほどマイナスの要因ではなかったそうです。ふつうに考えると、糖尿病や心臓病などの慢性疾患は、健康長寿にとって大きなマイナスになると思われますが、データではそうではなかったのです。

**「病気の予防や治療はもちろん大切ですが、それ以上に、栄養をとる、体力の低下を防ぐ、社会に出ることのほうが、高齢者の健康にとっては大切なことです」**と、先生は老化予防意識の大切さを呼びかけます。

## ◆低栄養が問題

調査では【栄養状態】がよいかどうかを判断するために、4つの指標を使いました。体格指数（BMI）＊と、血液中の3つの栄養成分（アルブミン、総コレステロール、ヘモグロビン）です（**表1**）。

4つの指標それぞれに、多い人と少ない人の8年間の生存率をみていくと、どれも数値の低い人の生存率が悪くなります。たとえば、体格指数の生存率が**表2**です。

**表1　高齢期の栄養の4つの指標**

**1　体格指数（BMI）＝エネルギーバランスを反映する**（低栄養のめやす：20以下）

＊BMI算出式＝体重（kg）÷身長（m）÷身長（m）　例：60kg÷1.6m÷1.6m=約23

**2　血清アルブミン＝たんぱく質の摂取を反映する**（低栄養のめやす：4.0g/dℓ以下）

**3　総コレステロール＝脂質の摂取を反映する**（低栄養のめやす：150mg/dℓ以下）

**4　ヘモグロビン＝鉄分・たんぱく質の摂取を反映する**
（低栄養のめやす：女性12g/dℓ以下　男性13g/dℓ以下）

◎体重が半年の間に2〜3kg減少したような人は、低栄養のリスクが考えられます。

東京都健康長寿医療センター研究所資料

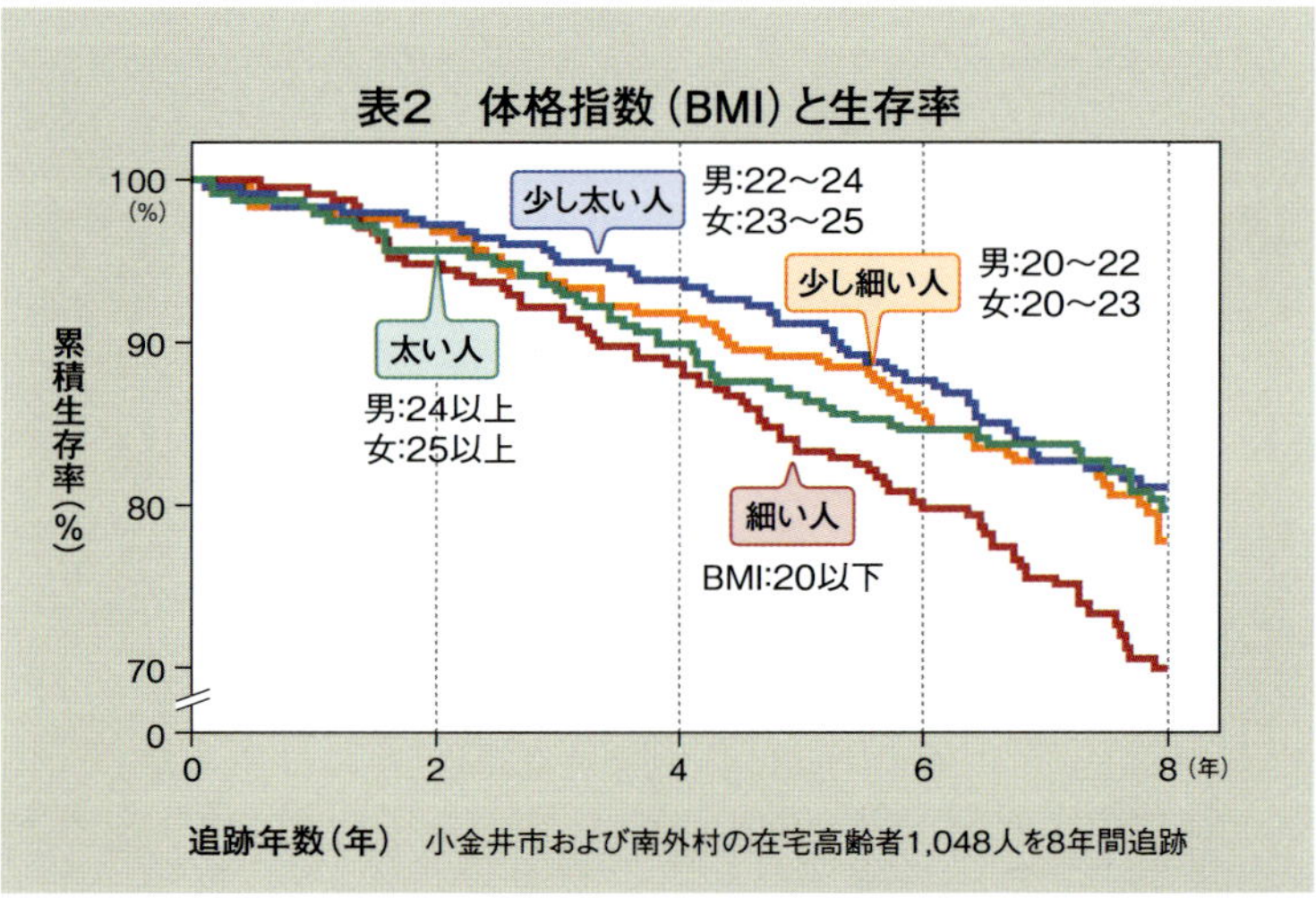

小金井市および南外村の在宅高齢者1,048人を8年間追跡

表2　体格指数（BMI）と生存率

老年学公開講座資料

長く健康なのは「少し太い人」で、BMIが20を下回る「細い人」の生存率は悪くなります。一般的には「やせ」は18・5未満で、20以下はふつうにスラッとした体型です。

各指標を総合すると**〈栄養状態がよい人はその後の生存率が高い〉**〈栄養状態が悪くて、ある一定のラインを超えてくる（＝低栄養状態）と、死亡リスクが高くなる〉と結論づけられたのです。

たとえば、コレステロールは高いほうがいい、というと首をかしげる方も多いでしょう。が、そもそもコレステロールは細胞を丈夫にしたり、必要なホルモンを分泌したりと、体には必要なものです。

「栄養のバランスがとれていれば、コレステロールが多少高い分には問題はありません。コレステロールが高いということは、カロリーだけでなく、たんぱく質や脂質も充分とっている証拠なのです」と先生。加えて、

「**60代以降は、メタボよりも低栄養のほうが問題です。**肥満はいけないと思いこみ、肉や牛乳、卵を控えてたんぱく質が不足している人が多いのです」と指摘します。

低栄養になると、血管がもろくなったり、抵抗力が落ちて病気になりやすくなるばかりではないようです。

「低栄養が続くと、その後、PEM（たんぱく質・エネルギー欠乏症）になってきます。PEMが寝たきりなどの原因にもなります」とも。どういうことでしょうか？

## たんぱく質とエネルギー

たんぱく質は肉や魚、卵や豆類からとれます。とったたんぱく質は小腸でアミノ酸に分解・吸収され、それが体内で再合成されて、筋肉や内臓などの体がつくられます。肉などからとるたんぱく質は、体では作れないアミノ酸（＝必須アミノ酸）を含むので、足りなくなると、体がつくれないという致命的なことになります。

一方のエネルギー（熱量＝カロリー）は、体を動かすガソリンのようなもの。主に、ごはん、肉や魚、油脂からとれます。食事からとるカロリーが不足すると、体は、余った体脂肪だけでなく、自分の筋肉や骨を分解してカロリー不足を補おうとします。しかもこの傾向は高齢期に高まります。すると、筋肉が減り、骨は弱くなり、体を思うように動かせなくなります。内臓や脳の働きも落ちて、老化が深刻化します。

**まずは、たんぱく質とエネルギーが欠かせません。**

## かくれ低栄養にも注意を

太っているから栄養が足りているとは限りません。糖尿病や太りすぎの人でも、貧血の人はいるそうです。貧血ということは、ヘモグロビンだけではく、アルブミン値も低く、低栄養を示します。太りすぎを気にして食事の量や質を下げているなら、体重を減らせないばかりか、栄養状態が悪くなります。ではどうしたら…。適量をきちんと食べて、食べた分は動いて消費することが欠かせません。

また、ふっくらと見える高齢女性の中には、実は低栄養の方も多いそう。日常の活動量が少なくなるために体脂肪率だけは増えるのですが、筋肉は意外に少ないのです。

## 体力と社会参加

新開先生の最近の研究では、低栄養の高齢者は、その後認知機能が低下しやすいこと、また、筋肉量が落ちて歩行速度や握力が低下することもわかっています。

歩行速度や握力は【体力】を象徴します。体力には丈夫な筋肉と骨が必要です。この頃は「ロコモティブシンドローム（運動器症候群・通称〝ロコモ〟）」が知られるようになりました。筋力の低下や、骨や関節の病気のせいで自由がきかなくなるという症状です。新開先生の調査ではアルブミンやヘモグロビン値が高い人は、歩行速度や握力は高め。また、骨が丈夫な人ほど元気です。先生は、「筋肉や骨を丈夫にして、ロコモに気をつけてください。そのためには、たんぱく質、カルシウム、ビタミンやミネラルなども必要。結局、**いろいろなものを食事でしっかりとるのが、老化防止のいちばんの薬です**」と提言します。

【人との交流＝社会参加】が多くある人ほど健康で長生きなことも確認されています。〈閉じこもり〉はマイナス。買物に出る、仕事に行く、習い事に出かけるなど、高齢者にとっての外出は、体も脳も活性化させるのに非常に意味があります。たとえば、足腰が悪い人を対象にした調査では、通院も含めて外出をする機会が多い人ほど、のちに回復する可能性があるという結果もでています。

## 食べることをきっかけに

閉じこもりにならないため、先生は「家族や仲間と一緒に食事を楽しむ機会を」とすすめます。義務感で栄養をとろうと食事をしても続きません。だれかとおしゃべりしながら、食事をおいしくゆっくり味わうのは楽しいものです。そんな機会をなるべくたくさん作れば、外出の機会が増え、栄養も充分とれてと望ましいことばかり。

これらさまざまな点から、**老化予防には、「食」がたいへん大きな役割を果たすことが、明らかです。**食を大いに楽しみ、心豊かに暮らす健康賢者をめざしましょう。

# 食べやすくするくふう

## ベターホームの先生たち50人の知恵

つるかめさんは介護世代でもあります。身内に介護する人がいる場合は、もっと食べやすい食事を作る必要があります。ベターホームのお料理教室の先生たちの中にも、介護の経験をもつ人が多くいます。持ち前の料理知識や調理技術を駆使し、暮らしのくふうをしながら介護をこなしています。50人の食の実践例から、ヒントをご紹介しましょう。

### 作りおいたり、冷凍したりが助かります

●体によいしらす干しを酢漬けにして常備します。だいこんおろしやきゅうりとあえて、そのまますぐ食べられます。柏教室・藤岡

●煮豆をたくさん作って小分け冷凍しておきます。そのままでも、食材をたして食べても。ペットボトルにこんぶを入れて冷蔵庫に入れておくと、だしがすぐ使えます。千葉教室・緒方

●白身の煮魚は、骨をとったほぐし身を、煮汁にひたして冷凍します。煮汁は多めにし、かたくり粉でとろみをつけられるようにします。藤沢教室・鶴巻

●冷凍は便利です。山いものすりおろしは、やまかけや汁ものに。かために作って冷凍したホワイトソースには、かにの身を加えたり、チーズをのせて焼いたり。スープ煮にした野菜でポタージュの素を作って冷凍し、牛乳でのばして使います。渋谷教室・堀江

●ハンバーグやカレーは多めに作って冷凍します。ハンバーグは味つけ次第で和洋中に。カレーは市販品より味をやさしくできます。難波教室・吉澤

●私が留守にするときは、ひとりでつまみやすいように、炊きこみごはん、いなり寿司などを用意します。さといもや、さつまいもの煮ものは多めに作って冷凍。札幌教室・浜二

●流動食ですぐ空腹になってしまうため、もち米のおにぎりを冷凍しておきました。食べるときにレンジとミキサーにかけます。腹もちがよいよう。千葉教室・飯森

●残り野菜を薄く切ってオリーブ油で炒め、スープで煮ておくと便利です。ごはんにかけて粉チーズをふってリゾット風、卵を加えたスープ、トマト缶を加えてと変化させて使えます。銀座教室・藤井

●ひとり暮らしの親のために、ストックします。肉は小分け、みそ汁の具は、きのこやちくわ、油揚げを混ぜたものを、赤飯や寿司は1食分ずつ冷凍します。梅田教室・児島

●別に暮らすので、電子レンジにかけられる冷凍容器で持っていきます。やわらかめに作ったグラタン、ちらし寿司の具、

スープなどを作ります。難波教室・加藤

## 個人に合わせた、食べやすくするくふう

◉なんでも細かくすればよいわけではありません。肉や刺身、たこなどは、切り目を入れておくと見た目もよく、食べやすいようです。梅田教室・山内（真）

◉きざみ食ですが、肉はカッターで切るとおいしくないので、本人の目の前で切って調理。しっかり食べてもらうことが大事と考え、皿数を多くして楽しめるようにしました。名古屋教室・長谷川

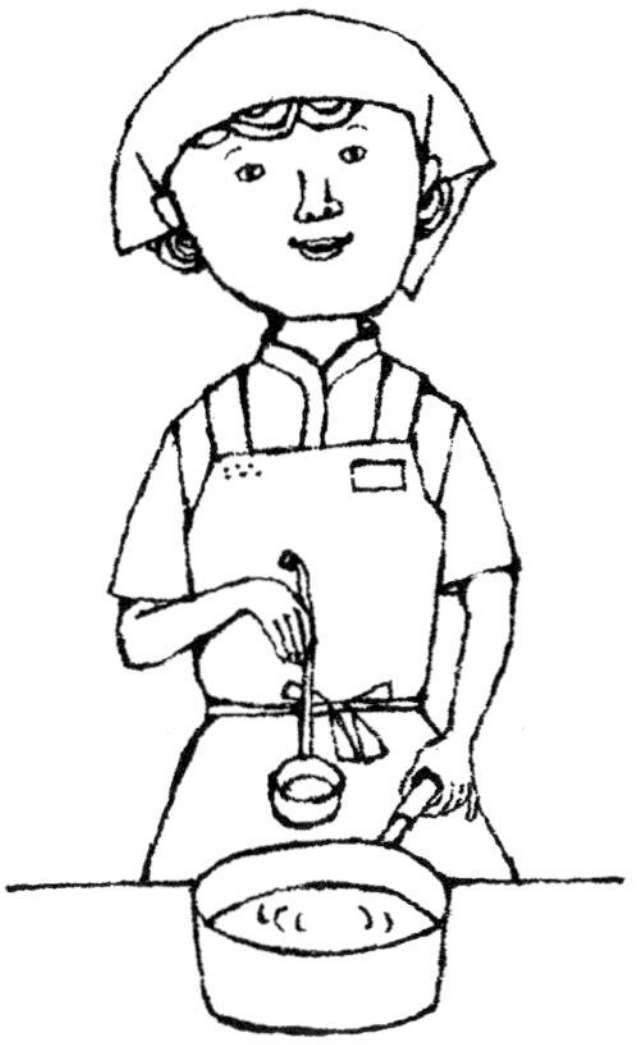

◉嚥下《えんげ》障害がありますが、マカロニグラタンやドリアなどは、ホワイトソースやチーズのとろみがあって食べやすいようです。難波教室・田中（弘）

◉ごぼうはやわらかく下ゆでしてから、きんぴらや煮しめにします。肉そぼろは煮てからカッターにかけて鍋にもどし、しっとり感を調整します。銀座教室・藤本

◉根菜の煮ものなどは圧力鍋で作るとやわらかく、舌でつぶして食べられます。だしで割った山いものすりおろしは、のどを通りやすく、滋養があって助かりました。町田教室・辻野

◉野菜の煮ものや煮魚は、きざんだり、とろみづけしてもおいしいです。とうふや茶碗蒸しは喜びます。少量しか食べられなくなると、味のはっきりしたものを好むよう。藤沢教室・小谷

◉雑煮の中に、もちの薄切りを2～3枚加えると、とろみがつくので食べやすくなります。さつまいものミルク煮をよく作り、喜ばれました。砂糖を少し加えて牛乳でやわらかく煮ます。横浜教室・杉本

◉固形物が食べられないと、味わいづらくなります。そこで、だしの香りやくだもののペーストなどで、香りやひんやりしたのどごしなどを考えるとよいです。大宮教室・岩崎

◉ハンバーグ生地にとうふを加えてやわらかくしたものをだんごに丸め、煮ものにします。福岡教室・海江田

◉かぼちゃの煮ものは、煮汁にとろみをつけるとプルンと食べやすくなります。炊きこみごはんのとり肉程度でものどに詰まるので、肉は細かくきざみます。京都教室・遠藤

◉ハンバーグや肉だんご、卵焼きには、オクラ、モロヘイヤなどのねばねばの強いものを加えると、しっとりなめらかになります。吉祥寺教室・片山

◉ハンバーグやつくねのようなひき肉料理は食べやすく、満足のよう。根菜やいもを、だしやスープで煮ておくといろいろに使えます。漬けものは減塩にし、よくたたいてやわらかくして出します。吉祥寺教室・藤森

◉とうふ料理はのみこみやすく便利です。煮奴《にやっこ》やいりどうふ、おぼろどうふや、あんかけ風にした丼も食べやすいです。銀座教室・安田

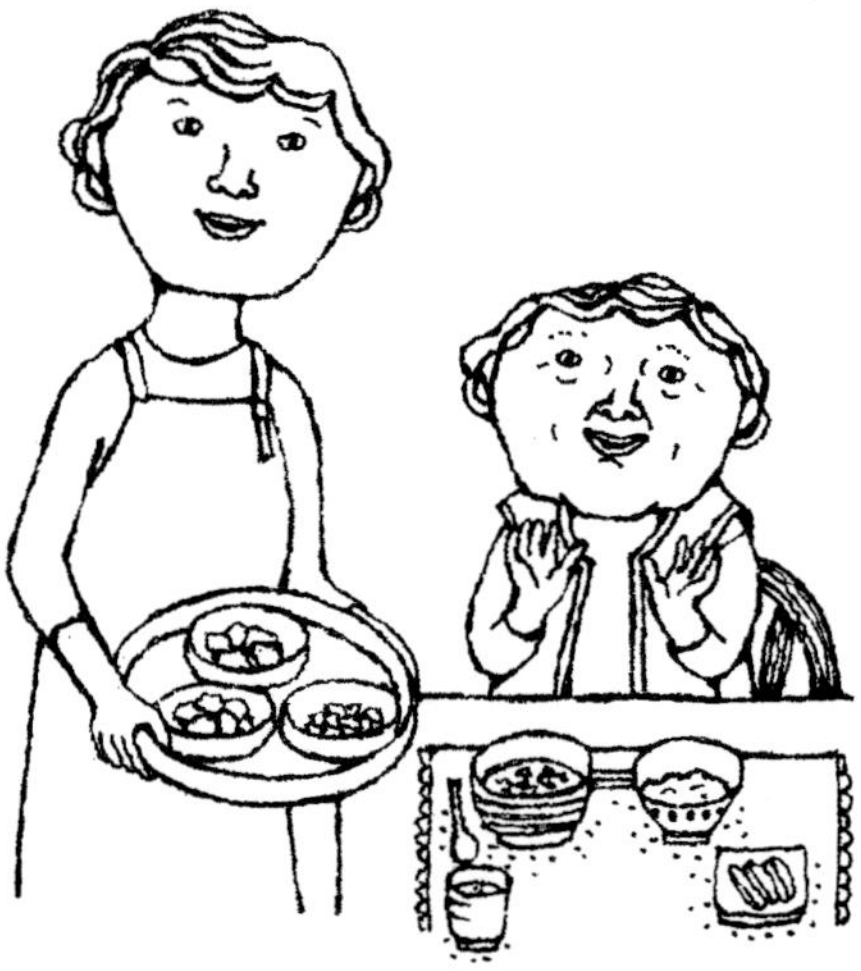

◉スプーンで食べるので、いも類は重宝しました。蒸したりゆでたりしておきます。めん類も、細かく切ってゆでます。池袋教室・越部

◉煮ものにはかたくり粉を使って、のみこみやすくしました。そうめんは大活躍です。福岡教室・光保

◉のみこみやすいので、汁ものは欠かせません。おかずでは食べきれない材料も、汁の具としてやわらかく煮ると食べられるようです。町田教室・恵口

◉のみこみにくさがあったのですが、トマトのリゾットや、山いも入りのお好み焼きは、お気に入りでした。名古屋教室・高柳

◉のみこみづらいので、献立に必ず汁ものをつけます。野菜スープも常備しておきます。旬の素材で食欲をそそるようにします。梅田教室・野崎

◉箸が使えないため、手で食べられるおむすびやお寿司、サンドイッチなどをくふうしました。札幌教室・藤田

## 味覚のこと、栄養のこと

◉少量で栄養価の高いものをと思い、スープをいろいろ作りました。かぼちゃ、そら豆、にんじんなどを、とりがらのスープで煮て、冷凍袋に小分けして常備しました。銀座教室・神谷

◉少量しか食べられない場合、制限がなければ、甘味、塩味をはっきりとさせたほうがよいようです。たまにカレー味を入れたら喜ばれました。名古屋教室・林

◉味覚が落ちるためか、濃い味を好みます。うなぎのかば焼きを所々のせるなど、味のしっかりしたものをポイント的に使うとよいようです。柏教室・並木

◉塩分を控えたいので、香味野菜を使う、レモンをしぼる、バターで風味をプラスするなどでくふうしました。だしの代わりに牛乳もよく使いました。カルシウムがとれるうえ、とろみもつきます。銀座教室・近藤

◉カロリーと塩分の制限があります。ごはんを炊くときはこんにゃくを混ぜます。塩分を減らすために、酢やレモン、スパイスを使います。札幌教室・清水

◉塩分制限があります。鍋ものはよいメニューで、水っぽく仕上げて香辛料を効かせます。味つけは最後にして、しみこまないようにします。渋谷教室・田丸

◉うす味にしたときは、食べる直前に塩やぽん酢をふることで、味をはっきり感じて満足度が高まります。自分で食べてみるとよくわかります。名古屋教室・佐藤

◉だしのうま味で塩分を控える、ごま油やバターの風味で味の変化をつける、卵や乳製品でマイルドさを出す、〝おかずのたね〟を作りおいてアレンジするなど、ふだんの料理知識が、介護ではとても役立ちます。町田教室・石原

◉おかゆには、ちりめん山椒や佃煮など

薬味を多くそろえると喜びます。卵は1日1個食べてほしいので、卵豆腐や茶碗蒸しに。だし巻き卵はだし多めでジューシーに。見た目の美しさや四季の味をと心がけています。渋谷教室・有本

◉便秘予防をしたいけれど乳製品がにが手。野菜の食物繊維がとれるように、きんぴらごぼうやきのこは細かく切る、野菜のジュースやスープを使うなど、心がけました。千葉教室・相笠

◉オムレツに長いものすりおろしを加えたり、ガスパチョや野菜ジュースで食物繊維をとります。皮をむいた冷凍バナナは、少し溶けると、冷たく食べやすいようです。池袋教室・木村

◉床ずれ防止にと、たんぱく質がとれるようにくふうしました。中でも役立ったのは麩と卵。麩の卵とじもよく作りました。魚のすり身、はんぺん、レバーペーストなど、舌でつぶせるたんぱく源もストックしました。横浜教室・加藤（美）

◉「まごはやさしい」の言葉から、バランスのよい献立を心がけます（豆類・ごま・わかめなど海藻・野菜・魚・しいたけなどのきのこ・いも類）。福岡教室・原田

## 暮らしの中のくふう

◉ほかの家族の分との作り分けをくふうしました。汁ものや煮ものはうす味で作り、とり分けてから味をたす。ほうれんそうをゆでるなら、時間を違えて2段階でゆでるなどです。池袋教室・竹迫

◉辛いものがだめなので、家族が麻婆豆腐のときは、調味する前にとり分けて甘から味の卵とじに、カレーは具が煮えたら、とり分けてシチューにと作り分けます。離れて暮らす親には、料理を保存容器に入れて送ります。吉祥寺教室・羽村

◉特別な食事と考えずに、小さく切り分けて食べやすくします。たんぱく質、カルシウム、鉄、ビタミンが不足しないようにします。朝はランチョンマットで、昼と夜はお膳でと、いとおしみながら食事をしています。名古屋教室・野村（明）

◉4人の介護をしています。人生を重ねた人は、おふくろの味やふるさとの味など好みがあります。むずかしいですが気持ちに添えればと思います。めん類、カレーライス、オムライス、寿司、ヨーグルトなどは全員が好き。忙しいときは、宅配弁当やインスタントも活用し、完璧を目指さないように。梅田教室・高井

◉常備菜があると助かります。3度の食事を楽しみにしていてくれる反面、作り手としてはあまり手間をかけずにとのジレンマも。皆がそろう週末はホットプレートや鍋の料理にして。手軽ですし、楽しんでもらえます。神戸教室・斎藤

◉通い介護で、食べものを運びます。容器に食べる順番カードや注意メモを貼って、〝ばっかり食べ〟にならないようにします。汁ものは必ずつけて栄養と水分補給にします。梅田教室・瀬波

◉昔好きだった料理をお子様ランチ風に盛り合わせました。カロリー補給には、かたくり粉を練って砂糖を加え、くず餅風に。食卓で挨拶をしてもらいます。「今日も無事終えました。皆元気でなにより」と言ってくれました。柏教室・橋本

◉病気治療で食欲がないとき、昔好きだった好物はおいしいといって食べてくれました。食べものが作る思い出は、時がたっても鮮明のようです。柏教室・坂田

# つるかめ食堂 素材別さくいん

主菜、副菜、主食などの項目で引けるので、献立作りにお役立てください。

## とり肉



## 豚肉・牛肉・ハム類



## ひき肉



## とうふ・大豆類

## ベターホームのお料理教室

ベターホーム協会は1963年に創立。「心豊かな質の高い暮らし」をめざし、暮らしの知恵を生活者の視点から伝えています。活動の中心である「ベターホームのお料理教室」では、毎日の食事作りに役立つ調理技術・食の知識や栄養・健康情報などをわかりやすくお教えしています。そして現在、60歳以上の方々もたくさん参加されています。月に1回つどい、共に調理にとりくみ、できた料理の味を仲間と共有しながら、「あ〜おいしかった」と笑顔で帰っていかれます。「食」は一生。ベターホームは、“つるかめさん”の健康長寿を応援します。

## 資料請求のご案内

お料理教室のパンフレットをお送りします。ホームページからも請求できます。

http://www.betterhome.jp

| | | | |
|---|---|---|---|
| 本部事務局 | ☎03-3407-0471 | 大阪事務局 | ☎06-6376-2601 |
| 名古屋事務局 | ☎052-973-1391 | 札幌事務局 | ☎011-222-3078 |
| 福岡事務局 | ☎092-714-2411 | 仙台教室 | ☎022-224-2228 |


**つるかめ食堂**

60歳からの健康維持レシピ

料理研究開発／ベターホーム協会（加藤美子　山﨑利恵子）
健康長寿知識監修／新開省二（東京都健康長寿医療センター研究所）

撮影／吉田篤史
スタイリング／久保原惠理
デザイン／北路社（安食正之）
イラスト／佃 二葉

初版発行　2013年9月1日
7刷　2018年7月22日

編集・発行　ベターホーム協会
〒150-8363　東京都渋谷区渋谷1-15-12
〈編集・お料理教室のお問合せ〉☎03-3407-0471
〈出版営業〉☎03-3407-4871
http://www.betterhome.jp

ISBN978-4-904544-30-3